消化器内視鏡の機器・器具・デバイスはこう使え!

大囲組はやっている!!

大囲 研 編
佐藤貴幸 著
志賀拓也 著
港 洋平 編集協力

各種デバイスのスペック表などを収録したポケットサイズのお役立ち冊子付き!

金芳堂

> **謹告**
>
> 著者，編集者ならびに出版社は，発行時点における最新の情報に基づき，本書に記載されている内容が正確を期するよう，最善の努力をしております．しかし，医学・医療の進歩から見て，記載された内容が正確かつ完全ではなくなる場合もございます．
>
> したがって，実際の診断・治療に関して，熟知していない，あるいは使いなれていない，機器・器具・デバイスの使用にあたっては，読者ご自身で，添付文書や説明書など製造販売業者による情報を十分に確認いただき，常に細心の注意を払われることを要望いたします．

編集

大圃　研　NTT東日本関東病院 内視鏡部 部長

著

佐藤貴幸　士別市立病院 内視鏡センター 内視鏡技術科長
志賀拓也　NTT東日本関東病院 内視鏡部

編集協力

港　洋平　Karolinska Institutet, Department of Clinical Sciences, Danderyd Hospital, Division of Surgery

推薦のことば
微に入り細を穿つ書——
　『大圃組はやっている！！　消化器内視鏡の機器・器具・デバイスはこう使え！』

　大圃研先生の編集により佐藤貴幸氏，志賀拓也氏による表題の『大圃組はやっている！！　消化器内視鏡の機器・器具・デバイスはこう使え！』が出版されることとなった．消化器内視鏡の機器・デバイスの管理・取り扱いをテーマとしての書であるが，一言で結論を言うと，職人が内視鏡機器・器具・デバイスを知り尽くした結果の集大成と言えるものである．

　大圃先生は独自の世界観で内視鏡検査・治療を実践してきておられて，内視鏡技師の教育・研修にもご尽力をいただいていて研修医の受け入れも積極的であり，その薫陶を受けた内視鏡専門医が第一線で多く活躍されておられる．筆者もNTT東日本関東病院で見学する機会は多く，大腸回盲部末端のESDにおいて研修医の施行している混沌とした状況の中で一瞬にして剥離を完遂するのを目のあたりにして，それまで手術推移と終了後の姿をイメージとして常に捉えていることであろうと推測しているところである．

　その大圃先生と日常コンビを組んでいる志賀拓也氏（NTT東日本関東病院）と，海外ライブでも大圃先生とコンビで活躍している佐藤貴幸氏（士別市立病院）の書かれた本書は，まさに職人が「微に入り細を穿つ」の表現にふさわしく，内視鏡診療の介助にあたる内視鏡技師・看護師の知りたいこと，疑問に思えることへの回答をもったものと言える．

　内容として特筆すべきことは，内視鏡光源装置，内視鏡スコープの解説には，スコープ本体をスケルトンモデルは当然のことながら，部分的な切り出しをして解剖的に図示してわかりやすくしている点，付帯する高周波装置の解説や処置具の構造解説にも多くのページを使って培った経験を惜しむことなく披露している点にある．

　特に「ここに注意」「ココがポイント」として装置・処置具等の個々に渡って注意点を挙げて，検査・治療に対しての基本的な知っておくべきことを述べられている．また，「こんなときチェック」として遭遇するトラブルへの対応方法が記載されている．

　圧巻は「ここで差をつけろ」というコラムで，更に一歩進んだ，言い換えるとマニアックな部分ともいえる職人的な使用法や経験が記載されている．

　内視鏡医と介助する内視鏡技師・看護師との一体感から生まれたものを実現化したものであろうが，コミュニケーションというよりコラボレーションが生んだ一冊と言え，まさしく内視鏡技師のバイブルと言えるものである．内視鏡が大好きな技師，看護師，臨床工学技士などすべての方々の一助になるものと確信する．

　　2017年9月　　　　　　　　　　日本消化器内視鏡技師会 会長　田村　君英

発刊にあたって

　消化器内視鏡診療はその手技のみならず，それを取り巻く環境を含めて日進月歩の進化を遂げています．

　私が医師になってもう20年になりますが，卒後すぐの頃は内視鏡室にはいわゆる覗きの胃カメラもまだあり，移動用の内視鏡としてそれを病室に持っていき，胃瘻造設を行ったりしていました．イレウスチューブを入れるのは透視下で用手のみで行い，どうにもならない時には経口内視鏡を用いてスネアでチューブ先端をつかんで十二指腸に誘導したこともあります．経鼻内視鏡がまだありませんでしたから，それを用いてイレウスチューブを入れるなどということを考えもしませんでした．私のライフワークのひとつである内視鏡的粘膜下層剥離術（ESD）に至っては，いわゆる黎明期から携わりましたが，高周波装置の設定などほとんどなく，機器そのものも非常にシンプルでした．今では機器の進歩のおかげで様々な処置を以前とは比較にならないほどスマートに行えるようになり，当時を思うと若輩者ながら隔世の感があります．

　一方で，昔は内視鏡本体をはじめとした機器の構造もアナログ・直観的でわかりやすいものでしたが，今の機器はコンピューター化され，ある意味ブラックボックスになっており，医療者が機器に使われているように感じることさえあります．特に私のようにある程度の年代になってくると，何かあって困ったら"主電源を切ってつけ直す"という手段しか思いつかない，そんな医療従事者も少なくないのでは……．今の内視鏡機器は精密電子機器です．そんな専門性の高い機器を扱う方の全ての方が内視鏡専属で勤務をしている訳ではないと思います．むしろ専属の方は少なく，ローテーション業務をしている，初めて内視鏡機器に関わる，といった方が多いのではないでしょうか．そんな勤務の中で精密機器の仕組みや使い方を理解するのは難しいと思います．毎日いじっている私でもよくわかっていないことだらけですから……．

　そこで，より専門性の高い知識をもった職種である内視鏡技師と協業することが必要になってくるのだと思います．当院も念願の臨床工学技士兼内視鏡技師である，志賀拓也君を2016年度から採用することができました．そして彼の豊富な知識を当院内にだけ留めるにはあまりに惜しいと思っていたその時，金芳堂の黒澤さんとお話する機会をいただきました．そして機器取り扱いのマニュアル本を通じて，彼のノウハウを伝道してみてはという提案をいただきました．そして，それならもう一人，看護師兼内視鏡技師としての立場でも全体をまとめる人材が欲しいと思い，剛腕の弟子，佐藤貴幸君を共

同執筆とさせていただきました．彼は国内のみならず海外でも私の内視鏡診療に同行し，二人三脚で歩んできたので，私のスタイルや考えをよく理解しています．そして，この私の誇る飛車・角の二人には，その思いを伝えるために，極力単著に近い形で執筆をお願いしました．

こんなに詳しいのにわかりやすい．そんな機器取り扱いを詳述した本は見当たらないと自信をもってお勧めできます．本書は大病院から診療所まで，専門職から兼務の方まで，様々な立場の内視鏡診療に従事する看護師，技師さんに必読の一冊だと思います．

内視鏡機器への深い理解は，必ず安全かつ有用な内視鏡診療の土台になるはずです．そして，それらが患者さんへ還元されていくために，本書が内視鏡診療に携わる種々の立場の方に手に取っていただき，活用いただけることを祈っております．

2017年9月

大圃 研

目次

1章 はじめに覚えるべき基礎知識　[志賀拓也]

- 2 **❶ 内視鏡システム**
- 2 内視鏡システム外観
- 3 本体と周辺機器の構成
  - ①プロセッサ
  - ②光源装置
  - ③炭酸ガス送気装置
  - ④送水ポンプ
  - ⑤内視鏡挿入形状観測装置
  - ⑥フィルム撮影装置
  - ⑦ビデオプリンター
- 4 **❷ 内視鏡の名称・構造**
- 4 各部の名称と構造
  - ①先端部
  - ②湾曲部
  - ③挿入部
  - ④操作部
  - ⑤接続部
- 6 アングルノブと湾曲部の動き
- 7 送水の仕組み
- 9 吸引の仕組み
- 11 内視鏡先端の位置関係
- 12 **❸ 撮像方式の種類と原理**
- 12 面順次方式
- 13 同時方式
- 14 **❹ 内視鏡システムのセッティング**

2章 内視鏡周辺機器　[志賀拓也]

- 20 **❶ 画面モニタ**
- 20 表示画面
  - ①オリンパス
  - ②富士フイルム
  - ③ PENTAX Medical
- 26 入力信号による画質の違い
- 28 **❷ システムプロセッサ**
- 28 オリンパス
- 34 富士フイルム
- 38 PENTAX Medical
- 40 保管とメンテナンス
- 41 **❸ 光源装置**
- 41 オリンパス
  - 特殊光観察の種類
- 44 富士フイルム
  - 特殊光観察の種類
- 49 PENTAX Medical
  - 特殊光観察の種類
- 52 **❹ 内視鏡用送水ポンプ**
- 52 使用方法
- 55 使用後
- 55 定期点検
- 57 **❺ 炭酸ガス送気装置**
- 57 使用方法
- 60 使用後

Column 18 121 147

3章 電子スコープ
[志賀拓也]

63

- 64 **❶ 上部／下部／処置用スコープ**
- 64 上部消化管用ビデオスコープ
  オプション機能
- 68 大腸用ビデオスコープ
  オプション機能
- 70 処置用ビデオスコープ
  ①標準的な処置用スコープ
  ②2チャンネルスコープ
  ③マルチベンディングスコープ
- 73 **❷ 十二指腸用スコープ**
  ①スペック
  ②視野角
  ③先端カバー
- 78 **❸ 超音波内視鏡**
- 79 EUSスコープ
- 81 細径超音波プローブ
- 83 超音波内視鏡の検査方法
  ①脱気水充満法
  ②バルーン法
- 86 脱気水
- 86 超音波駆動ユニット
  ①検査で主に使われる機能
  ②画像処理とモード
- 90 **❹ カプセル内視鏡**
- 90 システムの構成
  ①カプセル
  ②センサ
  ③記録装置（データレコーダ）
  ④ワークステーション
- 95 検査手順

- 97 **❺ バルーン内視鏡**
- 97 概要
- 98 スコープのスペック
- 99 バルーンコントロール装置
- 101 挿入法
  ①シングルバルーン
  ②ダブルバルーン
- 104 **❻ 保守管理**
- 104 外装点検とスコープ各部の主な故障
  ①先端部
  ②湾曲部
  ③挿入部
  ④オレドメ部
  ⑤操作部
  ⑥接続部
- 112 手感点検
  ①凹凸の点検
  ②硬さの点検
- 113 アングルノブの点検
  ①アングル動作点検
  ②固定レバーの点検
  ③角度の点検
- 114 接続点検
  ①画面モニタ表示の点検
  ②リモートスイッチの点検
  ③送気・送水，吸引の点検
  ④自動調光機能の点検
  ⑤鉗子チャンネル通過性の点検
  ⑥拡大機能，硬度可変，受動湾曲の点検
- 119 リークテスト
- 120 アクセサリーの点検
  ①吸引ボタン，送気・送水ボタンの点検
  ②鉗子栓の点検

4章 高周波装置 — 123

[志賀拓也]

❶ 高周波装置の基礎知識 — 124

- 124 なぜ高周波電流を使うのか
- 124 切開と凝固
- 126 対極板と熱傷事故
- 128 モノポーラ？バイポーラ？

❷ ERBEの高周波装置 — 130

- 130 ICC200とVIO300Dのスペック
- 132 特徴
- 134 パワーピークシステム
- 134 切開と凝固
- 136 各モードについて
  - ①エンドカット
  - ②オートカット
  - ③ハイカット
  - ④ドライカット
  - ⑤スイフト凝固
  - ⑥フォースド凝固
  - ⑦ソフト凝固
  - ⑧スプレー凝固
- 142 使用手順
- 143 使用後の取り扱い
  - ①掃除と消毒
  - ②安全点検
- 144 エラーが発生したら

❸ オリンパスの高周波装置 — 148

- 148 スペック
- 149 特徴
  - ①ハイパワーカットサポート
  - ②ファーストスパークモニタ
- 150 各モードについて
  - ①パルスカットスロー／パルスカットファースト
  - ②カット1/2/3
  - ③フォースドコアグ1/2
  - ④ソフトコアグ
- 152 使用手順
- 152 その他知っておくべき事項
  - ①セルフテスト
  - ②設定値の記憶
  - ③安全機能
  - ④本体ボリュームの調整
- 154 使用後

❹ APC — 155

- 156 APCの原理と特徴
- 156 APCの使用方法
- 157 プローブの種類
- 158 機器とモード
  - ①フォースドAPC
  - ②パルスドAPC
  - ③プリサイスAPC
- 159 設定

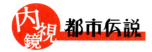

オリンパスのラインナップに関する都市伝説 — 122
LOT Noにまつわる都市伝説 — 160

5章 処置具・デバイス

A 検査・診断等で用いられるデバイス

❶ 生検鉗子 ［志賀拓也］
各部の名称／種類／使用方法／使用後

❷ マウスピース
種類／使用方法／使用中／使用後

❸ 散布チューブ
各部の名称／種類／使用方法／使用上の注意／使用後

❹ NTチューブ
使用目的／使用方法／使用後

❺ 先端フード
使用用途と種類／取り付け方法とコツ／特殊なフード

❻ オーバーチューブ
構造／種類／使用方法／使用後

B 止血術で用いられるデバイス

❶ 回転クリップ装置 ［志賀拓也］
使用目的／各部の名称／使用方法／保守点検／その他，おさえておくべきポイント

❷ 高周波止血処置具
各部の名称／種類と違い／使用方法／使用後

❸ 留置スネア
各部の名称／種類／使用方法／使用後

❹ 静脈瘤結紮用Oリング
各部の名称／種類／使用方法／注意事項／使用後

❺ アルト原末，アルトシューター
各部の名称／使用方法／使用後

C ESD・EMRで用いられるデバイス

❶ 局注針 ［志賀拓也］
各部の名称／種類／使用方法／使用後

❷ 高周波ナイフ
種類／使用方法／使用後

❸ 高周波スネア
各部の名称／種類／用途／スネア選択のポイント／使用方法／操作上の留意点／使用後

❹ 回収デバイス
種類／使用方法／使用後

D ERCPで用いられるデバイス

❶ ガイドワイヤー ［佐藤貴幸］
各部の名称／種類／使用方法／使用後

❷ 造影カテーテル
各部の名称／種類／使用方法／使用後

❸ 乳頭切開処置用デバイス
各部の名称／種類／使用方法／使用後

❹ 乳頭拡張バルーン
各部の名称／種類／使用方法／偶発症と対応方法／使用後

❺ EBDステント
使用目的／種類／経乳頭胆道ドレナージの使用方法／肝門部胆管狭窄に対する両葉ドレナージでの使用方法

❻ ENBDチューブ
使用目的／種類／使用方法

❼ 採石処置具
種類／使用方法／使用後

❽ 砕石バスケット
各部の名称／種類／使用方法／使用後

❾ 細胞診ブラシ
各部の名称／使用方法／細胞固定（プレパラートへの固定）／使用後

❿ EUS-FNA/FNB針
各部の名称／種類／使用方法／検体採取／使用後

E 拡張術で用いられるデバイス

❶ 拡張バルーン ［志賀拓也］
各部の名称／拡張器／使用方法／使用後

❷ メタリックステント
種類／使用中の注意

F PEGで用いられるデバイス

❶ 造設キット ［佐藤貴幸］
PEGの目的／PEGの方法／使用方法／使用後

❷ 胃瘻カテーテル
種類と特徴／交換方法／使用後

6章 内視鏡・処置具の洗浄と消毒 [志賀拓也]

295

❶ 内視鏡の洗浄・消毒 … 296

- 296 ベッドサイド洗浄
  - ①外表面の清拭
  - ②吸引チャンネル内のフラッシュ
  - ③ A/W チャンネル洗浄ボタンを使用した，送気・送水チャンネルのフラッシュ
- 298 用手洗浄
  - ①外表面の洗浄
  - ②吸引チャンネル内のブラッシング
  - ③アクセサリー（各種ボタン，鉗子栓）の洗浄
  - ④すすぎ
- 302 自動洗浄・消毒装置による洗浄・消毒
- 303 保管

❷ 自動洗浄・消毒機の種類 … 304

- 306 高水準消毒剤
- 307 機能水
- 307 機器のメンテナンス
- 307 洗浄履歴

❸ 処置具の洗浄・消毒 … 308

- 308 リユーザブル処置具の洗浄・消毒手順
  - ①洗浄液への浸漬
  - ②超音波洗浄器による洗浄
  - ③すすぎ・水洗い
  - ④潤滑剤の塗布
  - ⑤オートクレーブ（高圧蒸気滅菌）
  - ⑥保管

- 311 文献
- 312 本書で掲載した製品の問合せ先および掲載図表・資料の提供元一覧
- 316 索引
- 325 編著者プロフィール

本書で使用しているアイコン・マーク

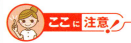

機器・器具・デバイスの使用にあたって，おさえておくべきポイントをまとめました．

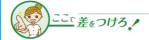

よくあるミス・陥りがちな間違いなど，注意を要する点をまとめています．

 ここで差をつけろ！

一歩進んだテクニック・コツ・ノウハウを記載しています．

トラブルに遭遇したときの対処法をまとめています．

 手順

使用方法は，流れが把握できるよう手順ごとに丁寧に説明しています．

編者の施設で使用している処置具・デバイスにはこのマークを付けています．

1章

はじめに覚えるべき基礎知識

本章の内容
❶ 内視鏡システム
❷ 内視鏡の名称・構造
❸ 撮像方式の種類と原理
❹ 内視鏡システムのセッティング

1章 はじめに覚えるべき基礎知識

❶ 内視鏡システム

内視鏡システムは様々な機器から構成されています．それぞれの使用目的を理解し，正しく使用しましょう．

内視鏡システム外観（図1）

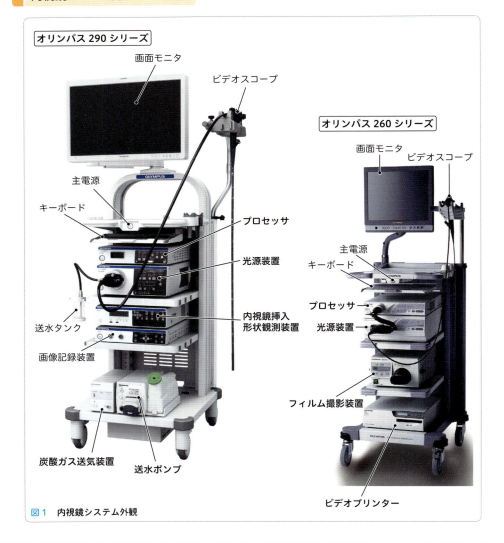

図1　内視鏡システム外観

本体と周辺機器の構成

❶ プロセッサ

　内視鏡システムの中枢で，ビデオスコープから受け取った電気信号を映像情報に変換する装置．ほかには，色彩・強調の調整や，各種システムの制御も行います．機種によっては取り込んだ画像を記憶し送信できるものもあり，スリムな見た目によらず重要な機能がたくさん詰まった機器といえます．

❷ 光源装置

　内蔵のランプで光を発生させる機能と，送気・送水機能をもつ装置．送気圧や光量を調整したり，通常白色光からNBIなどの特殊光に切り替えたりすることができます．スコープ接続部を挿し込む大きな接続口があるのが特徴です．

❸ 炭酸ガス送気装置

　二酸化炭素ボンベと接続することで，ビデオスコープへ炭酸ガスを供給する装置．空気と比べて二酸化炭素は生体内での吸収と排泄が速いので患者さんの苦痛軽減に有効です．大腸内視鏡検査や治療内視鏡で主に使用されます．

❹ 送水ポンプ

　ローラーポンプを使って，ボトル内の水を送水する装置．副送水口の付いたビデオスコープと接続することで，スコープ先端からの送水がフットペダルを踏むだけで可能になります．最近ではウォータージェット機能を備えた処置具が増えたため，術野の洗浄のみならず，局注も送水ポンプで行う場面が多くなってきています．

❺ 内視鏡挿入形状観測装置

　専用のビデオスコープと組み合わせることで，スコープ挿入部から発信される磁気を受信し，体内のスコープ形状がどのようになっているか画面モニタに映し出す装置．大腸内視鏡検査における挿入や腹部圧迫，教育に有用です．

❻ フィルム撮影装置

　内視鏡画像をフィルムに保存する装置．その場で現像することはできません．また，フィルムに撮影枚数の上限があります．

❼ ビデオプリンター

　内視鏡画像をその場でポラロイドフィルムに印刷する装置．現像時間が短いため，フィルム撮影装置と併用する場合が多いです．

1章 はじめに覚えるべき基礎知識

❷ 内視鏡の名称・構造

内視鏡には軟性鏡，硬性鏡があり，目的・用途が異なります．ここでは消化器内視鏡で一般的に用いられる軟性内視鏡について解説します．

各部の名称と構造（図1）

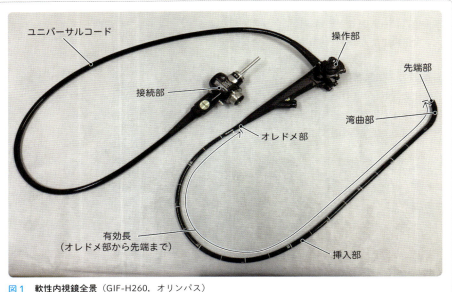

図1　軟性内視鏡全景（GIF-H260，オリンパス）

❶ 先端部

ビデオスコープの最重要部である観察対象を撮像するカメラと，映像を電気信号に変換するCCD（Charge Coupled Device）イメージセンサが埋め込まれています．その機能をサポートする送気・送水ノズル，明かりを照射するライトガイドレンズ，吸引や処置具を出す鉗子出口が備わっています（図2）．

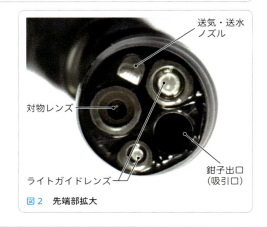

図2　先端部拡大

❷ 湾曲部

CCDイメージセンサが観察対象をとらえるために，アングルノブに同調して上下・左右に湾曲する部分（図3）.

❸ 挿入部

消化管を傷つけないようにやわらかい構造になっています．挿入した長さがわかるように5cmごとにマーキングされています．

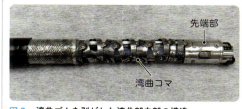

図3　湾曲ゴムを剥がした湾曲部内部の構造

❹ 操作部（図4）

湾曲部を動かすためのアングルノブや，リモートスイッチが存在し，送気・送水ボタン，吸引ボタンと接続する部分です．

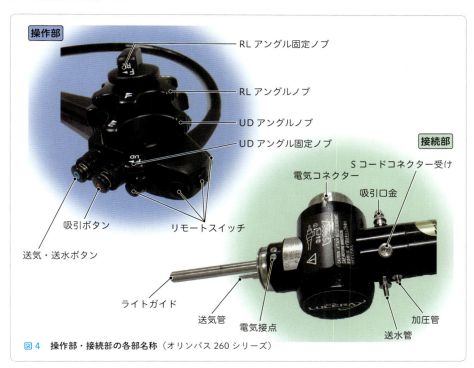

図4　操作部・接続部の各部名称（オリンパス260シリーズ）

❺ 接続部（図4）

プロセッサ，光源装置，吸引チューブ，送水タンクなどに接続する部分．

アングルノブと湾曲部の動き

　軟性内視鏡の湾曲部は，操作部の2つのアングルノブ UD（up-down），RL（right-left）を回すことで上下・左右に曲げることができます．これは挿入部内部のアングルワイヤーを引っ張ることで湾曲させています．さらにそれぞれのアングルには固定ノブが付いており，湾曲させた形状を保持することができます（図5，6）．

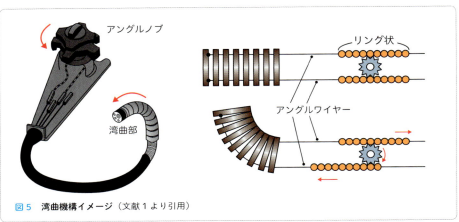

図5　湾曲機構イメージ（文献1より引用）

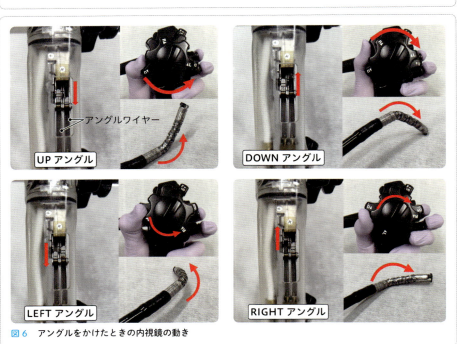

図6　アングルをかけたときの内視鏡の動き

送水の仕組み

　光源装置の送気ポンプから送られた空気は，接続部を介してスコープ内部へ送られます．送気・送水ボタンに触れていないときは，ボタン中央の穴からそのまま空気が出ていく仕組みになっているので送気も送水も行われません（図7）．

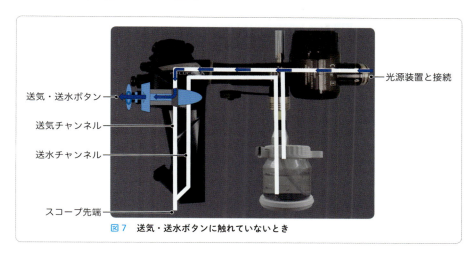

図7　送気・送水ボタンに触れていないとき

　送気・送水ボタンの空気穴を指で塞ぐと，内部の圧力が高くなり逆止弁が開放され，スコープ先端へと空気が流れるようになります（図8）．

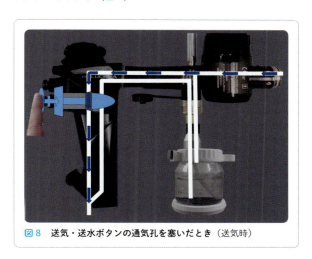

図8　送気・送水ボタンの通気孔を塞いだとき（送気時）

送気・送水ボタンを押し込むと送気チャンネルが行き止まりになり，送水タンクへ圧がかかります．その圧力により送水チャンネルに水が押し出され，スコープ先端から送水されます（図9）．

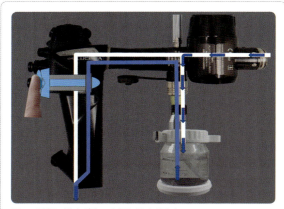

図9　送気・送水ボタンを押し込んだとき

ここに注意

❗光源装置から送水タンク，送気・送水ボタン，送気・送水ノズルまでのチャンネル内で，詰まりや接続の緩みがあると空気が漏れてしまって送気・送水ができません．特にオリンパスの260シリーズの光源装置と組み合わせるときは注意が必要です．260シリーズでは，多少接続が緩んでいても光量は落ちるものの光はスコープに届いてしまうので画面モニタに映像は映されてしまいます．しかし，当然空気は漏れてしまうので送気・送水は行われません．映像が映っているから接続OK！ということではないのです．映像が薄暗くなって，ブーンという音がしたら要注意です（図10）．

こんなとき Check！

送気・送水トラブルの原因
- □ 光源装置との接続が緩い
- □ 光源装置フロントパネルの送気オン・オフスイッチがオフになっている
- □ 送水タンクのひび割れ
- □ 送水タンクの水量が多すぎる，空っぽ
- □ 送水タンク―送水管接続部のゴムの劣化
- □ 送気・送水ボタンパッキンの劣化，裂け
- □ 送気・送水チャンネルの座屈，詰まり
- □ 送気・送水ノズルのつぶれ

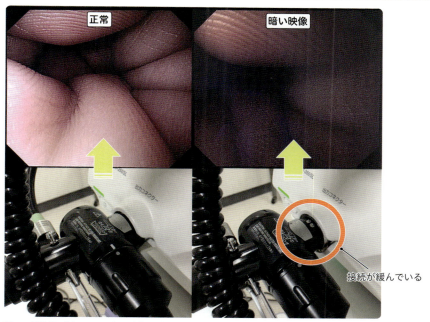

図10 接続部が緩んでいても，映像は薄暗く映る（オリンパス260シリーズ）

吸引の仕組み

吸引ボタンを押していない状態では，吸引ポンプからの陰圧によって吸引ボタンの隙間から空気が吸い込まれます（図11）．

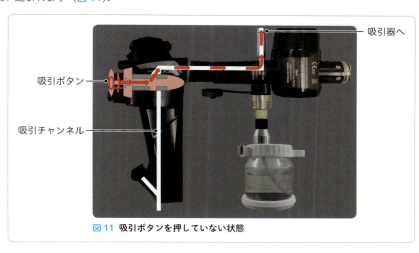

図11 吸引ボタンを押していない状態

吸引ボタンを押し込むことで吸引チャンネルが開通し，スコープ先端からの吸引ができるようになります（図12）.

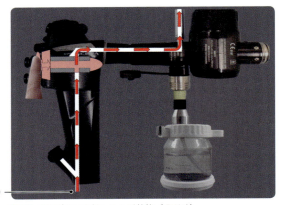

先端吸引口より

図12 吸引ボタンを押し込んだ状態（吸引時）

 ココが ポイント

- 吸引チャンネルと鉗子チャンネル入り口は合流します（図13）.
- 鉗子チャンネルにデバイスが挿入されていると吸引しにくくなります.
- 鉗子栓の逆止弁の機能が低下すると吸引が弱まります（図14）.

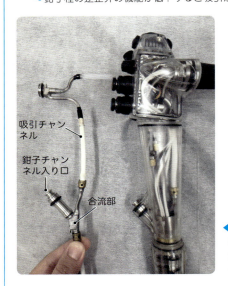

吸引チャンネル
鉗子チャンネル入り口
合流部

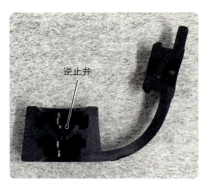

逆止弁

図14 鉗子栓の断面図

◀図13 スケルトンスコープと吸引チャンネル
右はカバーが透明になっているスケルトンスコープ．左は分解し，吸引チャンネルのみを取り出したもの．合流して1本のチャンネルになるのがわかります．

> **ココがポイント**
>
> 吸引チャンネルが詰まったら，吸引口金からシリンジで水を押し出すことで詰まりを解消することができます（図15）．カテーテルチップ型のシリンジの先端に，吸引チューブを短く切ったものを組み合わせ，吸引口金にはめるとよいでしょう．このとき，吸引ボタンを押していないと……吸引ボタンからプシャー！ですね．
>
>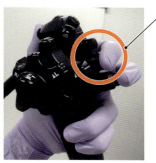
>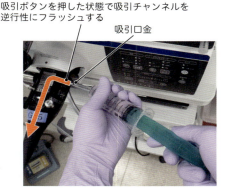
>
> 図15 吸引チャンネルが詰まったときの対処法

内視鏡先端の位置関係

　ビデオスコープの銘柄によって先端部の各部の位置が違います．特に対物レンズと鉗子チャンネルの位置関係は，処置具の出てくる位置が関係するので，内視鏡画面での見え方のポイントを押さえておきましょう．

> **ココがポイント**
>
> - 鉗子口の位置やレンズの位置は，先端を正面から目視した場合と，内視鏡側から見る画面モニタでは逆になります．
> - 上部用ビデオスコープではほとんどの場合，左下から鉗子が出てきます．
> - 下部用ビデオスコープではほとんどの場合，右下から鉗子が出てきます．
> - 鉗子は約3mm以上突出させないと画面モニタに映ってこないため，画面モニタに見えていなくても処置具が出ている場合があることに注意が必要です．
> - 対物レンズのすぐ奥にCCDイメージセンサが搭載されているので，ぶつけたりつぶしたりしてはいけません．そうでなくても各種レンズやノズルがむき出しになるデリケートな部分のため，取り扱いには細心の注意が必要です（図16）．
> - 対物レンズは魚眼レンズのため，画面モニタでは中央が大きく見えます．
>
>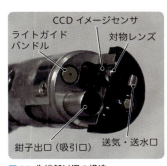
>
> 図16 先端部以深の構造
> 対物レンズ奥のCCDイメージセンサが見えるまでカットした状態．対物レンズのすぐ奥にCCDイメージセンサがあるのがわかります．

❸ 撮像方式の種類と原理

撮像方式には，面順次方式と同時方式があります．

面順次方式（オリンパス）

　キセノンランプから発生させた白色光をR（赤）G（緑）B（青）のフィルターに通すことで，観察対象に順次3色の光を照射します（図1）．単色CCDイメージセンサを用いて映像を電気信号に変換し，プロセッサ内で合成することで画面モニタに映し出す方式です（図2）．

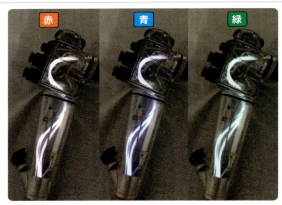

図1　RGBフィルターによって3色になった光がスケルトンスコープを走る様子（連写モードで撮影）

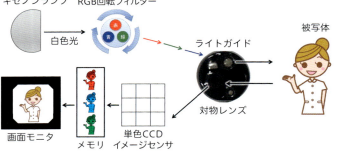

図2　面順次方式
「藤城光弘：上部消化管内視鏡に必要な基礎知識，はじめての上部消化管内視鏡ポケットマニュアル（藤城光弘，道田知樹，山本頼正，小田一郎，今川敦共著），p.6，2014，南江堂」より許諾を得て改変し転載[1]

同時方式（富士フイルム，PENTAX Medical）

キセノンランプから発生させた白色光を，そのまま観察対象に照射します．カラー CCD イメージセンサを用いることで映像を電気信号に変換し，プロセッサ内で画像調整することで画面モニタに映し出す方式です（図3）．

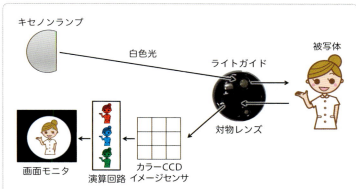

図3　カラー同時方式
「藤城光弘：上部消化管内視鏡に必要な基礎知識，はじめての上部消化管内視鏡ポケットマニュアル（藤城光弘，道田知樹，山本頼正，小田一郎，今川敦共著），p.6，2014，南江堂」より許諾を得て改変し転載[1]

ココがポイント

面順次方式・同時方式の特徴を表1にまとめました．

表1　各方式の特徴（文献2より引用）

	面順次方式	同時方式
CCD イメージセンサの大きさ	・外径を細くできる ・先端硬性部が短い	・外径が太い ・先端硬性部が硬い
色調	色の再現性が良い	偽色などが発生する（すぐれた光学系なら発生防止できる）
色の情報量	1つの画素で赤，緑，青の情報が得られる	複数の画素で1つの色を構成する
解像力（同じ画素数）	高い	低い
光源装置からの出力光	赤，緑，青の3色光の連続	白色光
光源の大きさ	回転フィルター，信号処理回路を搭載するため，同時方式に比べて大きい	面順次方式に比べ小型

1章 はじめに覚えるべき基礎知識

❹ 内視鏡システムのセッティング

ここではオリンパス（260・290 シリーズ）のセッティング手順を紹介します．

手順

1 内視鏡システム主電源をオンにし，画面モニタや画像ファイリング装置，カードリーダーなどのトロリー集中電源に接続されている機器の起動を確認します（図1）．このとき，プロセッサと光源装置の電源はまだオンにはしません．

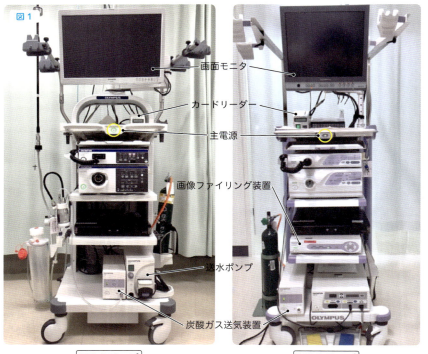

図1

290 シリーズ　　　260 シリーズ

2 ビデオスコープ接続部と光源装置を接続します．

3 260シリーズのスコープは，スコープケーブルとビデオスコープ接続部を接続します．
- スコープケーブル側の白ポチとスコープ側の白いマークを目印に，水平方向から天井向きに，時計回りにカチッというまで回転させます（図2）．
- 290シリーズのプロセッサに接続する場合は，専用のスコープケーブル（MAJ-1911）を用いることで接続が可能となります．

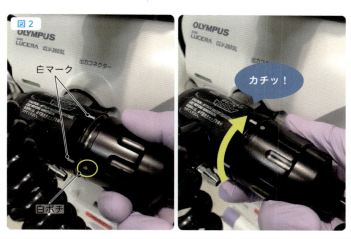

4 吸引チューブをビデオスコープ接続部に接続します．

5 送水タンクをビデオスコープ接続部に接続します．
- 送水管は金具の穴と，加圧管はゴムパッキンの穴と接続します（図3）．
- 送水管の口と送水タンク接続口を縦に合わせます（図4）．
- 送水管の溝にねじ込むように反時計回りに回転させます（図5）．
- 最後まで押し込みます（図6）．

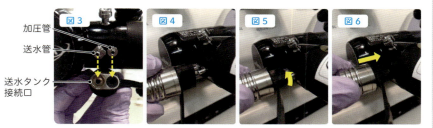

 ココが ポイント

4 5 の手順のとき，吸引器の接続や，送水タンク内の水量，フタの緩みなども合わせて確認しておきます．

6️⃣ 接続後は図7のようになります．

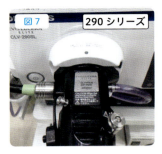
図7 290シリーズ

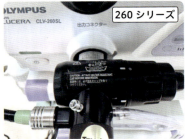
260シリーズ

7️⃣ プロセッサ，光源装置の主電源をオンにし，光源装置フロントパネルの送気とランプの点灯（オンになっている），ホワイトバランスを確認します（図8）．

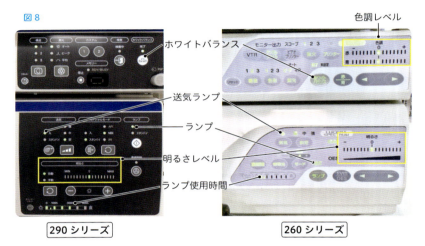
図8
290シリーズ ／ 260シリーズ
（ホワイトバランス，送気ランプ，ランプ，明るさレベル，ランプ使用時間，色調レベル）

ココがポイント
始業時はキセノンランプの使用時間もチェックしましょう．また，色調レベルや明るさレベルが変更されている場合もあるため注意が必要です．

8️⃣ 画面モニタに正常な内視鏡像が写っていることを確認し，送気・送水，吸引のチェックを行います（☞3章⑥保守管理，116頁参照）．

9️⃣ スコープのリモートスイッチを押し，設定されている機能が作動するか確認します（☞3章⑥保守管理，115頁参照）．

🔟 アングルノブを上下左右に動作させ，異常がないことを確認します．

1️⃣1️⃣ スコープ，内視鏡システムに問題がなければ，患者情報を取得し検査へ！

16　1章　はじめに覚えるべき基礎知識

12 検査終了後は，検査終了ボタンを押して患者情報を消去します．

13 検査終了後は周辺の汚染を回避するため，すみやかにベッドサイド洗浄（☞6章①．内視鏡の洗浄・消毒，296頁参照）を行い，プロセッサ・光源装置の電源をオフにしてからスコープを取り外します．

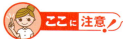

- プロセッサの電源がオンの状態でスコープを着脱すると，CCDイメージセンサが故障するおそれがあります．1回の検査中にスコープを交換する場合があると思いますが，その場合も電源を一度落としてからつけ直してください．
- プロセッサの電源をオフにすることで，患者情報が消去されてしまう設定になっていることもあります．その設定は変更可能ですから，確認しておくとよいでしょう．

14 2 に戻ります．

送気・送水ボタンの使い分け

通常の送気・送水ボタンには噴霧タイプのボタンと噴射タイプのボタンがありますよね．皆さんはこのボタンを使い分けできているでしょうか？おさらいですが，噴射ボタンはボタンを押し込むことで通常送水されます．対して噴霧ボタンは半押しで霧送水，押し込みで通常送水を使い分けることができます．霧送水のメリットは水切れが良いところにあるのですが，実は注意しなければいけない点があります．それは…

　①大腸検査では送気量に注意
　②経鼻スコープでは使用してはいけない

知っていたでしょうか？　霧送水は空気とブレンドさせることで送水します．ですから霧送水のときは必然的に送気も同時に行われるので，送気量が検査に影響しやすい大腸検査では注意が必要なんです．そして皆さんに知っておいて欲しいのが経鼻スコープの内部管路の特徴です．通常のスコープは送気チャンネルと送水チャンネルがスコープ先端付近で合流しますが，経鼻スコープはその細さを実現するために，送気・送水ボタンのすぐそばで合流します．つまり合流管が長いんですね．霧送水は空気とブレンドさせるので，長いチャンネル内を空気と水が交互に通過していきます．するとチャンネル内の空気が光源装置からの圧力を吸収してしまい，送気・送水ができなくなることが起こります．これをダンパー（damper）現象といいます（車の振動吸収や，建物の免震構造などのエネルギー吸収に利用）．なので経鼻スコープには噴霧ボタンは付けてはいけません．検査は，スコープ選択や準備からすでに始まっているのですね．

Column 進化する富士フイルム

「世界は，ひとつずつ変えることができる」のCMでお馴染みの富士フイルムですが，内視鏡分野でも近年の技術革新には目を見張るものがあります．2016年秋にリリースされたG7シリーズのスコープ（図1）に加え，2017年春には，レーザーを用いた内視鏡システム"LASEREO"の進化系である"LASEREO 7000 システム"（図2）がリリースされました．これにより，スコープの操作性や内視鏡画面構成が一新され，より使いやすいシステムとなりました．

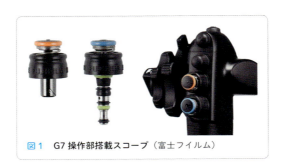

図1　G7操作部搭載スコープ（富士フイルム）

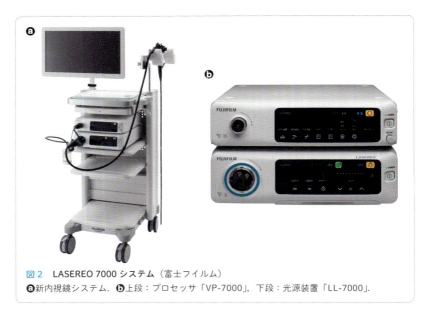

図2　LASEREO 7000 システム（富士フイルム）
ⓐ新内視鏡システム．ⓑ上段：プロセッサ「VP-7000」，下段：光源装置「LL-7000」．

　内視鏡分野はスコープやシステムがあってこその検査・治療です．日々沢山の機器やデバイスが進歩し，生みだされて行きます．内視鏡技師として商売道具を知ることに関しては常にアンテナを張っておきたいものですね．

2章

内視鏡周辺機器

本章の内容
1. 画面モニタ
2. システムプロセッサ
3. 光源装置
4. 内視鏡用送水ポンプ
5. 炭酸ガス送気装置

2章 内視鏡周辺機器

❶ 画面モニタ

画面モニタはプロセッサから受け取った画像信号を画面に映し出す役割を担っています．表示する内容は，内視鏡画像だけでなく，患者さんの情報，画像の撮影条件，ビデオスコープの情報など様々です．ここでは画面モニタに表示されている内容を学んでいきましょう．

表示画面

❶ オリンパス（図1）

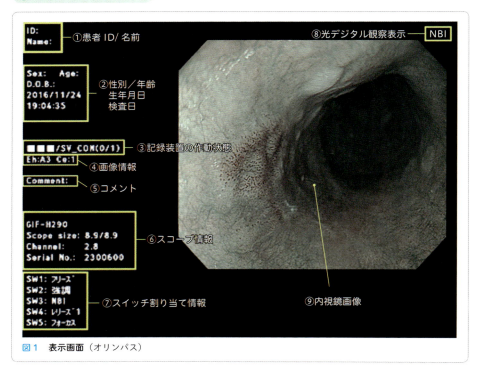

図1　表示画面（オリンパス）

①**患者ID/名前**：　患者ID，氏名を表示します．

②**性別/年齢，生年月日，検査日**：　D.O.Bはdate of birthの頭文字で，生年月日のことを指します．

③**記録装置の作動状態**：　接続されている画像記録装置の状態が表示されます．
- CVP：カラービデオプリンター（ポラロイドプリンター）を接続したときに表示されます．施設の検査条件に合った印刷枚数，分割枚数が設定できます（図2）．

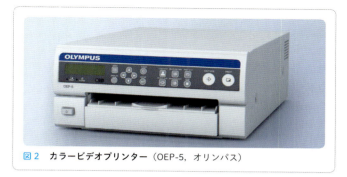

図2　カラービデオプリンター（OEP-5，オリンパス）

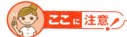

❶ビデオプリンターの分割枚数設定を2以上に設定している場合，検査終了時にメモリの内容を消去しないと次の検査画像と混ざってしまうおそれがあります．印刷残しがないことを確認してメモリを消去しましょう．

- SCV：フィルム写真撮影装置を接続したときに表示されます．写真を撮影するごとにカウンタ数字が1つ増えます．
- DF：内視鏡画像ファイル装置（図3）を接続したときに表示されます．写真を撮影するごとにカウンタ数字が1つ増えます．

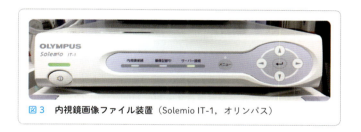

図3　内視鏡画像ファイル装置（Solemio IT-1，オリンパス）

- ■■■／■■■（xxx/xxx）：内部バッファーの残量／ポータブルメモリの残量（転送済みの枚数／次にレリーズしたときの総レリーズ数）を意味します．

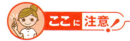

❶プロセッサ CV230 に，ポータブルメモリを挿し込むと CV 本体から飛び出した状態で装着されます．ぶつけたり上からものを落としたりしないように気をつけましょう．
❶データが記録されているポータブルメモリをフォーマットすると，データがすべて消去されてしまいます．

- SV＿CON：サーバーと接続したときに表示されます．CON は connection の略で，通信状態であることを意味し，SV＿DIS は disconnection の略で，通信状態ではないことを示します．

④**画像情報**： 撮影している画像の情報を表示します．
- Eh:A ：構造強調 A モード
- Eh:B ：構造強調 B モード
- Eh:E ：輪郭強調
- Ce ：色彩強調（通常光観察，IRI 観察で適応されます）
- Cm ：NBI カラーモード（NBI 観察で適応されます）
- CT ：コントラスト

⑤**コメント**： 使用者が自由にコメントを入力することができます．

ココが ポイント

コメント機能には，例えばこんな使い方があります．
- 生検の数が多いとき，数字を入力して撮影することで，後から所見を入力するときに参照できるようにする．
- 下部内視鏡検査のときに，結腸の頭文字を入力することで，生検あるいは EMR 等の処置がどの場所で行われたかの目印にする．
- 施行医のイニシャルを入力することで，誰が行った検査・治療なのかを画像で判断できる．

⑥**スコープ情報**： ビデオスコープの種類，太さ，チャンネル径，シリアル番号が表示されます．
⑦**スイッチ割り当て情報**： ユーザー設定で割り当てたスコープスイッチの情報が表示されます．
⑧**光デジタル観察表示**： 観察中の NBI，AFI，IRI などの光デジタル観察モードの種類が表示されます．
⑨**内視鏡画像**

❷ 富士フイルム（図 4）

①**検査日付 / 時刻**
②**ランプ使用時間**： キセノンランプの交換目安は 500 時間が推奨されています．0 〜 500 時間までカウントし，使用時間が表示されます．ランプ使用時には表示されません．
③**スイッチ割り当て情報**： FR，MM，RC スイッチ（図 5）に割り当てた機能が表示されます．
④**鉗子チャンネル径 / スコープ径**： 丸で囲まれた数字が鉗子チャンネル径，右上が先端部径，右下が軟性部径を表示します．
⑤**スコープ製品名**
⑥**患者情報**： 患者氏名や生年月日などが表示されます．
⑦**ハイパートーン（HP）**： 奥を明るく見せる機能．
⑧**ノイズリダクション（NR）**： ノイズを除去する機能．
⑨**構造強調（SE）**： 境界，輪郭を強調処理する機能．
⑩**色彩強調**： 色彩を強調処理する機能で，以下のモードがあります．
- RC（赤色強調）：赤色の強調処理．
- CE（色彩強調）：赤，青，緑の色彩強調処理．

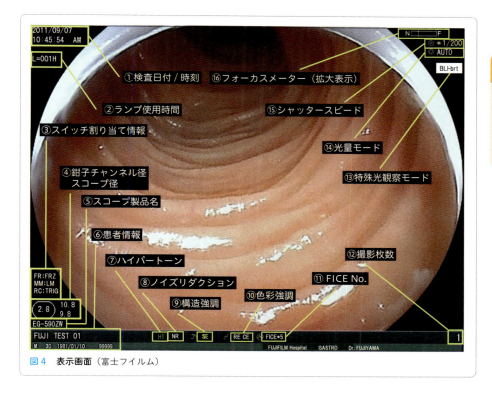

図4　表示画面（富士フイルム）

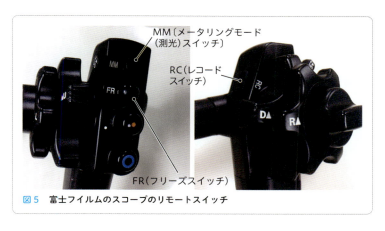

図5　富士フイルムのスコープのリモートスイッチ

❶ 画面モニタ

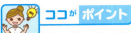

HP，NR，SE，RC，CE の表示色によって効果の強さが異なります（表1）．

表1　表示色の意味

色	意味
非表示	オフ
白	弱
緑	中
黄	強

⑪ **FICE No.**：　FICE の設定番号（0 〜 9）が表示されます．

⑫ **撮影枚数**

⑬ **特殊光観察モード**：　BLI，BLI-bright，LCI などの特殊光観察時に表示されます．

⑭ **光量モード**
- AVE（アベレージ）：　画面全体を平均的に明るくするモード．広い範囲を観察するのに向いています．
- PEAK（ピーク）：　光の反射によるハレーションを抑えるモード．近接観察に向いています．
- AUTO（オート）：　AVE と PEAK を自動で調整するモード．

⑮ **シャッタースピード**：　シャッタースピードを表示します．黄色字は優先モード，白字はマニュアルモードです．

⑯ **フォーカスメーター（拡大表示）**：　光学ズームスコープ接続時に表示されます．N（near：近い）に近づくほど拡大倍率が高いことを表します．

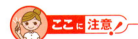

❗メーター途中の白線よりも N に近づくと，光学拡大から電子拡大へ変更されます．つまり，白線まではピント調節で拡大しているため画質は保たれますが，白線以降は画像を引き伸ばして拡大するので画質は粗くなります．

❸ PENTAX Medical（図6）

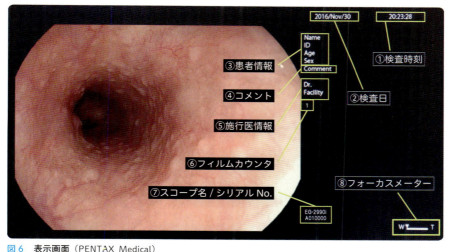

図6　表示画面（PENTAX Medical）

①検査時刻
②検査日
③患者情報
④コメント：　半角40字以内で入力できます．
⑤施行医情報：　半角24字以内で入力できます．
⑥フィルムカウンタ：　撮影枚数を表示します．
⑦スコープ名/シリアルNo.
⑧フォーカスメーター：　拡大観察機能をもつスコープを接続した場合に表示されます．

 ココが **ポイント**

PENTAX Medicalの画面モニタは他社と違ってシンプルです．なぜなら強調の設定などの情報はビデオプロセッサのタッチパネルに表示されるためです．「それでは撮影した画像からは強調系の情報がわからないのではないか？」と思うかもしれませんが，画像記録メディア（USBや外付けHDD）に保存されたファイルには撮影条件が全て紐付いているので大丈夫なのです（図7）．

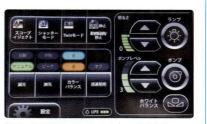

図7　PENTAX Medicalのタッチパネル

入力信号による画質の違い

画面モニタの映像は，高画質であればなお良しです．しかし画面モニタの入力端子はたくさんあってよくわからない……一体どれがいいのでしょうか？　主な端子を見比べてみましょう（表2）．

表2　入力信号による画質の違い

入力信号	DVI	SDI	RGB（HDTV）	RGB（SDTV）	Y/C	Video
画質の比較	高画質	←		→		低画質

DVI，SDIはデジタルハイビジョンなので高画質です．両者を比べると伝送速度が速いDVIのほうが高画質になります（DVI：5Gbps，SDI：1.5Gbps）．例えばYouTubeなどで1080Pや720Pなどと選択して画質を変更するときには，この伝送速度が切り替わっているのです．

それに比べRGB（HDTV）は，アナログハイビジョンなので画質が劣ります．RGB（HDTV）とRGB（SDTV）の大きな違いは解像度（画像の密度）にあり，RGB（HDTV）は1920×1080，RGB（SDTV）は640×480でHDTVはワイド画面です．

RGB，Y/C，Videoは伝送系統の数が違い，RGBは3系統，Y/Cは2系統，Videoは1系統で送っているため画質に差がある……というわけです．

ここに注意！

❗画面モニタの入力がSDIからY/Cに変更されていた！なんてことありませんか？　検査の動画をHDレコーダーに記録したとき，ダビング操作を行うために画面入力を切り替えてそのまま……．画質を見比べると全然違います（図8）．ダビングした後はちゃんと元に戻すよう担当医に伝えましょう．

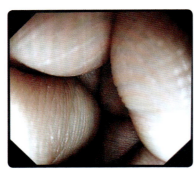 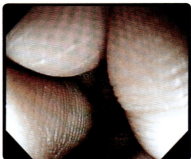

解像度が高く，滑らか　　　　　　　　　　解像度が低いため，粗い
SDI信号　　　　　　　　　　　　　　　　S-Video信号

図8　入力信号による画質の違い

❗入力信号を送るケーブルは通常 1 本なので断線（緩み）すればもちろん映らなくなってしまいます．しかし，RGB 端子で入力した場合，3 本のケーブルで信号を送るので，1 本断線（緩み）していても映像は映ります．そのときは，画面モニタ全体が変色するので，何色のケーブルが断線しているのか特定しましょう（図 9）．

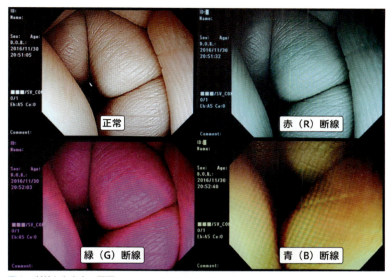

図 9　断線したときの画面

 ココがポイント

- 映像がいつもと違うとき，画面モニタそのものの不具合なのか，それともスコープ系なのかを判断する 1 つの手がかりとして，画面モニタの表示文字を確認することが有効です．
- 文字は問題なく，内視鏡映像のみが不具合を起こしている場合はスコープ系に問題があると予想されます．対して，表示も映像も不具合を起こしている場合は，画面モニタの入力信号や，画面モニタそのものに問題があると予想できます．

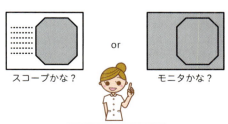

2章 内視鏡周辺機器

❷ システムプロセッサ

システムプロセッサは，内視鏡の信号を処理して画面モニタに映し出すための機器です．現在の電子内視鏡システムの中枢であり，各メーカーが様々な機能を搭載したプロセッサを提供しています．それゆえに，便利になった反面，使いこなすのが難しくなってきているのも事実です．このセクションでは，具体的に機器のボタンがどのような動作に関わるのかを原理もふまえながら解説していきます．

オリンパス（図1）

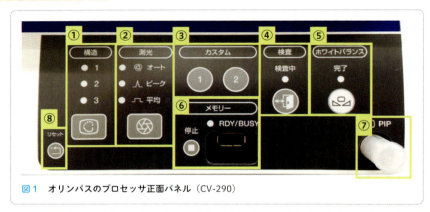

図1 オリンパスのプロセッサ正面パネル（CV-290）

①**画像強調切り替えボタン**： モード1～3にあらかじめ設定しておいた構造強調，輪郭強調（CV290のみ）の設定を切り替えます．通常光観察時，特殊光観察時のそれぞれに設定することができます．

- Aモード（構造強調）：内視鏡画像の模様や輪郭を強調します．特に拡大観察時に血管や腺窩が太く強調されて見えます．A0～A8の9段階で調整が可能です（図2）．
- Bモード（構造強調）：Aモードよりも微細な部分の強調に優れています．B0～B8の9段階で調整が可能です（図2）．
- Eモード（輪郭強調）：輪郭を強調し，鮮鋭度を増強します．E0～E8の9段階で調整が可能です．

ココが ポイント
- 一般的にAモードは下部消化管に，Bモードは上部消化管に適していると言われています．
- 著者の施設はスイッチの割り当てを「1：A2，2：A8，3：B8」とし，それぞれ通常光観察，下部消化管NBI観察，上部消化管NBI観察のときに変更し使い分けています．

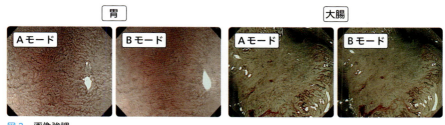

図2 画像強調
胃・大腸腫瘍に対するNBI拡大のAモードとBモードの比較.

 ココが ポイント

強調なし,A8,B8,E8を見比べると,Aモードは全体的にくっきりと強調をかけてくれる印象があります.しかし細部に関しては,強調により濃くなった線が重なっているようにも見えます.Bモードは細部までシャープに強調してくれるので線の重なりは気になりません.全体で見るとAモードに比べスッキリした印象を受けます.Eモードは主要な線をザラツキなく強調しています(図3).

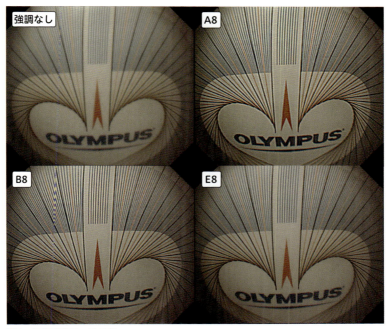

図3 画像強調モードの違い

②**測光切り替えボタン**： 3種類の測光モード「ピーク」「平均」「オート」を切り替えます．
- ピーク：一番明るい部分を基準に光量を調整するモード．近接観察でもハレーションしにくいのが特徴です．場合によっては遠景が暗くなってしまいます（図4）．
- 平均：画面全体を平均的に明るくするモード．広い範囲を観察するのに向いています．近接部ではハレーションが起きやすくなります（図4）．
- オート：画面中央を基準に光量を調整するモード．明るさが変わりやすい時（鉗子の出し入れが多い治療時など）に有効です．

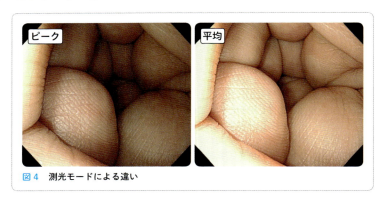

図4　測光モードによる違い

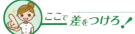

内視鏡を操作している医師は，なかなか光量まで調整できないときがあります．例えば，近接観察が多い大腸の白色光検査の場合，ピークモードで検査をすることが多くありますが，そこでその設定のままポリープ切除のための鉗子が出入りすると，画面が暗くなり処置がしづらくなります．そんなときに，さっとモードを平均に変更してあげましょう．

③**カスタムボタン**： プロセッサに備わっている様々な機能を自由に割り当てることができます．著者の施設ではNBIカラーモードと電子拡大を割り当てています．

カスタムボタンに割り当てておくと便利な機能を紹介します．
- NBIカラーモード：NBI観察時に色味を変化させる機能です．青みがかったCm:1，緑がかったCm:3，中間のCm:2があります．施行医それぞれで好みが分かれると思いますが，一般的にはCm:1が上部消化管，Cm:3が下部消化管に適しているとされています（図5）．

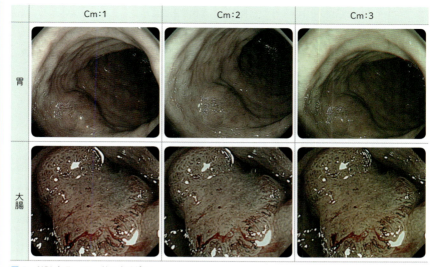

図5 NBIカラーモードによる違い
胃・大腸腫瘍に対するNBI観察時のカラーモードの比較.

④**検査ボタン**： 検査終了時に押すことで，患者データを消去します．

⑤**ホワイトバランス**： 内視鏡画像の色を正しく表示するために調整します．検査開始前，光源装置を交換したとき，色味に違和感がある場合など，ホワイトバランスの調整が必要です（☞手順）．

手順

1 プロセッサおよび光源装置の電源を入れスコープと接続し，照明ランプが点灯した状態にします（図6）．

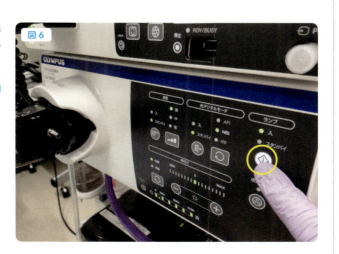

図6

2. スコープ先端をホワイトキャップに挿入し，内視鏡画像にハレーションがないように保持します．ホワイトキャップは汚れていない清潔なものを使用しましょう（図7）．

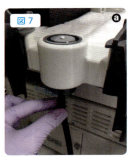
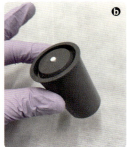
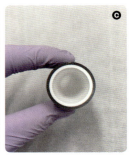
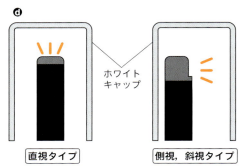

図7
- ⓐ スコープ先端にホワイトキャップを挿入した状態
- ⓑ ホワイトキャップ全体
- ⓒ 中に汚れがなく清潔なもの
- ⓓ スコープのタイプによってキャップのかぶせ方が違うので注意！

3. ホワイトバランスボタンを「ピッ」と音が鳴るまで長押しします（図8ⓐ）．長押しの最中は画面モニタに「ホワイトバランス設定中」と表示されます（図8ⓑ）．

4. 画面モニタに「ホワイトバランス取得完了」のメッセージが表示されたら完了（図8ⓒ）．

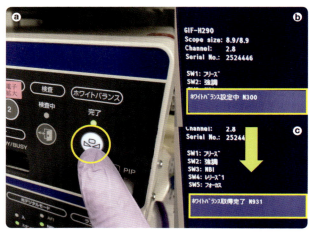

図8

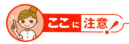
ここに注意！

- ホワイトバランスの調整は通常光観察モードで行います．NBI などの特殊光観察モードではホワイトバランスを取得することはできません．
- 情報機能を持つスコープでは，メモリチップにホワイトバランスの調整値が記憶されるので，毎回取得する必要はありません．検査ごとに取得しない施設も多いと思います．しかし，代替品や光源装置を交換した場合などは，ホワイトバランスの取得が必要な場面で忘れてしまいがちになります．患者さんに挿入してからでは遅いのです．取得し忘れには気をつけましょう．

ここで差をつけろ！

ホワイトバランスは一度取得したら，もうズレることはないのでしょうか？ 実は100％ズレないとはいい切れません．キセノンランプは長く使っていくうちに，ランプ自体の熱によって焼き焦げのようなすすが付く場合があります．これによって色味がズレてしまうことがあります．

また，ライトガイドの劣化によってもズレることがあります．最近のライトガイドは性能が良いのであまりないのですが，X 線によってライトガイドが劣化し，ホワイトバランスがズレてしまう場合があります．X 線の影響でガラス成分が変わるためです．最近のスコープも劣化する可能性がゼロではないので定期的な調整は必要でしょう．

⑥ **ポータブルメモリポート**： 画像記録用のポータブルメモリを挿入します．挿入するとシステムプロセッサから飛び出した状態になるので，衝撃に気をつけましょう．

⑦ **PIP 端子**： 外部画像を入力し 2 画面表示をするための端子です．

⑧ **リセットボタン**： 長押しすることで，操作中に変更した設定を元に戻すボタンです．

ココがポイント

変更した設定がわからないときなどには，リセットボタン一発で初期値に戻すことができます（表1）．例えば，術者の入れ替わり時や，何かのはずみでどこかボタンを押してしまったときなど，ワンタッチで修正できるので便利です．

表1 リセットボタンで変更される主な機能（CV-290）

機能	適応後
観察モード	通常光観察
測光	オート
フリーズ	解除
画像強調	モード1
電子拡大	モード1（1.0倍）
透過照明	解除

富士フイルム（図9）

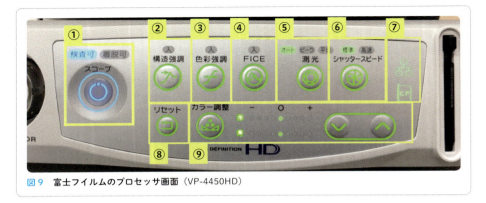

図9　富士フイルムのプロセッサ画面（VP-4450HD）

①スコープボタン：　内視鏡の電源をオン・オフするボタンです．オリンパスと異なり，プロセッサの電源だけでなくスコープボタンで「検査可」の状態にしないと検査ができません．スコープを取り外す際も「着脱可」にする必要があります（図10）．

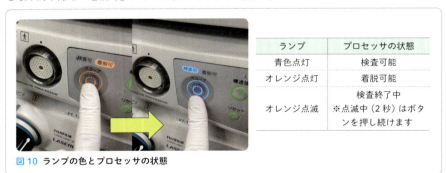

図10　ランプの色とプロセッサの状態

ランプ	プロセッサの状態
青色点灯	検査可能
オレンジ点灯	着脱可能
オレンジ点滅	検査終了中 ※点滅中（2秒）はボタンを押し続けます

②構造強調ボタン：　構造強調のオン・オフを切り替えます．電源投入後，検査開始時の初期状態ではオフになっています．オンにすると画面モニタに「SE」と表示され，文字色の白（弱）・緑（中）・黄色（強）によって強弱を示します．ボタンを長押しすることで詳細設定が可能です（図11）．

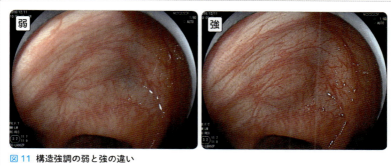

図 11 構造強調の弱と強の違い
強では血管模様がより強調されているのがわかります．

③ **色彩強調ボタン**： 色彩強調のオン・オフを切り替えます．オンにすると画面モニタに「RE CE」が表示され，文字色の白（弱）・緑（中）・黄色（強）によって強弱を示します．ボタンを長押しすることで詳細設定が可能です（図 12）．

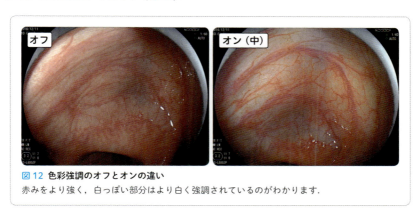

図 12 色彩強調のオフとオンの違い
赤みをより強く，白っぽい部分はより白く強調されているのがわかります．

④ **FICE ボタン**： FICE のオン・オフを切り替えます．オンにすると画面モニタに「FICE」が表示されます．ボタンを長押しすることで詳細設定が可能です（図 13）．

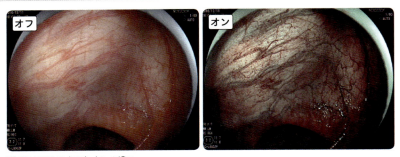

図13 FICE のオフとオンの違い
血管観察に有効な，任意の波長画像を合成して得られるため，血管構造が強調されています．

 ココが ポイント

色彩強調と FICE は同時にオンにはできません．色彩強調をオンにすると FICE が自動でオフになり，FICE をオンにすると色彩強調が自動でオフになります．

⑤**測光モードボタン**： 測光モード「オート」「ピーク」「平均」を切り替えます．画面モニタにはそれぞれ「AUTO」「PEAK」「AVE」と表示され，横には − 4 〜 5 までの 10 段階で明るさレベルが表示されます．明るさレベルは光源装置の明るさ調整ボタンで調整します．標準の明るさレベルは 0 です（図 14）．

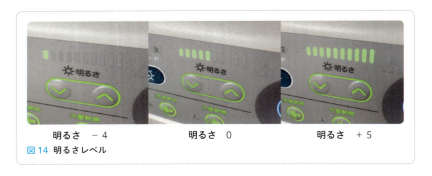

明るさ − 4　　　　明るさ　0　　　　明るさ ＋ 5
図 14 明るさレベル

⑥**シャッタースピードボタン**： ボタンを押すごとに「高速」と「標準」が切り替わります．画面モニタには「高速」：1/200，「標準」：1/60 と表示され，それぞれ緑，白の文字で表示されます．普段は標準に設定しますが，操作性が悪いような，より速くシャッターを切らなければいけないときなどには高速に設定します（表 2）．

表2　シャッタースピードの違い

	標準	高速
メリット	画質の変動はほとんどない	標準モードに比べ，画面がブレにくい
デメリット	高速モードに比べ，画面がブレやすい	画質がやや暗くなる

⑦**アクセスランプ**：　ネットワークアクセス，CFメモリカードアクセスの状態を表示します（表3）．

表3　アクセスランプ

アクセスランプ		通信の状態
ネットワーク	CFメモリカード	
緑点灯		接続状態
オレンジ点滅		通信中
オレンジ点灯		エラー
―	青点滅	カード未装着

⑧**リセットボタン**：　リセット機能もしくはタイマー機能を割り当てることができます．
- リセット機能
  - 撮影枚数を0枚にリセット
  - 長押しすることでカラー調整値を工場出荷時の状態にリセットします．
- タイマー機能
  - タイマーのスタート/ストップを操作します．

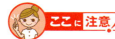

❗ オリンパスのリセットボタンは操作中に変更した値を元に戻す機能でしたが，富士フイルムのリセットボタンは1回押しでカウンタリセット，長押しでカラー調整値を工場出荷時の状態に戻す機能です．同じ名前ですが機能が違うので間違えないようにしましょう．

⑨**カラー調整ボタン**：　赤と青の色調整を行うことができます．調整ボタンを押し，調整したい色のLEDを点滅させ，「∧」「∨」ボタンで調整します．調整が完了したら，赤，青のLEDが点灯状態になるまで調整ボタンを数回押します．

400システムスコープ，500システムスコープごとに設定値を記憶します．同系統のスコープを接続すると自動で呼び出します．

PENTAX Medical（図 15）

　PENTAX Medical のビデオプロセッサには光源装置の機能も備わっていますが，このセクションでは一般的なプロセッサの機能に絞って解説します．光源装置としての機能は光源装置のセクションで解説します．

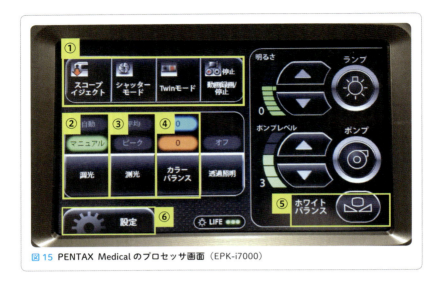

図 15 PENTAX Medical のプロセッサ画面（EPK-i7000）

①**カスタマイズボタン**： 使用頻度の高い機能を 4 つ割り当てることができます．割り当てておくと便利な機能をいくつか紹介します．
- i-scan プロファイル：様々な画像処理機能の組み合わせによって使用者オリジナルの強調設定を登録できる機能です．i-scan1 〜 3 の 3 パターンを記憶させることが可能です（図 16）．
- 動画録画 / 停止：本体と接続した USB 外部メモリに直接記録することができます．
- Twin モード（図 17）：画面モニタに通常光観察画像と画像強調画像をリアルタイムに並べて表示することで，比較しながら観察することができる機能です．

②**調光ボタン**： マニュアルモードでは，設定した明るさレベルがそのまま適応されます．自動モードでは，明るさレベルが自動で調整されます．

③**測光ボタン**： 調光ボタンで自動モードを選択した場合，測光を「平均」または「ピーク」から選択します．

④**カラーバランスボタン**： 赤と青のカラーバランスを変えることにより画像の色味を調整します．

⑤**ホワイトバランスボタン**： 画面モニタに "Check white balance." と表示され続けるときや，内視鏡映像の色に違和感がある場合は，ホワイトバランスを調整する必要があります．ホワイトバランス調整筒にスコープを挿入し，ホワイトバランスボタンを 2 秒以上長押しします．

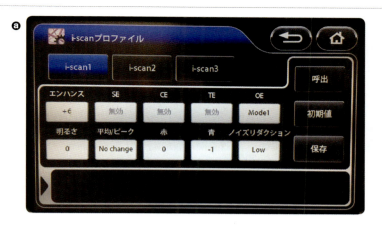

パラメータ	効果
エンハンス	輪郭強調のレベルを6段階またはオフから選択
SE（表面強調）	局所的な明暗を強調することで，粘膜の表面構造や血管構造を見やすくする
CE（コントラスト強調）	低輝度部を青く色付けることで，表面付近の凹凸を強調
TE（トーン強調）	色，明るさを変えることで，色コントラストを向上させる
OE（光学強調）	狭帯域光と画像処理により血管，粘膜表面模様を強調する
ノイズリダクション	画面ノイズの除去

※ OE 適応時は SE，CE，TE は組み合わせて使用できません

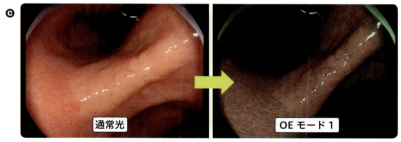

図 16 i-scan プロファイル
ⓐ i-scan の割り当て画面とパラメータ．ⓑ パラメータの意味．
ⓒ 通常光と OE モード 1 との比較．

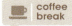
ホワイトバランスが正常に完了すると "White balance OK!" と表示され，失敗すると "White balance failed! Please retry." と表示されます．欧米仕様ですね．

⑥**設定ボタン**： 各種設定メニューを表示します．

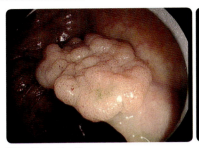
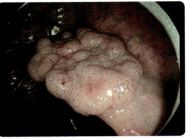

図 17 Twin モード
通常光像（左）と画像強調像（右）を画面モニタで同時に見比べることができます．

ココがポイント

著者の施設では，PENTAX Medical の OE（☞ 50 頁）で鮮明な画像を得るために以下のような工夫をしています．
　①ノイズリダクションをあえてオフにする
　②エンハンスを＋5まで加える
　③コントラストを Mode 2 にする
ノイズリダクションは画面のノイズを除去してくれる便利な機能ですが，ノイズだけでなく必要な情報も削ぎ落とされてしまい，構造の強調が微妙に弱くなってしまう場合があります．ですので，強調させたい場合にはあえてオフにして観察を行うのがポイントです．
さらに，エンハンス（最大＋6）を＋5まで加えることで，より血管や構造のパターンが強調されて鮮明な画像を得ることができます．また，コントラストを深みの強い Mode 2 にすることで画面が締まって見えるのです（図 18）．

図 18 著者の施設オリジナルの設定で観察
左：早期食道癌の OE1 拡大観察．
右：早期胃癌の OE1 拡大観察．

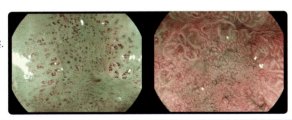

保管とメンテナンス（3 社共通）

- 検査の合間でスコープを着脱するときは電源を切って行ってください．着脱ボタンやイジェクトボタンがあるプロセッサを使用している場合は，着脱可能にしてから抜くようにします．
- 使用後は，酵素系洗浄液で湿らせたガーゼ，水ガーゼなどで体液や血液を拭き取り乾燥させた後，アルコールガーゼでプロセッサ全体を拭き上げましょう．
- 接続部に保護キャップがある場合は，キャップを装着します．
- 通気口にホコリが溜まってきたら，その都度清掃します．

2章 内視鏡周辺機器

❸ 光源装置

光源装置は，呼んで字のごとく光を発生させる機能と，送気を送る機能を持ち合わせています．光を発生させると一言で済ませてしまうとそれまでなのですが，近年急速に発達した「特殊光観察」を司るのもこの光源装置です．このセクションでは各社の特殊光の原理を中心に解説していきます．

オリンパス（図1）

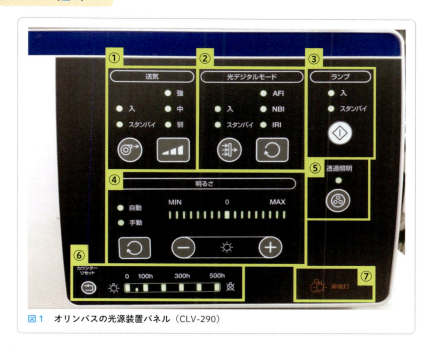

図1　オリンパスの光源装置パネル（CLV-290）

①**送気**：　送気のオン・オフ，強弱を設定します．
②**光デジタルモード**：　特殊光観察モードのオン・オフ，観察モードの切り替えを行います．
③**ランプ**：　キセノンランプの点灯，消灯を行います．

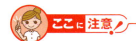

- ❗点灯はワンタッチでできますが，消灯の場合は長押しになります．

④**明るさ**：　調光モードを自動か手動か選択し，明るさ調整ボタンで照明光の明るさを調整します．
⑤**透過照明**：　透過照明機能が作動して，7秒間最大光量にします．

ココがポイント
PEG造設の位置決めや，大腸への挿入時の先端位置の確認などに使用します．消化管の内側から光が透過し，場所を把握することができます．

⑥ **キセノンランプ寿命**： キセノンランプを交換してからの累積使用時間のメーターです．新品に交換したらリセットボタンを長押しして，カウンタをリセットしましょう．

ココがポイント
キセノンランプの交換は500時間が目安とされていますが，いきなりパチンとランプが切れるわけではありません．次第に光量が低下し暗くなってきます．500時間に達したからといって慌てて交換する必要はありませんが，悠長にほったらかしにしておくと検査の質に影響が出てきます．高価な消耗品ですので有効に使いましょう．

⑦ **非常灯表示**： 非常灯（ハロゲンランプ）が使用されているときに点灯します．非常灯が断線，未接続のときは点滅します．

特殊光観察の種類

① NBI：Narrow Band Imaging

NBIは，通常の白色光と違い，青と緑の光を照射することで観察しています．では，なぜわざわざ薄暗い青緑の光で観察するのでしょうか．それは粘膜表面の血管や微細模様を強調して見るためです．血液中のヘモグロビンに吸収されやすく，粘膜の表層で強く反射される青色390～445 nm，緑色530～550 nmの光に絞って照射するので血管が浮かび上がって見えます（図2❶❷）．腫瘍は毛細血管から栄養を吸収して育っていくので血管構造の乱れや増殖が伴います．それを効果的に発見しようというのがこのNBIの目的であり，すごいところでもあります（図2）．

ココがポイント
- NBIとはNarrow Band Imaging（ナローバンドイメージング）の略で，狭い帯域で観察しているという意味です．赤色を使わないで，緑と青で観察しているということです．
- NBIで使用している波長は青色が390～445 nm，緑色が530～550 nmです．
- 内視鏡検査でNBI＋拡大観察を行うと，狭帯域強調加算200点が加算されます．

② AFI：Auto Fluorescence Imaging

AFIは，励起光（エネルギーを発生させるための光）を蛍光物質（コラーゲンなど）に当てることで，蛍光物質からの自家蛍光を観察します（図3）．この自家蛍光は腫瘍組織では弱くなってしまう特徴があり，血液中のヘモグロビンに吸収されやすい光と組み合わせて照射することで，正常組織は緑色に，腫瘍組織は紅紫色に観察することができます．

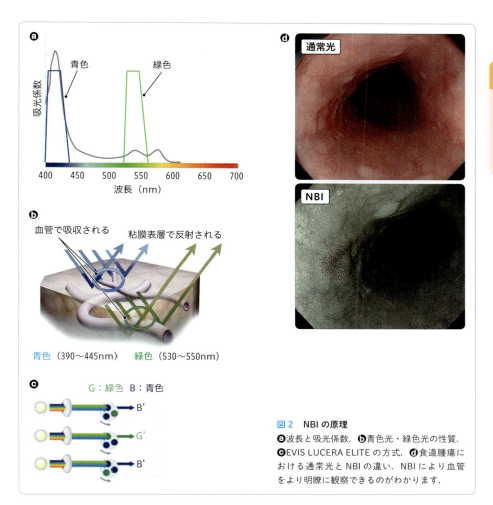

図2 NBIの原理
ⓐ波長と吸光係数．ⓑ青色光・緑色光の性質．ⓒEVIS LUCERA ELITEの方式．ⓓ食道腫瘍における通常光とNBIの違い．NBIにより血管をより明瞭に観察できるのがわかります．

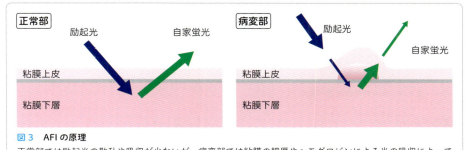

図3 AFIの原理
正常部では励起光の散乱や吸収が少ないが，病変部では粘膜の肥厚やヘモグロビンによる光の吸収によって，自家蛍光が減弱します．

ココがポイント

- AFI は励起光を当てることで得られる自家蛍光観察モード.
- 正常組織は緑色に,腫瘍組織は紅紫色に観察されます.
- AFI は専用のホワイトバランス(AFI カラーバランスキャップ)が必要で,バランスキャップを開封したら 10 分以内に調整しなければいけません.手際がよければ 3〜4 台のプロセッサに調整できます(図 4).
- AFI 観察ができるスコープは,対物レンズを 2 つ備えた太い設計になっています(図 5).

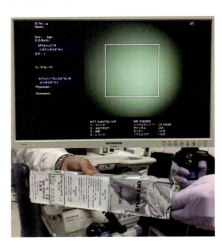

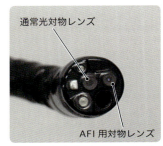

図 5　AFI 観察ができるスコープの構造

◀図 4　カラーバランスキャップを用いたホワイトバランス調整とその内視鏡像

富士フイルム(図 6)

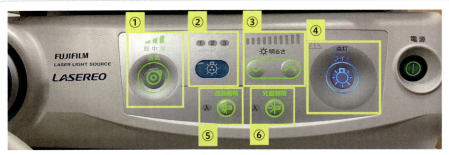

図 6　富士フイルムの光源装置パネル(LL-4450)

①**送気ボタン**:　ボタンを押すごとに強,中,弱,オフと変更します.
②**照明モードボタン(特殊光観察モード)**:　照明モードを切り替えるボタンです.
③**明るさ調整ボタン**:　ランプマークが点灯している場合は,明るさ調整インジケーターは照明光量を表示し,消灯している場合は基準となる明るさレベルを表示します.

④**ライトボタン**： 照明のオン・オフを行います．
⑤**透過照明ボタン**： 最大光量で照明を点滅させるボタンです．
⑥**光量制限ボタン**： ライトの照明光量を制限するボタンです．制限されていると「入」が点滅します．

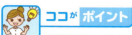

光量制限は，出血時に照明光の熱によって血液が凝固することを防ぐ目的があります．

特殊光観察の種類

① FICE：Flexible spectral Imaging Color Enhancement

FICE は，通常画像の RGB 信号を画像処理技術で分光画像にし，任意の波長成分を選択・再構築するデジタル画像強調です．簡単に言い換えると，画像を虹色にバラバラにして，そこから好みの 3 色を選んで混ぜ合わせるものです（図 7）．

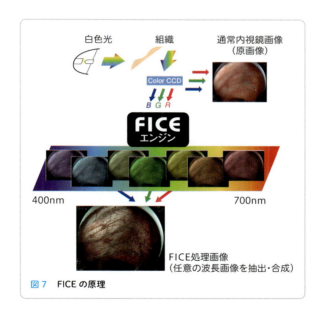

図 7　FICE の原理

② BLI：Blue LASER Imaging

BLI は，レーザー白色光に加え，BLI 用レーザーを照射し，それらを信号処理することで画像を得ます．BLI 用レーザー（410 ± 10 nm）は短波長狭帯域光で，粘膜表面や血管の情報を得るのに適しています．考え方は NBI と似ていますね（図 8）．

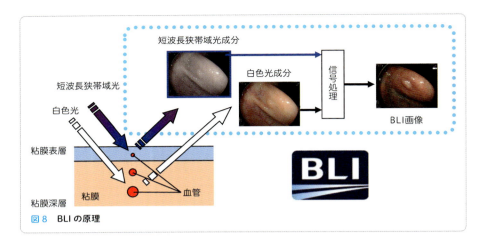

図8 BLIの原理

また，BLIの派生としてBLI-brightがあります．BLI-brightはBLIの白色光の光強度を大きくすることで明るさを担保し，BLIよりも中景観察に優れた観察モードです（図9）．

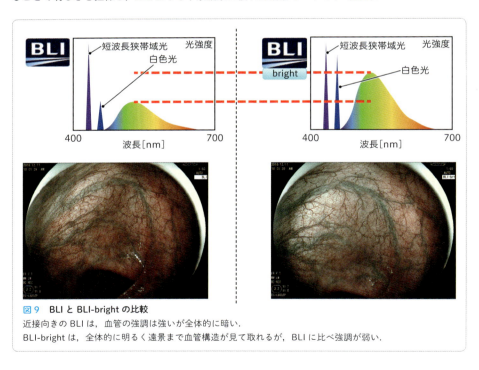

図9 BLIとBLI-brightの比較
近接向きのBLIは，血管の強調は強いが全体的に暗い．
BLI-brightは，全体的に明るく遠景まで血管構造が見て取れるが，BLIに比べ強調が弱い．

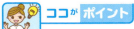
> **ココがポイント**
> - BLI は白色光レーザーと BLI 用狭帯域レーザーを組み合わせることで画像を得ています.
> - 白色光レーザーは 450 ± 10 nm,短波長狭帯域光レーザーは 410 ± 10 nm の波長を使っています.
> - BLI は近接拡大に優れたモードです.
> - BLI-bright は中景観察に優れたモードです.

③ LCI：Linked Color Imaging

　LCI は特殊光色彩強調機能のことです.いきなり漢字だらけで嫌になりそうですが,BLI 用レーザーで粘膜表層の情報をよりよく捉え,粘膜付近の微妙な色の違いを強調し炎症診断をサポートする機能です.使用している特殊光は BLI-bright と同じもので,得られた画像に対し色変換を加え,赤いものはより赤く,白っぽいものはより白く強調します(図10).

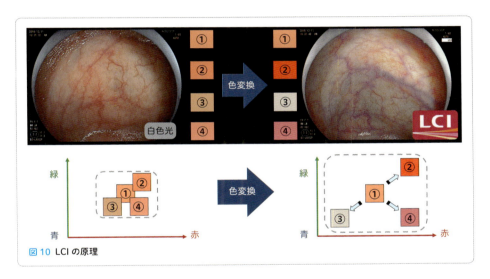

図 10　LCI の原理

> **ココがポイント**
> - LCI は BLI-bright の画像に色変換を加えたもの.
> - 色変換は赤いものはより赤く,白っぽいものはより白く,色の範囲を引き伸ばしたイメージです.
> - 炎症など赤い粘膜の観察に優れています.
> - 遠景で広範囲の色味を観察するのに適しています.

富士フイルムの特殊光観察の各モードの特徴を表1にまとめました．

表1 各モードの比較

観察モード	原理イメージ	取得画像	観察領域		
			近接拡大	中景	遠景
白色光	白色光		高精細な白色光観察		
FICE	白色光 / Wiener推定 Software		色調コントラスト観察		
BLI	短波長狭帯域光＋白色		表層微細血管観察		
BLI bright	短波長狭帯域光＋白色		表層微細血管観察		
LCI	短波長狭帯域光＋白色 / Software		粘膜のわずかな色の差を強調		

PENTAX Medical（図11）

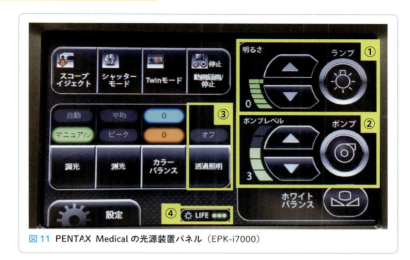

図11 PENTAX Medical の光源装置パネル（EPK-i7000）

① **ランプ / 明るさ設定ボタン**：　照明のオン・オフを行います．緑に点灯時はオンの状態，点滅しているときは補助灯が点灯していることを意味します．
② **ポンプ / ポンプレベル設定ボタン**：　ポンプとは，送気・送水ポンプのことを指します．送気・送水のオン・オフを行います．
③ **透過照明オン・オフボタン**
④ **ランプ寿命表示**：　ランプの使用時間をインジケーターで表示します（表2）．

表2　インジケーター

インジケーター	使用時間
●●●	400 時間未満
●●	400 時間以上 450 時間未満
● (黄)	450 時間以上 500 時間未満
● (橙)	500 時間以上

ココが ポイント

万が一ランプ寿命もしくは不測の事態でランプが切れてしまったら……．補助灯が点灯しますが，あくまでも安全に体内からスコープを抜去するためのものです．検査を続行するためのものではありません．アングルフリーにして注意しながら体内から引き抜きましょう．

特殊光観察の種類

① SE/CE/TE

- SE（表面強調）：明暗のコントラストを強調することで表面構造，血管構造を見やすくする機能です．
- CE（コントラスト強調）：暗めの場所の青色を上げることで，凹凸を強調する機能です．
- TE（トーン強調）：通常画像の RGB 成分を分解して，トーンを変更後，再構築する機能です．これにより血管構造，色調変化，粘膜構造を強調します（図 12）．

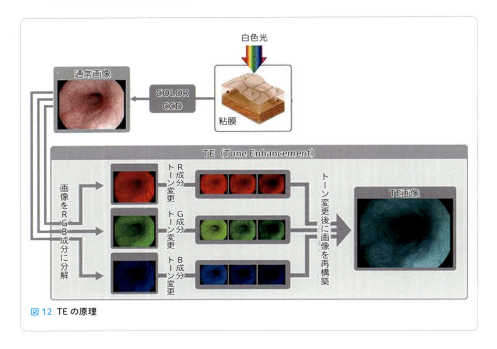

図 12 TE の原理

② OE：Optical Enhancement

OE は，光源装置から供給される光に OE フィルターを通すことで帯域を制限します．さらに画像をデジタル処理することでコントラストを上げ，構造強調を強めます．NBI と同じ考え方でいいでしょう（図 13）．

OE は Mode1 と Mode2 の 2 種類で，Mode1 は 415 nm 付近と 540 nm 付近の波長を使用しています．光量を確保するために，2 つの波長の間でも光を射出しています．Mode2 は Mode1 の波長に加えて，赤色の光を透過することで Mode1 の強調効果を保ちつつ，全体の明るさまで補ってくれるモードです（図 14）．

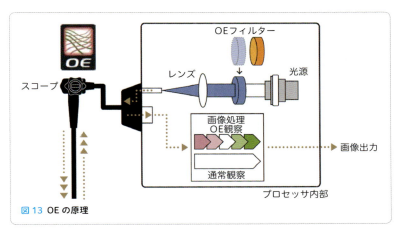

図 13 OE の原理

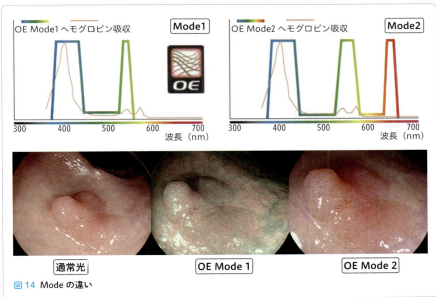

図 14 Mode の違い

ココがポイント

- TE は画像の分解とトーンの変更後，再構築で画像を得ています．
- OE には，Mode1 と Mode2 の 2 種類のモードがあります．Mode1 は血管構造や粘膜構造を観察するのに優れており，Mode2 は赤色光も追加することでより自然の色合いに近い画像を得ることができます．
- OE は波長間でも光を射出しているため明るさが確保されます．
- Mode1 は NBI に似ています．

2章 内視鏡周辺機器

❹ 内視鏡用送水ポンプ

内視鏡と組み合わせ足元のペダルを踏むことで，内視鏡先端から体内へ送水することが可能になります．消化管内の洗浄や，超音波内視鏡の脱気水充満法などで使用され，近年では送水機能付きデバイスが増えてきたため局注を行う場面も増えてきました．

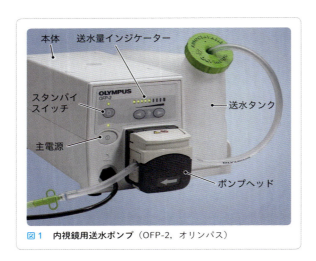

図1 内視鏡用送水ポンプ（OFP-2，オリンパス）

使用方法

1 送水タンクに送水液を必要な量満たします．

 ココが ポイント

タンクを満水ラインまで満たした状態から15°以上傾けるとこぼれます．満水にすると結構重いので，持ち運びには気をつけましょう（図2）．

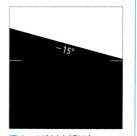

図2 15°以上傾けない

2️⃣ 副送水チャンネルに接続する場合は 75 cm の専用チューブ（MAJ-1608）を，鉗子チャンネルに接続する場合は 250 cm の専用チューブ（MAJ-1607）を送水タンクに押し込みます．

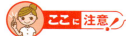 **ここに注意**

❗副送水チャンネル専用チューブは 1 日使用で破棄，鉗子チャンネル専用チューブは 1 回使用で破棄です．チューブにもしっかりと書いてあります．気をつけましょう（図 3）．

図 3

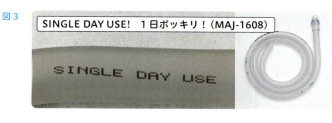

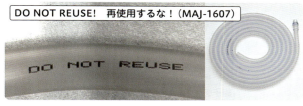

3️⃣ ポンプヘッドのローラーポンプにチューブを噛ませます．このとき，黒線を目印に取り付けましょう．位置が決まったらポンプヘッドレバーを倒して閉めます（図 4）．

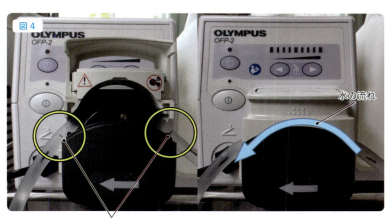

図 4　黒線（インジケーターライン）　水の流れ

❹ 内視鏡用送水ポンプ

4️⃣ 鉗子チャンネル専用チューブには鉗子チャンネルアダプター（MAJ-1606）をスコープ鉗子チャンネルに，副送水チャンネル専用チューブには副送水チューブ（MAJ-855）をスコープの副送水口金に，それぞれ接続します（図5）.

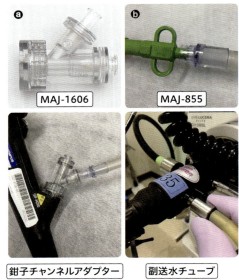

図5　チューブとスコープの接続

5️⃣ スタンバイスイッチをオンにして，フットスイッチを踏んで送水されれば準備OKです（図6）.

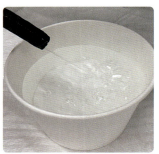

図6　送水を確認

使用後

手順

1. 本体の電源をオフにし，周辺機器を取り外します．
2. 送水チューブ，チャンネルアダプターを破棄（副送水チャンネル専用チューブは1日の終わりに破棄）します．
3. タンク，タンクキャップ，副送水チューブ（MAJ-855）は，中性洗剤または酵素洗剤で洗浄し乾燥させた後，滅菌し（オートクレーブ135℃，5～20分間），保管します．

定期点検

以下については年に一度はやっておきましょう．
- 電源コードの状態の確認
- ポンプヘッドを取り外して洗浄
- 送水量の点検

手順

1. 送水チューブを取り付け，プライミングをします．
2. チューブ先端をメモリの付いた容器に入れ，送水設定を最大にした状態で20秒間送水します．
3. 容器にたまった総水量が200 mlより少なかったら，ポンプヘッドの消耗なので新品と交換します．

ココがポイント

送水は連続で20秒間しか注水できないようになっています．

ここに注意

- 鉗子チャンネルアダプターを用いて，チャンネル径がφ2.0 mm，φ2.2 mmのスコープと組み合わせて使う場合は，必ず鉗子をスコープから抜去してから注水しましょう．チャンネル内の圧力が上がって，アダプターから噴き出す場合があります．
- 送水ポンプ本体は，患者さんの高さよりも低くなるように設置しましょう．万が一ポンプヘッドが緩んでいたり，送水チューブの不良で破れがあったりする場合，フットスイッチを踏まなくても注水液が流れてしまうフリーフローが起こることがあります．

✓ こんなとき Check!

送水がうまく出ないときは次をチェックしてみましょう．

- ☐ **チューブを押し込みすぎている，または浅い．**
  - ➡ チューブの黒線（インジケーターライン）とボトルキャップの位置を合わせましょう．インジケーターラインよりも奥にチューブを押し込むと，先端が湾曲して，液面から跳ね上がる場合があります（図7）．

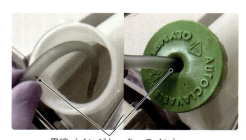

黒線（インジケーターライン）

図7　チューブの押し込み（適切な位置）

- ☐ **ポンプヘッド溝にチューブがハマっていない**
  - ➡ ポンプヘッドレバーを倒す際に，チューブがうまく溝に噛み合っていないと，チューブの潰れや折れにつながります．
- ☐ **ポンプヘッドにチューブが引き伸ばされている**
  - ➡ チューブを引っ張りながらポンプヘッドレバーを倒すと，ローラーポンプのしごく量が減少し，送水量の低下を招きます．
- ☐ **ポンプヘッドの寿命**
  - ➡ 使用頻度によってポンプの噛み合わせが緩くなっています．
- ☐ **送水チューブの劣化**
  - ➡ 送水チューブを何度も使用すると，チューブの弾力が低下し送水量の減少を招きます．また，場合によってはチューブの破損によって液漏れを起こす恐れがあります．送水チューブはあくまで単回または一日使用で．

2章 内視鏡周辺機器

❺ 炭酸ガス送気装置

二酸化炭素は，空気と比べて生体内での吸収と排泄が速いので，検査後の腹部膨満感などの苦痛軽減に有効です．穿孔が起こり気腹状態となっても，腹腔内で速やかに吸収され，合併症のリスクを軽減することができます．送気が長時間になりうる大腸・小腸内視鏡検査や，穿孔リスクの高い処置等に多く用いられます．

ココがポイント

- 体内に吸収された二酸化炭素は肺から排出されますが，空気と同じくゲップやおならでも排出されるので，血中の二酸化炭素分圧が異常に高くなることはありません．
- しかし，穿孔した場合，そこから体腔内に漏れていくので，ゲップやおならで排出されにくくなります．すると二酸化炭素分圧は次第に上昇してくるので，COPDなどの既往がある患者さんには注意が必要です．術式やリスクを考慮してモニタリングを行いましょう．

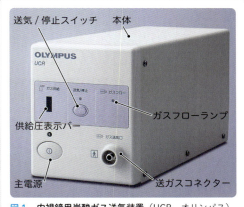

図1 内視鏡用炭酸ガス送気装置（UCR，オリンパス）

使用方法

炭酸ガス送気装置本体，二酸化炭素ボンベ，炭酸ガス専用送水タンク，内視鏡スコープを，図2のように接続して使用します．

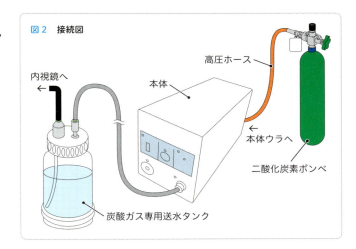

図2 接続図

❺ 炭酸ガス送気装置　57

手順

1 二酸化炭素ボンベと，炭酸ガス送気装置本体裏の炭酸ガス供給口を，耐圧ホースで接続します（図3）．

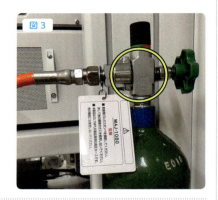

図3

2 炭酸ガス送気装置本体と，炭酸ガス専用送水タンクを，ガスチューブで接続します（図4）．

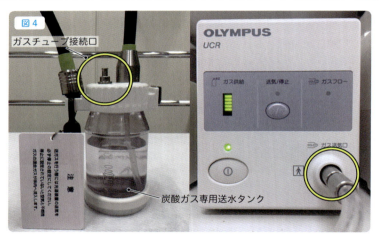

図4
ガスチューブ接続口
炭酸ガス専用送水タンク

 ココが ポイント

- ガスチューブの接続口金は金属でできているため，真っ直ぐに接続しないと容易にズレて隙間がある状態で接続されてしまいます．この時点で密閉系が崩れてしまうので，送気がされない，もしくは弱くなり，せっかくの二酸化炭素が漏れてしまいます．
- 炭酸ガス送気装置本体には送気量の調整機能がないため，ガスチューブで調整します．「強」「中」「弱」に対応したガスチューブがあるので選択して使用しましょう（図5）．

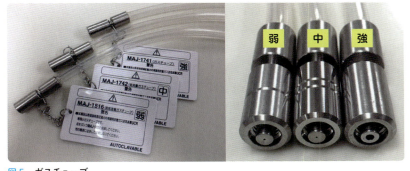

図5　ガスチューブ

3️⃣ 炭酸ガス専用送水タンクとスコープを接続し，光源装置の送気をオフにします．

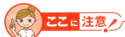

❗光源装置本体の送気をオフにしないと，空気と二酸化炭素の混合気体が送気されることになり，空気が混ざってしまうと当然体内に吸収されにくいため，消化管内の圧力が意図せず上昇してしまいます．光源装置の送気のオン・オフをアラームで知らせてくれる機能はないので，オフにしているか注意しましょう．

4️⃣ スコープに炭酸ガス送気専用の送気・送水ボタンを接続します（図6）．

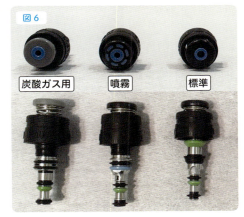

図6

- 専用の送気・送水ボタンでの送気は半押しになります．ボタン中央の穴を塞ぐだけでは送気されないので注意しましょう．
- 専用の送気・送水ボタンは通常のものと比べて構造が少し複雑になっています．値段が若干高く，ゴムパッキンの消耗が早い点に注意しましょう．

5 本体の電源を入れ，送気/停止スイッチをオンにしてみましょう．ガスフローランプが点灯しなければ接続成功です．ガスフローが点灯している場合は，炭酸ガス送気装置よりスコープ側でリークしています．

> **ここに注意**
>
> ❶ リークの原因は，基本的に接続に関する緩みがほとんどです．多くは接続を見直せば解決するでしょう．次点はボタンの寿命です．
> ❶ それ以外では稀にあるのですが，送水タンクのガスチューブ接続口ナットが緩んでいる…．もしくはひび割れが起きている場合があります．経験したことはないでしょうか？ ガスチューブと送水タンクを接続するのに何度くるくる回しても閉まらない（口金も一緒に回ってしまう）……．そんなときは送水タンク蓋の裏を見て，ナット（六角のネジを留める金属）周辺にひび割れや緩みがないか確認してみましょう（図7）．蓋はプラスチックなので割れやすいです．

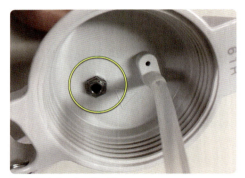

図7 送水タンクの蓋の裏

6 送気・送水テストをして準備完了です．

使用後

手順

1 二酸化炭素ボンベのバルブを閉めます．
2 ガスチューブを送ガスコネクターから取り外します．
3 炭酸ガス送気装置本体の送気/停止スイッチをオンにし，本体内の残留二酸化炭素を抜きます．
4 ガス抜きが終わったら電源をオフにします．
5 汚れを清拭します．

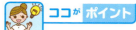

ココがポイント

- 『消化器内視鏡の感染制御に関するマルチソサエティ実践ガイド』では，送水タンクおよびタンク接続チューブは，洗浄と乾燥を毎日行い，少なくとも週1回滅菌を行うことを推奨しています．皆さんの施設では実行されているでしょうか？ 同様にガスチューブも滅菌まで行われているでしょうか？
- 炭酸ガス送気装置に関する洗浄，消毒，滅菌法に対する耐性を表1にまとめたので，確認してみましょう．

表1 炭酸ガス送気装置に関する洗浄，消毒，滅菌法に対する耐性

	超音波洗浄	消毒エタノール	洗浄液	グルタラール	EOG滅菌	オートクレーブ
本体		○				
ガスチューブ		○	○	○	○	○
送水タンク		○	○	○		○

❺ 炭酸ガス送気装置

3章

電子スコープ

本章の内容
1. 上部／下部／処置用スコープ
2. 十二指腸用スコープ
3. 超音波内視鏡
4. カプセル内視鏡
5. バルーン内視鏡
6. 保守管理

3章　電子スコープ

❶ 上部／下部／処置用スコープ

一言で内視鏡といっても多彩なラインナップがあり，すべてを把握するのは容易ではありません．検査や治療によって様々に使い分けられ，長さや太さはもちろんのこと，拡大機能が付いていたり，湾曲部が2カ所あったり，超音波検査ができる機能まであるものも存在します．このセクションでは消化器領域で使用される軟性内視鏡を中心に解説していきます．

ココがポイント

スコープの選択

- **使用目的によって選択する**

  そもそも検査の目的は何なのか…．スクリーニング？術前？治療？緊急内視鏡？スコープには種類や銘柄によって様々な機能が付いています．適材適所という言葉があるように，目的に応じて最適なスコープを用意しましょう．ボス曰く「"弘法筆を選ばず""何を使ってもできる"と言っているヤツは二流だ．イチローがバットを選ばず試合をするか？　自分だけのバットを作っているだろう．一流は腕があるのは当然で，かつ道具もよく知っている」．道具を理解していないと (-_- メ) です．

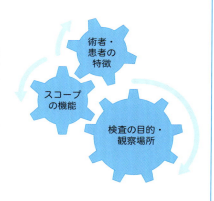

- **患者さんの体型や希望によって選択する**

  体型は，特に大腸内視鏡検査のスコープの選択の際に重要です．恰幅の良い患者さんの場合，細くてコシの弱いスコープでは腹腔内のスペースが広く，スコープがたわんでループを形成しやすくなります（ロングスコープでプッシュ挿入を前提に考えるならば話は別ですが…）．逆に，細身の女性でなおかつ高齢者なら，腸が狭い腹腔に収まっていると考えて，小回りの利く細くやわらかいスコープを選択したほうが患者さんも楽に検査を受けられる可能性があります．

  また，近年では，経鼻内視鏡検査を希望する患者さんが増えてきているため（健康系テレビ番組で紹介された直後は特に…），患者さんのニーズに応えられるような環境を整えることも大事です．

上部消化管用ビデオスコープ

上部消化管用ビデオスコープは，挿入部の長さが主にオリンパスでは 1030 mm，富士フイルムでは 1100 mm，PENTAX Medical では 1050 mm となっています．オリンパスと富士フイルムでは 7 cm も差があることを覚えておくとよいでしょう．

主に食道から胃，十二指腸までを観察します．先端部は直視型で正面を観察し，スコープ先端部の太さは，口から挿入する標準タイプで直径約 10 mm，細径タイプ（いわゆる経鼻内視鏡）でその半分の約 5 mm です（図 1）．

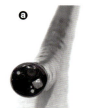 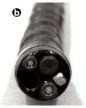 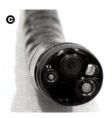

5.4 mm　　　8.9 mm　　　9.8 mm

図 1　太さの違い（オリンパス）
ⓐは細径スコープ，ⓑⓒは汎用スコープ．数字は先端部の直径．
ⓐ GIF-XP290N．ⓑ GIF-H290．ⓒ GIF-H260．

オプション機能

- 副送水機能付きスコープ（図 2）：副送水チャンネルが備わった，消化管内を洗浄できるスコープです．
- 光学拡大機能付きスコープ（図 3）：内視鏡先端部にアクチュエーターと呼ばれるピント調整機能が装備されていて，操作部のズームレバーを操作することで拡大観察ができるスコープです．範囲診断，質的診断に加え，深達度診断に有効です．

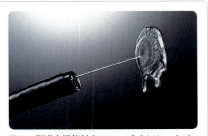

図 2　副送水機能付きスコープ（オリンパス）

ココがポイント

- 上部スコープの長さは，各社長い順に
  富士フイルム（1100 mm）＞ PENTAX Medical（1050 mm）＞ オリンパス（1030 mm）
  となっています．
- 経口に対して経鼻スコープの先端部径は約半分です．
- スコープの拡大倍率は，オリンパスで最大 85 倍，PENTAX Medical で最大 128 倍，富士フイルムで最大 135 倍となっています．富士フイルムの最大倍率で観察すれば，赤血球が毛細血管を流れている様子や，十二指腸の絨毛のなびく様子を鮮明に見てとることもできます．各社とも，接続する画面モニタのスペックによって最大倍率が変わるので気を付けてください．

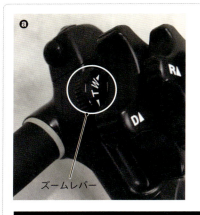
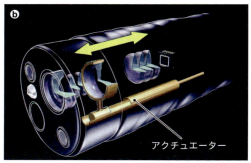
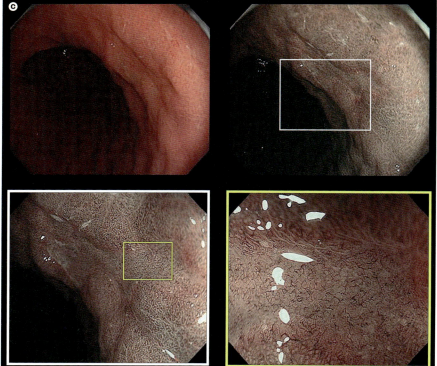

図3　光学拡大機能付きスコープ（オリンパス）
ⓐスコープ操作部のズームレバー．
ⓑズームレバーを操作することでピントを調整するアクチュエーターの構造．
ⓒ早期胃癌の拡大内視鏡画像．

ここに注意！

❗副送水機能付きスコープは，副送水機能を使用してもしなくても洗浄時にしっかりと管路内洗浄をしましょう．消化管内の圧力で体液が逆流してきます．チャンネルの詰まり除去とともに交差感染予防のために必須です（図4）．

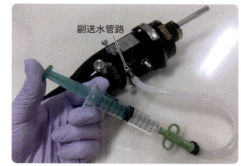

図4　管路内洗浄

ここで差をつけろ！

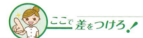

光学拡大機能付きスコープ使用時に，黒いフードを着用するのは皆さんも知っていると思います．粘膜に近接したときにピントを合わせやすいよう，わずかな距離を確保するためです．そこから一歩踏み込んでみましょう．近接拡大したとき，術者は微細構造の観察のほかに領域の大きさも計測しています．その基準を明確にするためにも，検査前に先端フードの突出長を調整する必要があります．著者の施設では，上部術前検査時に方眼目盛りを使って，フルズーム（最大拡大）時での画面の横幅を調整しています（図5）．

図5　先端フード
ⓐ先端フードを着用したスコープ．
ⓑ突出長確認チャート．
ⓒフルズームしたとき，画面モニタに映し出された方眼目盛りが，横4mmであることを確認（H260Z使用）．
ⓓ早期食道癌の拡大内視鏡像．血管で囲まれる無構造領域の大きさを計測．

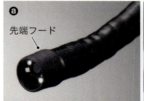
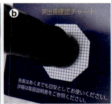
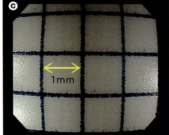
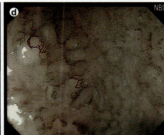

❶ 上部／下部／処置用スコープ

大腸用ビデオスコープ

大腸用ビデオスコープの挿入部の長さは，標準タイプではオリンパス・富士フイルムともに 1330 mm，PENTAX Medical は 1300 mm．長尺タイプ（ロングスコープ）ではオリンパスが 1655 mm，富士フイルムが 1690 mm，PENTAX Medical が 1500 mm です．

先端部は直視型で，径は約 12 〜 13 mm と上部用スコープに比

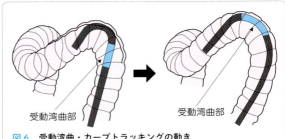

図6 受動湾曲・カーブトラッキングの動き
受動湾曲部が腸壁に当たるとスコープが緩やかにしなります．

べ太くなっています．最新の機種ではオリンパス・富士フイルムともに，高解像度拡大機能付きで 11.7 mm 径と細くなり，挿入性と観察・診断ともに優れたスコープも登場しています．

また，腸壁にスコープが当たるとスコープが緩やかにしなることで挿入をサポートする"受動湾曲"（オリンパス），"カーブトラッキング"（富士フイルム）といった機能をもつものも存在します（図6）．

オプション機能

- 硬度可変機能付きスコープ（オリンパス）：硬度調整リングを回転させることで挿入部内のコイルを伸縮させ，硬さを調整することができます．たわみやすい腸をスコープの硬さを利用して伸展させることで挿入を補助します（図7）．
- 挿入形状観測装置（オリンパス）：磁界を利用することで腸管内のスコープがどのような形状でたわんでいるのか3次元的にリアルタイムでモニタリングすることができます．ただし，この装置とマッチングできるスコープは限られているため，対応機種以外のスコープには専用の挿入形状観測プローブ（MAJ-1878）を鉗子チャンネルに挿入し観測装置とマッチングさせる必要があります（図8）．

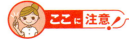

❗ 挿入形状観測装置では，複数のコイルが交流磁界を発生させることにより，その座標軸を観測しています．そのため，ペースメーカーを使用している患者さんに使用してはいけません．

 ココが ポイント

大腸の長さは成人で約 1550 mm（1.5 m）で，伸びてしまうと約2 m，たためば1 m以下まで短縮できます．挿入法はいくつかありますが，それぞれに合わせてスコープや先端フードなどのアクセサリーを選択します．

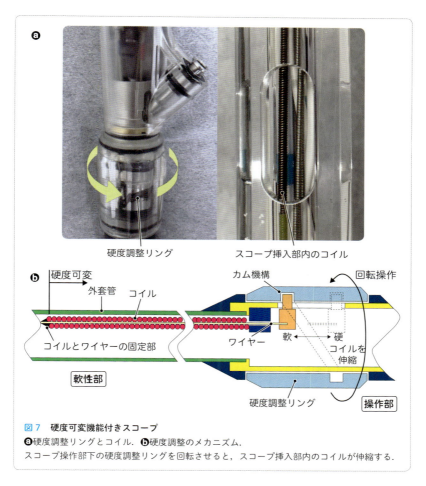

図7 　硬度可変機能付きスコープ
ⓐ硬度調整リングとコイル．ⓑ硬度調整のメカニズム．
スコープ操作部下の硬度調整リングを回転させると，スコープ挿入部内のコイルが伸縮する．

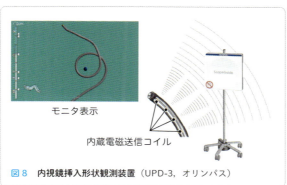

図8 　内視鏡挿入形状観測装置（UPD-3，オリンパス）

処置用ビデオスコープ

処置用ビデオスコープでは，以下の点が重要になります．
- 様々な処置具が挿入でき，処置中の吸引もできるよう鉗子チャンネル径が大きいこと
- 病変の場所に左右されずアプローチが可能であるよう湾曲機能に優れていること
- 出血や粘液の除去に対応できるように副送水機能（ウォータージェット）が装備されていること

❶ 標準的な処置用スコープ（図9）

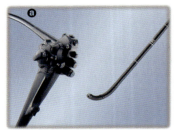 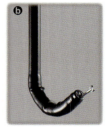 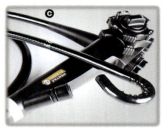

図9　処置用スコープの例
ⓐ GIF-Q260J（オリンパス）．ⓑ EG-L580RD7（富士フイルム）．ⓒ EC-3490TMi（PENTAX Medical）．

　各社の標準的な上部処置用スコープの例として，GIF-Q260J（オリンパス），EG-L580RD7（富士フイルム），EG29-i10N（PENTAX Medical）などが挙げられます．これらは汎用スコープと太さがほとんど変わらず，鉗子チャンネル径が3.2 mmと大きめに設計されています．湾曲機能に関しては上部・下部共にペンタックスのスコープのほうが，小回りの利く設計になっており，送水機能に関しては各社標準装備となっています（表1，図10）．

❷ 2チャンネルスコープ（図11）

　鉗子チャンネルが2つ搭載されたスコープということは見てわかることですが，注目すべきところは，鉗子チャンネルが3.7 mmの大径チャンネルと2.8 mmの鉗子起上器付きチャンネルが装備されている点です（図12）．
　このスコープは，牽引役の把持鉗子とスネアを同時に操作する2チャンネル法EMR（図13）や，留置スネアを用いた巾着縫縮法（☞5章B③留置スネア，200頁参照），チャンネル径の太さを活かした大径のステント留置などに用いられます．

表1 各社スコープのスペック

	メーカー	銘柄	先端部径	チャンネル径	アングル角度（°）※	鉗子口位置
上部用	オリンパス	GIF-Q260J	9.9 mm	3.2 mm	210/90/100/100	7時
	富士フイルム	EG-L580RD7	9.8 mm	3.2 mm	210/120/100/100	7時
	PENTAX Medical	EG29-i10N	9.9 mm	3.2 mm	210/120/120/120	7時
下部用	オリンパス	PCF-Q260JI	10.5 mm	3.2 mm	190/190/160/160	6時
	富士フイルム	EC-580RD/M	9.8 mm	3.2 mm	210/160/160/160	6時半
	PENTAX Medical	EC-3490TMi	10.5 mm	3.2 mm	210/180/160/160	5時

※アングル角度は左から Up/Down/Right/Left.

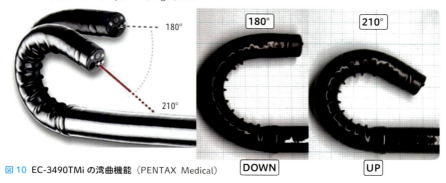

図10 EC-3490TMi の湾曲機能（PENTAX Medical）

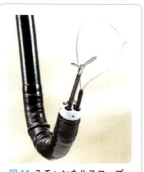

図11 2チャンネルスコープ（GIF-2T240, オリンパス）

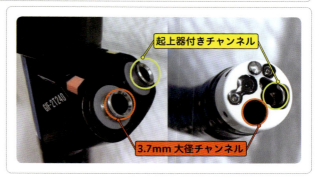

図12 鉗子チャンネルを2つ搭載

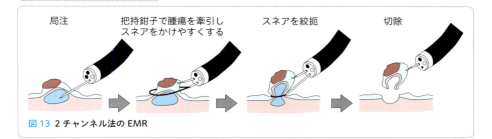

図13 2チャンネル法の EMR

❸ マルチベンディングスコープ（図14）

マルチベンディングスコープ（通称Mスコープ）には，通常の湾曲部に加え，もう一つの湾曲部（第2湾曲部）が備わっています．この第2湾曲部が加わることで，通常では近接できない場所でも良好な視野でアプローチすることができるようになります（図15）．また，鉗子チャンネルも2チャンネル搭載されています．

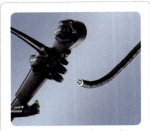

図14 マルチベンディングスコープ（GIF-2TQ260M，オリンパス）

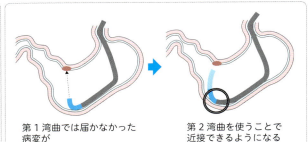

第1湾曲では届かなかった病変が　　第2湾曲を使うことで近接できるようになる

図15 マルチベンディングスコープによるアプローチ

ココがポイント

- 鉗子チャンネル径が大きいのは3.7 mmをもつ2T240
- 鉗子起上器をもっているのは2T240
- 副送水機能をもっているのは2TQ260M
- 第2湾曲をもっているのは2TQ260M
- 先端部径の太さはほとんど同じ（表2）

表2 2チャンネルスコープのスペックの比較（オリンパス）

銘柄	先端部径	チャンネル径	鉗子起上器	副送水機能	アングル角度（°）	鉗子口位置
GIF-2T240	11.8mm	2.8 / 3.7mm	○	—	210/90/100/100	5時 / 7時
GIF-2TQ260M	11.7mm	3.2 / 3.2mm	—	○	210/180/100/100 第2湾曲（Up:70 /Down:70）	5時 / 7時

著者の施設でもESDの際，体上部小弯など近接しにくい場所にはMスコープを使用します．片方のチャンネルに高周波ナイフ，もう片方に局注針を挿入してデバイス入れ替えのタイムロスを抑えるのですが，ボスがMスコープを握ると介助者はもう大変です．とにかく治療のスピードが変態的に速い！（朝から10件のESDをして，午後3時過ぎに終わっているときがありますからね…(-_-;)）．デバイスを持ち替える暇もない勢いなので，秘技"両手持ち"を駆使して介助する場合もあります（今日はMスコープの出番がありそうだな…と悟った瞬間，心のふんどしを締めるのはここだけの話です…）．

3章 電子スコープ

❷ 十二指腸用スコープ

十二指腸用のスコープ（図1）は，上部・下部スコープといった直視型と違い，対物レンズやライトガイドレンズなど，先端部が側面に装備されている側視型です（図2 ⓐ）．直視型ではスコープと並行になってしまう十二指腸乳頭部にアプローチしやすい設計になっているため，ERCP関連手技等に用いられます（図2 ⓑ）．

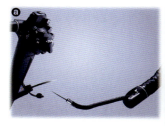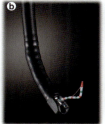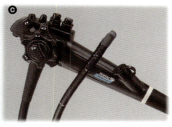

図1　十二指腸用ビデオスコープ
ⓐ TJF-260V（オリンパス）．ⓑ ED-530XT8（富士フイルム）．ⓒ ED34-i10T（PENTAX Medical）．

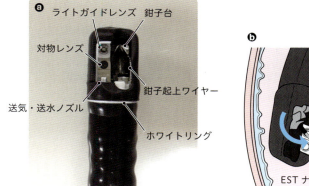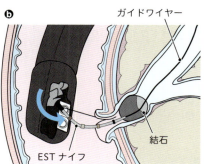

図2　各部名称と使用イメージ
ⓐ各部の名称．ⓑ側視型のため十二指腸乳頭部にアプローチしやすい．

　スコープの特徴としては，側視型であるほか，鉗子起上機構が備わっているため，手元の鉗子起上レバーで起上台を操作し，処置具の出る角度の調整や，ガイドワイヤーを固定することが可能です（図3）．挿入部の長さはオリンパスで1240 mm，富士フイルム，PENTAX Medicalで1250 mmです．

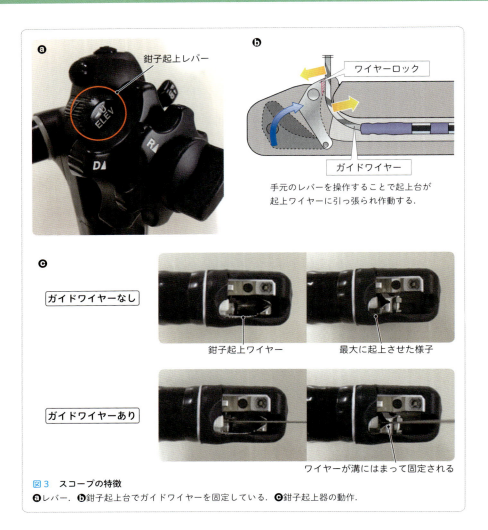

図3　スコープの特徴
ⓐレバー．ⓑ鉗子起上台でガイドワイヤーを固定している．ⓒ鉗子起上器の動作．

1 スペック（表1）

　処置用スコープと観察用スコープがあり，処置用スコープは鉗子チャンネルが大径で様々なデバイスに対応できるように設計されていますが，観察用スコープに比べ1 mm弱太くなっているのが特徴です．オリンパスと富士フイルムを比べると，処置用に関しては富士フイルムのほうが小回りが利くように設計されていますが，ほぼ同等と言っていいでしょう．対して観察用ではオリンパスのほうが0.5 mm 鉗子チャンネルが広く設計されています．

　様々なステントやドレナージチューブを扱うERCPにおいて0.5 mmは大差に値し，オリンパスの3.7 mm径では10Frまでのデバイスを通過させることができ，富士フイルムの3.2 mm径では9Frまでのデバイスが上限となります．

表1　スコープのスペック

	メーカー	銘柄	先端部径	チャンネル径	アングル角度（°）※	鉗子口位置
処置用	オリンパス	TJF-260V	13.5 mm	4.2 mm	120/90/110/90	2時
	富士フイルム	ED-530XT8	13.1 mm	4.2 mm	130/90/110/90	2時
	PENTAX Medical	ED34-i10T	13.0 mm	4.2 mm	120/90/105/90	3時
観察用	オリンパス	JF-260V	12.6 mm	3.7 mm	120/90/110/90	2時
	富士フイルム	ED-450XL8/B	12.5 mm	3.2 mm	130/90/110/90	2時

※アングル角度は左から Up/Down/Right/Left．

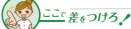

ちょうど出てきたのでFr（フレンチ）の話をしておきましょう．医療ではミリ，ゲージ，フレンチ，インチなど様々な単位を使っていてややこしい！泣きたくなってきます．内視鏡処置具では，スコープの鉗子チャンネルを通過するデバイスに関してサイズを覚えておくと便利です．鉗子チャンネル表記のミリ［mm］で換算できるようにしましょう．［Fr］を3で割り算すると，ミリ［mm］に近い値になります．例えば，さっきの鉗子チャンネルで考えると，10 Fr÷3＝約3.3 mm，9 Fr÷3＝約3 mmですので，富士フイルムの鉗子チャンネルでは9 Frまでしか通過できないのがわかります．

❷ 視野角（図4）

側視型は後方斜視を採用しています．視野方向を後方に若干シフトさせることで十二指腸乳頭部の観察や，胆管へのアプローチをしやすくしています．

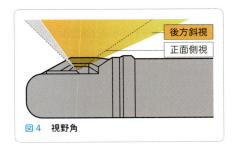

図4　視野角

- 後方斜視の場合，内視鏡画面の下端中央が進行方向となっているため，挿入が難しい．
- オリンパスも富士フイルムも後方斜視を採用しています．

❷ 十二指腸用スコープ

❸ 先端カバー

十二指腸スコープは先端部の複雑な形状から，しっかりと洗浄する必要があり，先端カバーを取り外すことができるようになっています．取り外した先端カバーとむき出しになった先端部をブラッシングし，鉗子起上器を立てた状態・寝かせた状態それぞれで洗浄する必要があります．操作部の送水口から洗浄剤のフラッシュも必ず行いましょう（図5）．

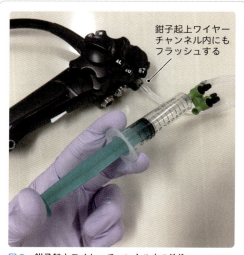

図5 鉗子起上ワイヤーチャンネル内の洗浄

 ココが ポイント

操作部の送水口は副送水機能とは違い，洗浄するための口金となっています．口金に蓋がないため，検査中に逆流してきた胆汁や胆石の泥をしっかりと洗い流す必要があります．

先端カバーは下記の手順で装着します．

 手順

1 スコープに合ったカバーを用意します（図6）．

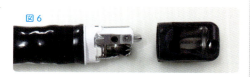

図6

2 ホワイトリングの指標と先端カバーの指標を合わせてかぶせます（図7）．

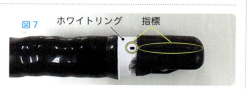

図7　ホワイトリング　指標

3 さらに1 mm程度押し込み，時計回りに回します．押し込むとカバー先端が盛り上がります（図8）

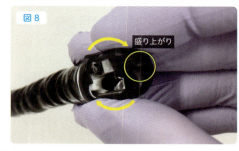

図8　盛り上がり

4 回しきったところで押し込んだ分，カバーを引っ張ります（図9）．

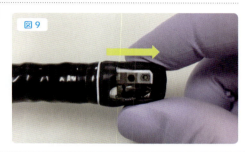

図9

ココがポイント

観察用と処置用では先端径が違うため，当然ながら先端カバーのサイズも違ってきます．サイズ違いを無理に使用すると，緩みや先端部の破損につながるので確認して装着しましょう．

施設ごとにデバイスやアクセサリーに呼び名がつくことがあります．著者は先端カバーを「ズラ」と呼んでいます．ズラがズレると大変ですよね．ズラについているマーキングとスコープのマーキングを目印に押し込んで時計回りに回すとうまく装着できます．画面で見たとき，ズラが視野にかぶってしまっていると失敗です．内視鏡画面にズラがかぶった状態を，著者は「鬼太郎」と呼びます．

3章 電子スコープ

❸ 超音波内視鏡

超音波内視鏡（EUS）は大きく分けて，先端に超音波探触子を備えたスコープタイプの専用機と細径超音波プローブの2種類に分類されます．スコープタイプはプローブに対し探触子が大きく精度が高いため，大きい病変や深部の病変に対して有用ですが，先端硬性部が長く操作性は劣ります．対して，細径超音波プローブは標準の内視鏡の鉗子口から挿入して簡便に使用できますが，操作範囲が狭く精度は劣ります．それぞれの性能を理解して対象に適した装置を選択することが重要です（図1）．

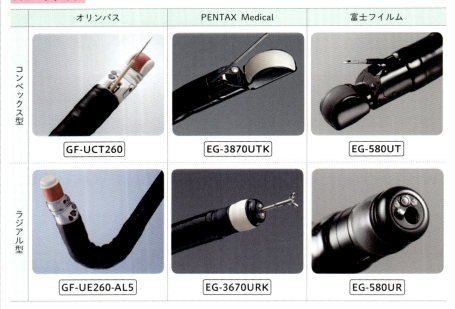

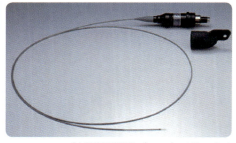

（内視鏡用超音波プローブ，オリンパス）

図1　超音波内視鏡

EUS スコープ

EUS スコープは超音波の走査方式によってラジアル型とコンベックス型に分けられます（図 2）．

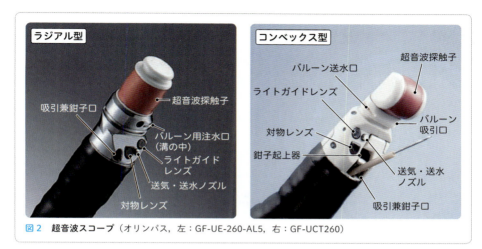

図 2　**超音波スコープ**（オリンパス，左：GF-UE-260-AL5，右：GF-UCT260）

ラジアル型はスコープ軸（視野）に対して垂直に走査し，360°の超音波画像を得ることができ，コンベックス型はスコープ軸に対して平行に走査し，90°〜180°の超音波画像が得られます（図 3）．

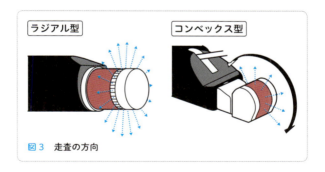

図 3　走査の方向

ラジアル型は観察を目的として用いられますが，コンベックス型は走査の特徴から穿刺のモニタリングが可能であるため，観察のほかに超音波内視鏡下穿刺吸引術（EUS-FNA）や EUS ガイド下治療にも用いられます（表 1）．

表1 各社スコープのスペック（文献1より作成）

	ラジアル型		
	オリンパス GF-UE260	富士フイルム EG-580UR	PENTAX Medical EG-3670URK
視野方向	55°前方斜視	0°直視	0°直視
視野角度	100°	140°	140°
先端部外径	13.8 mm	11.4 mm	12.6 mm
軟性部径	11.8 mm	11.5 mm	12.1 mm
チャンネル径	2.2 mm	2.8 mm	2.4 mm
超音波内視鏡 観測装置	EU-ME1 EU-ME2 PREMIER PLUS ALOKA α5 ALOKA α10	SU-1	HI VISION Ascendus HI VISION Preirus HI VISION Avius
走査角度	360°	360°	360°
周波数	5/6/7.5/10 MHz	5/7.5/10/12 MHz	5-10 MHz

	コンベックス型				
	オリンパス		富士フイルム EG-580UT	PENTAX Medical	
	GF-UCT260	TGF-UC260J		EG-3870UTK	EG-3270UK
視野方向	55°前方斜視	0°直視	40°前方斜視	45°前方斜視	50°前方斜視
視野角度	100°	120°	140°	120°	120°
先端部径	14.6 mm	14.6 mm	13.9 mm	14.3 mm	12.0 mm
軟性部径	12.6 mm	12.6 mm	12.4 mm	12.8 mm	10.8 mm
チャンネル径	3.7 mm	3.7 mm	3.8 mm	3.8 mm	2.8 mm
超音波内視鏡 観測装置	EU-ME1 EU-ME2 PREMIER PLUS ALOKA α5 ALOKA α10		SU-1	HI VISION Ascendus HI VISION Preirus HI VISION Avius	
走査角度	180°	90°	150°	120°	120°
周波数	5/6/7.5/10/12 MHz		5/7.5/10/12 MHz	5-10 MHz	

　吸引ボタン，送気・送水ボタンは，バルーンの注水・吸引の機能も兼ねるため，専用のものを装着します．それぞれボタン半押しでスコープの吸引，送水を行い，深く押し込むとバルーンの注水，吸引を行います．
　鉗子栓は，コンベックス型ではFNA針を固定するために鉗子口長が長く設計されており，専用のものを使用します（図4）．

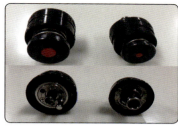
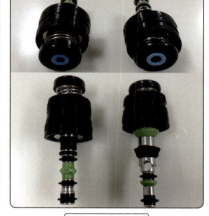

図4 **各種ボタンと鉗子栓**（超音波内視鏡用と通常の比較）
それぞれ左が超音波内視鏡用ボタン，右が通常内視鏡用ボタン．スコープの送気・送水，吸引に加え，バルーンの送気・送水，吸引の機能も兼ね備えるため複雑な構造となっています．

細径超音波プローブ

　標準の内視鏡の鉗子チャンネルから挿入することができる超音波プローブです．超音波探触子をもたないスコープでも超音波検査が可能になります．消化管を観察するタイプと，膵管内を観察するタイプがあり，後者はERCP関連手技にて使用されるため，ガイドワイヤー挿通口も備えています（図5）．

　消化管用は，腫瘍の深達度や，粘膜下腫瘍の層を観察するのに用いられます．胆膵用は，膵管に直接挿入し，浸潤，狭窄，肥厚などを観察するのに用いられます．

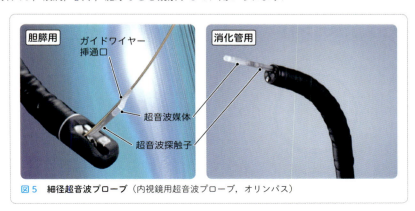

図5 **細径超音波プローブ**（内視鏡用超音波プローブ，オリンパス）

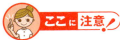ここに注意

❶細径超音波プローブには，先端に超音波伝達媒体（液体）が封入されています．保管状況などによっては，探触子周辺に気泡が発生することがあります．気泡が発生していないかどうか，使用前に確認しておくと良いでしょう．以下の手順で点検します．

▼手順

1 接続筒を時計回りに回転させ，5 cm 引き抜きます（図6）．引き抜くことでプローブ先端の超音波探触子がずれ込み，液体の超音波媒体を確認できるようになります．

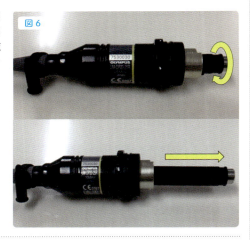
図6

2 プローブ先端の超音波媒体に気泡がないか確認します（図7）．

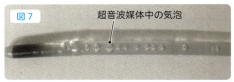
図7　超音波媒体中の気泡

3 気泡があった場合は，プローブ先端を下に向け，指先でトントンと気泡を上に移動させます（図8）．

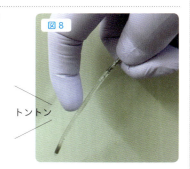
図8　トントン

4. 接続筒を戻し，使用前や保管時はプローブ先端が下を向くように吊るします（図9）．

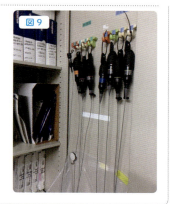
図9

ココがポイント

- 細径のプローブは，先端部がスコープ湾曲部にあるときにアングルをかけると，それだけで壊れてしまうこともあります．非常に繊細な機器ですので，丁寧に取り扱ってください．
- ボス曰く，昔は一回でもアングルをかけてしまうと壊れてしまう程で，一度も使えずに壊れてしまったプローブも珍しくなかったそうです．壊れるたびにとても怒られたそうです．この人でもやっぱり怒られていた時代があるんですねぇ…(°Д°)

超音波内視鏡の検査方法

　超音波は空気によって減衰する性質があります．そのため，空気が存在すると良好な画像を得ることができなくなってしまいます．そこで，超音波探触子と対象病変の間に隙間をつくらないように水を充満させて検査を行います．充満の方法には2種類あります．

❶ 脱気水充満法

　対象病変が水浸するように管腔内に直接脱気水（☞86頁参照）をためて走査する方法です（図10）．

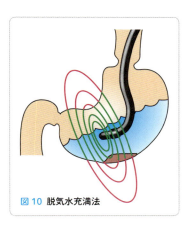
図10 脱気水充満法

> **ここに注意**
>
> ❶ 脱気水の充満には自動送水ポンプなどを用いますが，送水量を高めに設定すると勢いで泡立ってしまう場合があります．せっかく用意した脱気水ですので丁寧に使用しましょう．また，術者が誤って送気してしまわないよう光源装置の送気をオフにしておくこともポイントです．

❷ バルーン法

スコープ先端の探触子にバルーンをかぶせ，バルーン内を脱気水に満たした状態で対象病変に接触させる方法です（図11）．重力の関係で管腔内に脱気水をためにくい場所でも走査することが可能です．

バルーンは，専用のアプリケーターを使用し，下記の手順で装着します．

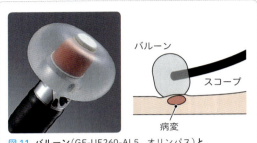

図11 バルーン（GF-UE260-AL5，オリンパス）と使用イメージ

手順

コンベックス型のバルーン装着手順

1 アプリケーターにバルーンを装着します（図12）．

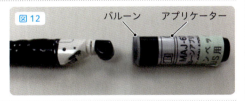

2 スコープのバルーン溝にリリースします（図13）．

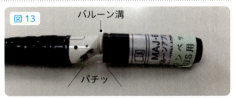

3 アプリケーターを抜き，エアー抜きをします（図14）．

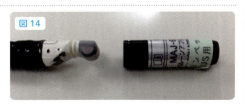

> ラジアル型のバルーン装着手順

1. アプリケーターにバルーンを装着します（図15）．

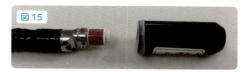
図15

2. スコープ側のバルーン溝にリリースします（図16）．

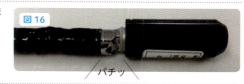
図16
パチッ

3. アプリケーターを抜きます（図17）．

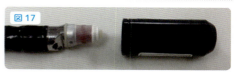
図17

4. 親指の腹を使って，先端側のバルーン溝にもう片側のバルーンを装着します（図18）．ラジアル型では筒状のバルーンを装着するため，入り口と出口の2カ所にはめ込む必要があります．

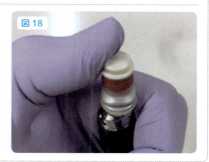
図18

ココがポイント

アプリケーターにバルーンを装着したら，スコープのバルーン溝へ一気にリリースしましょう．ここでもたつくと溝にはまらなかったり，隙間ができてしまう原因になります．装着後は脱気水を充満させてエアーを抜きつつ漏れがないかを確認します．

脱気水

水には空気の成分である酸素や窒素などのガスが溶け込んでいます．これらを溶存気体と呼びますが，溶存気体は検査中に超音波の影響で気泡となって出てきてしまいます．気泡は先程述べたように超音波を減衰させてしまうので，あらかじめ取り除く必要があります．溶存気体は温度が高いほど溶けていられなくなる性質をもっているので，検査前に水を沸騰させて溶存気体を抜いた水を用意しておきます．これが脱気水です．

超音波駆動ユニット（図19）

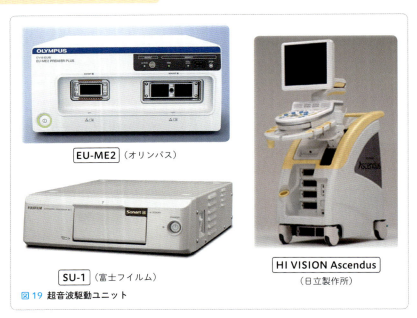

EU-ME2（オリンパス）

SU-1（富士フイルム）

HI VISION Ascendus
（日立製作所）

図19 超音波駆動ユニット

これまで探触子をもつ超音波デバイスについて述べてきましたが，EUSを行うにはそれらを駆動させる観測装置が必要です．近年は観測装置に様々な画像処理技術が搭載され，多彩な画像表示が可能となりました．

検査中に術者が観測装置のボタンを頻繁に押している姿を見たことがあるかもしれません．観測装置の機能と効果，画像モードについて紹介します．

❶ 検査で主に使われる機能（図20）

①**全円，半円の切り替え**： 360°走査のラジアル型のみに有効です．表示の全円，半円を切り替えます．

②**エンハンス機能**： 画像が強調されます．

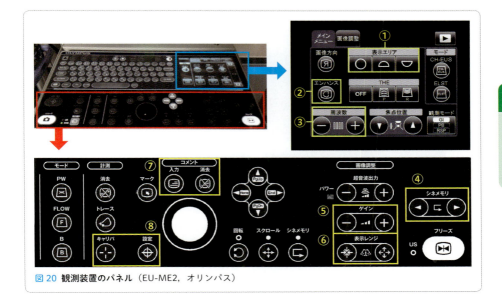

図 20 観測装置のパネル（EU-ME2，オリンパス）

③**周波数の切り替え**：　周波数を切り替えることで焦点距離を変更します．焦点距離は高周波で浅く，低周波で深い距離の観察に適しています．

④**シネメモリ**：　画面をフリーズさせる前の超音波画像をメモリに自動保存することで，フレームをさかのぼって表示することができます．

⑤**ゲイン調整**：　輝度を調整します．16 段階で調整でき，高くなるほど明るくなります．

⑥**表示レンジの切り替え**：　超音波画像の拡大，縮小を行います．

⑦**コメント入力**：　コメント入力カーソルを表示させ，キーボードやタッチパネルのテキストキーでコメントを入力することができます．

⑧**距離計測**：　キャリバキーを押すことで計測マーカーを表示し，始点と終点の距離を測ることができます．

❷ 画像処理とモード

① **TH モード（ティッシューハーモニックモード）**：　超音波が生体内組織を伝搬する時に発生する高周波成分を利用して画像を構成するモードです．分解能の向上やアーチファクトが低減されます．消化管や胆嚢壁の観察に有効な近景向きのタイプと，胆膵観察に有効な遠景向きのタイプがあります（図 21）．

② **ELASTOGRAPHY モード（エラストモード）**：　超音波を用いて体内組織の相対的な硬さをカラー分布で表示する機能です（図 22）．

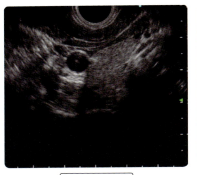

図21 TH モード（オリンパス）
THE-R モードは解像度優先モードで病変の輪郭や内部構造まで明瞭に抽出可能です．THE-P モードは深達度優先モードで深部に対する病変の拾い上げに有効です．

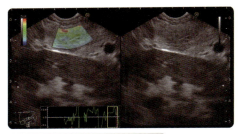
Real-time Tissue Elastography （PENTAX Medical）
（画像提供：福島県立医科大学会津医療センター入澤篤志先生）

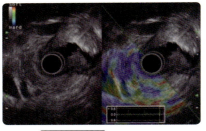
ELST モード（オリンパス）

図22 ELASTOGRAPHY モード

③ CH モード（コントラストハーモニックモード）： 超音波造影剤から反射された超音波高周波信号を増強，画像化して表示するモードです（図23）．

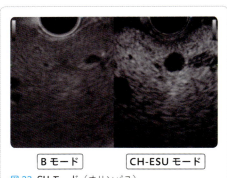

図23 CH モード（オリンパス）

④**ドプラモード**： 血流の方向や強さ，速度といった情報を得るモードです（図 24）．

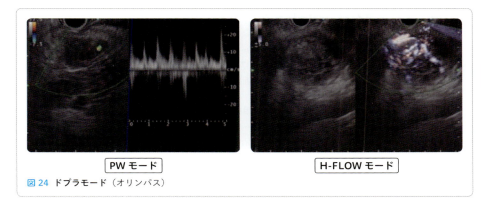

図 24 ドプラモード（オリンパス）

3章 電子スコープ

❹ カプセル内視鏡

主に上部用スコープ，下部用スコープが届かない小腸を観察する内視鏡です．約 25 mm 程度のカプセルを飲み込むことで 6 ～ 7 m もある小腸を非侵襲的に撮影することができ，撮影された画像は身体に装着した記録装置で受信し保存されます．
近年では大腸カプセル内視鏡も登場し，スコープを挿入困難な患者さんに対して検査を行えるようになり，カプセル内視鏡の利用機会が増えました．

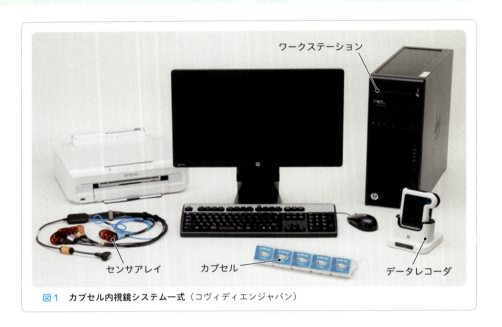

図 1　カプセル内視鏡システム一式（コヴィディエンジャパン）

システムの構成

❶ カプセル（図 2）

　患者さんが直接飲み込むカプセルで，長さは小腸用で約 25 mm，大腸用で約 30 mm となります．大腸用のほうが視野角や 1 秒間に撮影できる枚数が多いところが特徴です（表 1）．カプセルの構造は撮影機構，送信機構，バッテリーに分かれており，バッテリーは本体の約半分を占めます．

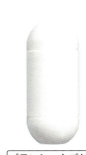 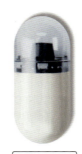 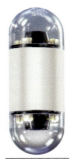

| パテンシーカプセル | 小腸カプセル | 大腸カプセル |

図2 カプセルの種類

表1 カプセルのスペック

	長さ×直径	視野角	1秒間の撮影枚数	有効視程距離	標準動作時間
小腸用	約26 mm ×約11 mm	156°	2枚/6枚	30 mm	11時間以上
大腸用	約31 mm ×約11 mm	172°×2(前後)	4枚/35枚	30 mm	10時間以上

ココがポイント

カプセルの1秒間の撮影枚数（フレームレート）が2種類あるのには理由があります．カプセルの流れ（移動速度）が速い場合は撮り逃しがないように，撮影枚数を増やしてくれます．移動速度が遅い場合は少ない枚数で撮影し，速い場合は多い枚数で撮影を行う機能（フレームレート調整機能）をもっています．賢いですね（図3）．

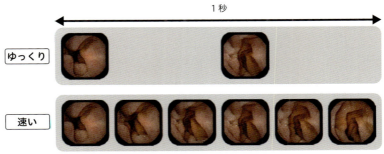

図3 フレームレート調整機能（AFR）※小腸用カプセル内視鏡

消化管内に狭窄があるとカプセルが詰まってしまう危険があります．狭窄を疑う場合は，パテンシーカプセルと呼ばれる，撮影機能のない体内で溶けるカプセルを検査前に飲むことにより，開通性を評価することが可能です（注：小腸用のみ．大腸用のパテンシーカプセルはありません）．

ココが ポイント

パテンシーカプセルは飲み込んでから体内で徐々に崩壊する（溶ける）ようになっており，排出時の崩壊具合によって開通性を評価することができます．評価の目安時間は飲み込んでから 30 ～ 33 時間後です．また，本体のボディ部分はバリウムが含まれており透視下での確認が可能です（図 4）．

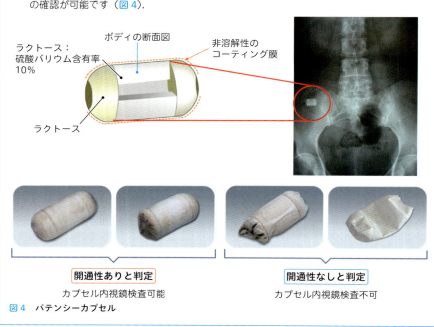

図 4　パテンシーカプセル

❷ センサ

カプセルからの信号を受け取り，位置を把握するためのセンサです．患者さんに 8 枚のセンサを貼り付けるタイプと，腰に巻くだけのベルトタイプがあります（図 5）．

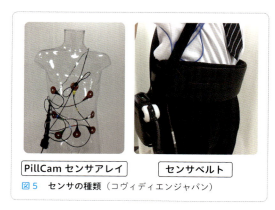

図 5　センサの種類（コヴィディエンジャパン）

> **ココがポイント**
>
> 小腸内視鏡を施行する際の，経口か経肛門かのアプローチの選択には，プログレスインジケーター（カプセルが大体どこにあるのかパーセントで表示してくれる機能）が有効です．この機能は両方のセンサに備わっている機能ですが，さらに貼り付けるタイプのセンサアレイには，カプセルのおおよその軌道がわかる機能も備わっています．貼り付けるのが煩雑な反面，そういった利点があります．

❸ 記録装置（データレコーダ）（図6）

カプセル内視鏡からの情報を記録し，検査終了後にワークステーションに情報を送ります．

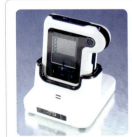
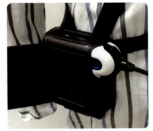

図6　**記録装置**（左：PillCam レコーダ DR3．右：レコーダ用ポーチ．コヴィディエンジャパン）

❹ ワークステーション

読影ソフトウェアがインストールされたパソコンです．読影支援システムとして様々な機能が搭載されています（図7）．

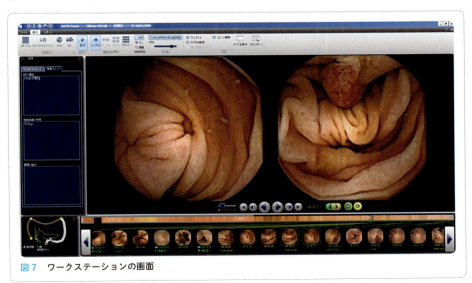

図7　ワークステーションの画面

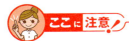 ここに注意!

- 消化管狭窄がある患者さんにはもちろん検査をしてはいけません.
- ペースメーカーなど電気医療機器が埋め込まれている患者さんには，電波干渉による誤作動の危険があるため禁忌となっています．また，送信機能をもつ患者監視モニターの併用によっても記録が正常に行われない場合があるので注意が必要です．
- カプセル内視鏡は観察のみで，治療を行うことはできません．処置を必要とする場合は，小腸内視鏡を挿入したり，手術が必要になることもあります．
- 患者さんにとっては苦痛の少ない検査ではありますが，読影に時間を要する場合や，残渣や水泡によって観察困難となる場合もあります．

 ココがポイント

- 小腸カプセル適応対象について，以前は，狭窄によるカプセルの滞留の危惧から"上部・下部の消化管検査を行っても原因がわからない消化管出血"とされていました．しかし，パテンシーカプセルの登場により，狭窄疑いの患者さんには事前の開通性検査を行うことによって"小腸疾患が既知または疑われる患者"つまり小腸疾患すべてが適応になりました．
- 2015年1月から，"滞留などの不具合発生には年齢による差異はない"とされ，これまで注意すべき対象とされていた18歳未満の患者さんが注意喚起から除外されました．これによって，小児の患者さんにもカプセル内視鏡を行えるようになりました．

 coffee break

カプセル内視鏡の研究は日々進歩しており，消化管をただ流れていくだけでなく自走機能をもったカプセルや，薬を散布する機能，生検など，様々な機能を搭載した製品が開発されています．技術的にはそれらの機能を搭載することができるのですが，費用的な面も含めいくつかの課題が残っているため市販化されていないのが現状です．将来的には超極小カプセルや，拡大カプセル内視鏡などが一般化されるのも夢ではありませんね．

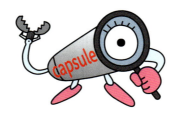

検査手順

当院の検査手順を紹介します．

 手順

小腸カプセル内視鏡

1. 検査前日の22時以降の食事を中止してもらいます．
2. 朝来院してもらい，問診した後，センサ，データレコーダを装着し，ペアリングを行います．
3. カプセルを飲用してもらい，ベッドでしばらく横になり十二指腸へ流れ落ちるのを待ちます．
4. カプセルが十二指腸に流れ落ちるのをリアルタイムビューアー（リアルタイム画像を通信でモニタリングできる機器）で確認し，2時間後に飲水可，4時間後に軽食可，8時間後に再度来院してもらうよう説明します．
5. 来院後，リアルタイムビューアーでカプセルの位置を確認し問題がなければ装置を取り外し，データレコーダの情報をワークステーションにダウンロードします．
6. ワークステーションにて読影を行います．

 ココがポイント

当院ではカプセル嚥下後にPEG500 mlを30分かけてゆっくりと飲用してもらっています．PEGを飲んでもらうことで，カプセルが大腸へ流れやすくなり，洗腸効果にも有効です[1]．

 手順

大腸カプセル内視鏡

1. 検査前日より入院，昼から低残渣食とし，夕食後より食止めとします．眠前にマグコロール®高張液（180 ml）とプルゼニド®3錠を内服します．
2. 検査当日6時にモビプレップ®1 l＋水500 mlを内服します．
3. 9時にプリンペラン®2錠を内服し，センサアレイとデータレコーダを装着，ペアリングを行います．
4. その後カプセルを嚥下し，ガスモチン®4錠を内服の上，5分以上歩きます．その後，小腸への到達をリアルタイムビューアーで確認します．
5. 11時にマグコロール®等張液（900 ml）＋ひまし油30 mlを内服し，5分以上歩きます．
6. 13時にカプセルが排出していなければ，マグコロール®等張液（900 ml）＋ひまし油30 mlを内服し，5分以上歩きます．

7 15時にカプセルが排出していなければ，テレミンソフト®を挿肛します．

8 カプセル排出後，または19時をめどにデータレコーダを取り外し，情報をワークステーションにダウンロードします．

9 ワークステーションにて読影を行います．

当院では全大腸観察のため，ひまし油を用いています[2]．

近年のカプセル内視鏡はバッテリーの性能が良くなり，以前よりも長い時間の検査が可能になりました．嚥下から8時間後の来院時に，リアルタイムビュアーで大腸への到達がなされていないと確認された場合，数時間の延長検査が可能です．

大腸カプセルは，大腸内視鏡検査の倍以上の下剤を内服するという，正直なところかなり負担の大きな検査です．よほどの内視鏡挿入困難例でなければ，普通に内視鏡検査をした方が時間的にも検査と前処置すべての負担が少ない気がするのはわたしだけではないでしょう……．

3章 電子スコープ

❺ バルーン内視鏡

チューブやスコープ先端に装着されたバルーンを拡張・収縮させることで，腸を牽引し短縮させ，深部小腸に内視鏡を挿入します．オーバーチューブとスコープ先端の両方にバルーンを装着するダブルバルーン方式（富士フイルム）と，チューブのみにバルーンを装着するシングルバルーン方式（オリンパス）があります．

概要

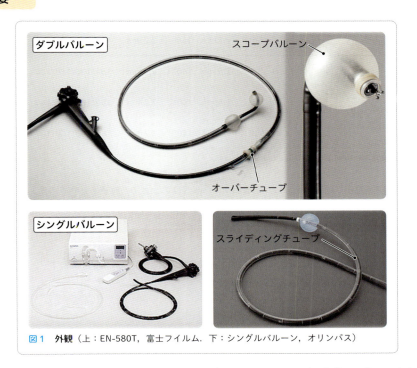

図1 外観（上：EN-580T，富士フイルム．下：シングルバルーン，オリンパス）

　ダブルバルーン方式（富士フイルム）は，スコープにオーバーチューブを装着して使用します．バルーンはスコープ先端とチューブ先端に付いており，バルーンコントローラーで膨張・収縮させ腸管を把持します．

　シングルバルーン方式（オリンパス）は，スコープにスライディングチューブを装着し使用します．バルーンはチューブ先端のみに付いており，バルーンコントロールユニットで膨張・収縮させ腸管を把持します．

　挿入は経口，経肛門のどちらからでも可能です．小腸は十二指腸と空腸・回腸からなる 6〜7m の臓器のため，バルーン内視鏡で腸を短縮させたとしても1回の挿入で全小腸を観察するのは大変

です．対象病変（到達目標）が小腸の入り口に近いか，出口に近いかで挿入口を選択し，2回に分けて検査をする場合は，1回目の最深到達部に点墨などマーキングにて目印を付けます．また，小腸を観察する目的以外でも，大腸の挿入困難例や治療の操作性の維持，術後のERCPなどの挿入補助の役目としても用いられます．

スコープのスペック（表1）

表1　スコープのスペック

		銘柄	先端部径	視野角	チャンネル径	アングル角度（°）※	有効長
オリンパス	シングルバルーン	SIF-Q260	9.2 mm	140°	2.8 mm	180/180/160/160	2000 mm
	シングルバルーン（処置用）	SIF-H290S	9.2 mm	140°	3.2 mm	180/180/160/160	1520 mm
富士フイルム	ダブルバルーン（細径）	EN-580XP	7.5 mm	140°	2.2 mm	180/180/160/160	2000 mm
	ダブルバルーン（処置用）	EN-580T	9.4 mm	140°	3.2 mm	180/180/160/160	2000 mm
	ショートタイプダブルバルーン（処置用）	EI-580BT	9.4 mm	140°	3.2 mm	180/180/160/160	1550 mm

※アングル角度は左からUp/Down/Right/Left．

　オリンパス，富士フイルムともに，先端部は9mm程度の太さで，鉗子チャンネル3.2mmの処置をするのに適したサイズもラインナップに含まれています．小腸観察において標準的な有効長は2000mmのロングタイプですが，有効長1500mm程度のショートタイプもあります．消化管再建術後で十二指腸乳頭へのアプローチが困難な症例や，大腸挿入困難な症例では，バルーン内視鏡を用いることがあり，その際にはショートタイプを使用します．富士フイルムのスコープには細径タイプのものもあり，用途に応じて選択が可能です．

ここに注意

⚠ 観察や生検を行うだけでも画期的だった小腸内視鏡も，近年では処置まで行うのが当然になってきており，スコープもそれに対応してきています．しかし，旧タイプのバルーン内視鏡では，鉗子チャンネル径が狭く，デバイスによっては通過できないものもあるので注意が必要です．また，処置具の長さとスコープ長についても事前確認が必要です（図2）．

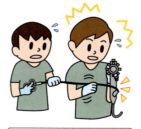
処置具が鉗子口に入らない

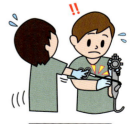
処置具が届かない

図2　トラブル

❶スコープの有効長に応じて，チューブも専用の長さのものを使用します．また，チューブ内径とスコープ外径がマッチするものを用意しましょう（表2）．

表2　チューブのスペック

製品名	富士フイルム			オリンパス		
	TS-1114B	TS-13140	TS-13101	ST-SB1	ST-SB1S	ST-CB1
最細内径	9.2 mm	9.5 mm	9.5 mm	11 mm	11 mm	13.8 mm
全長	1450 mm	1450 mm	1050 mm	1400 mm	960 mm	770 mm
適応スコープ（例）	EN-580XP	EN-580T	EI-580BT	SIF-Q260	SIF-H290S	PCF-Q260J

ここで差をつけろ！

チューブは，富士フイルムのものを「オーバーチューブ」，オリンパスのものを「スライディングチューブ」と呼称します．使い分けて呼べるとちょっとカッコイイかも．しかし，バルーン内視鏡の先駆けである富士フイルムの影響力が大きく，現場では一貫して「オーバーチューブ」と呼ぶ場合が多いため，「スライディングチューブ」と呼んでも伝わらない可能性大なので注意です！（^_^;)

バルーンコントロール装置（図3）

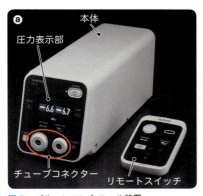
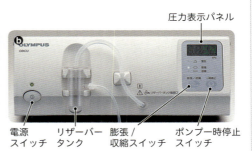

図3　バルーンコントロール装置
❶バルーンコントローラー（PB-30，富士フイルム），❷バルーンコントロールユニット（OBCU，オリンパス）．

　チューブおよびスコープと接続することで送気と排気を行い，各バルーンを膨張・収縮させる機器です．検査前にはポンプとバルーンそれぞれの動作の点検が必要です．装置と接続した後に，バルーンを膨張・収縮させ，問題がないかを確認します．

ココがポイント

- 使用前点検でバルーンが膨らまない，もしくは膨張・縮小に時間がかかる場合は，接続に問題があるか，バルーンが破けている可能性があります．
- 膨張したバルーンを手で軽く握り圧力を加えたとき（図4），圧力表示パネルの値が変動することを確認します．

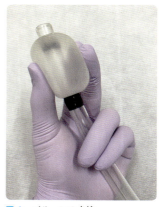

図4　バルーンの点検

ここに注意

- 収縮したチューブのバルーンが互いに強く張り付いて膨張しない場合や，膨張中に収縮ができなくなったときは手動で膨張・縮小させる必要があります．図5の黄色丸印の送気チューブ接続口にシリンジを接続し，手動で膨張・縮小させます．オリンパスのバルーンにシリンジを接続するには三方活栓が必要です．オリンパスと富士フイルムの送気チューブ接続口はオス・メス逆です（図5）．

- 富士フイルムのスコープバルーンはパウダーコーティングされており，そこに水分が付着すると粘性をもつ性質があります．検査が続く場合は，スコープ洗浄後にバルーン送気口からバルーン送気チャンネルをしつこくエアーでフラッシュし，水分をしっかり飛ばしましょう．バルーン送気出口でパウダーが固まってしまい，膨張・縮小の妨げになるのを防ぎます（図6）．

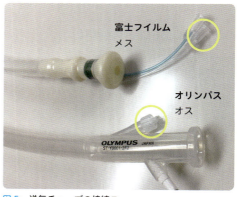

図5　送気チューブの接続口

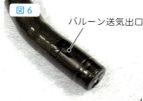
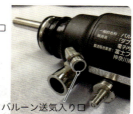

図6

挿入法

❶ シングルバルーン

手順

1. スライディングチューブのバルーンを膨張させ腸管を固定し，スコープを深部へ挿入します（図7）．

図7
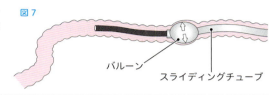

2. スコープアングルをかけることで腸管を把持し，バルーンを収縮させます（図8）．

図8
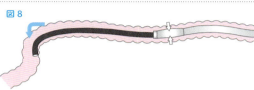

3. スライディングチューブをスコープ湾曲部手前まで進めます（図9）．

図9
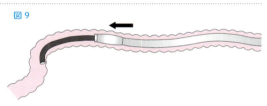

4. スコープアングルで腸管を把持したまま，スライディングチューブのバルーンを膨張させます（図10）．

図10
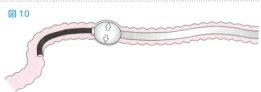

5. バルーンが膨張しきったら，スコープアングルを解除します（図11）．

図11
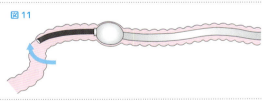

6. スライディングチューブとスコープを引き戻すことで腸管を短縮させます（❶へ戻る）（図12）．

図12
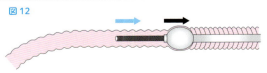

❷ ダブルバルーン

手順

1 オーバーチューブのバルーンを膨張させ腸管を固定し，スコープを深部へ挿入します（図 13）．

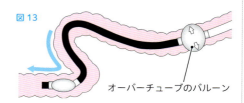

図 13

オーバーチューブのバルーン

2 スコープバルーンを膨張させ腸管を固定した後，オーバーチューブのバルーンを収縮させます（図 14）．

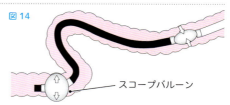

図 14

スコープバルーン

3 オーバーチューブをスコープ湾曲部手前まで進めます（図 15）．

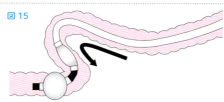

図 15

4 オーバーチューブのバルーンを膨張させます（図 16）．

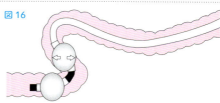

図 16

5 スコープとオーバーチューブの両方のバルーンで腸管を把持し，そのままスコープとオーバーチューブを引き戻すことで腸管を短縮させます（図 17）．

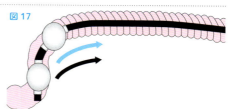

図 17

6 スコープバルーンを収縮させ，スコープを深部へ挿入します（**1**へ戻る）（図 18）．

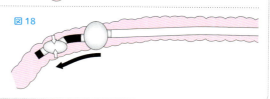

図 18

ココがポイント

- 挿入の際に，チューブの滑りが悪くなったらチューブ注水口から潤滑のための水を注入します．
- バルーン内視鏡では，腸管を限界まで短縮させて深部までスコープを挿入していくと，モニタに表示される画像が似たようなものになり，どこまで挿入しているのかを把握しにくくなることがあります．その場合は点墨やクリップ，クリスタルバイオレットでのマーキングが有用です（図19）．
- 腹部圧迫や体位変換を駆使して挿入を補助しましょう．

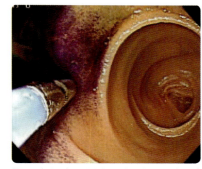

図19 クリスタルバイオレットによるマーキング

ここに注意

- チューブを進めすぎるとスコープバルーンを傷つけたり，湾曲部に突き当たったりします．チューブの長さ＋15cm程度は余裕をもたせ，挿入しすぎないよう注意しましょう．スコープによってはマーキングがありますので，それを目安にしてください（図20）．

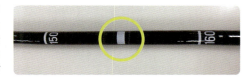

図20 スコープのマーキング

- スコープとチューブの隙間に粘膜が巻き込まれる場合があります．そのときは無理に押し込まず，お腹からチューブ先端のあたりをトントンと叩きながらチューブを進めたり，ジグリングすると巻き込みの解消に効果的です（図21）．

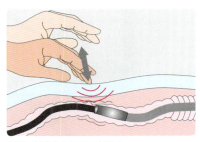

図21 お腹をトントンと叩く

3章 電子スコープ

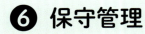

❻ 保守管理

スコープの保守管理にあたっては，どのような故障が起こりうるか，劣化しやすい箇所はどこかを知ることがとても重要です．ただ闇雲に点検マニュアルどおりに行うのではなく，なぜ点検するのか，その根拠を理解して行うことが大切です．このセクションではオリンパスのスコープを例に，起こりうる故障とその特定方法，そして取り扱いの注意点について解説します．

外装点検とスコープ各部の主な故障

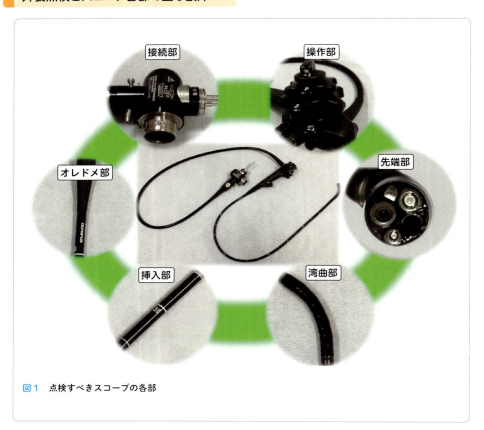

図1　点検すべきスコープの各部

スコープ外装を，以下の項目を中心に各部点検し，異常がないことを確認します．構造上，微細な箇所や複雑な形状をした部分もあるため，点検には小型ルーペ（図2）などを利用すると便利です．

また，見た目だけでは発見しにくい異常もあります．目視に加えて実際に触ったときの感覚も点検には重要です．点検は，洗浄・消毒がなされ，乾燥した状態のスコープで行います．

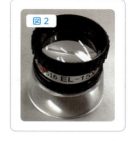

図2

❶ 先端部
■ **対物レンズ・ライトガイドレンズの傷・汚れ**（図3）

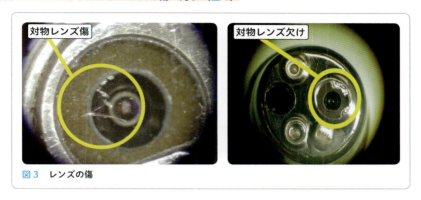

図3　レンズの傷

▶ 原因と対策

- 先端部をぶつけたり，硬いブラシで擦ったりすることで傷や欠けが生じます．また，拭き上げ・乾燥が不十分なままハンガーに吊るすと，水滴が垂れてきてレンズに水垢として残ってしまいます．
- スコープを持ち運びするときは，ブラブラと不安定にならないように持ちます（図4）．

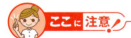

❗目立った傷がなくても，接着部が剥がれていて洗浄液が浸水し，CCDがダメージを受けることなどがあります．先端部の修理は，周辺パーツまで交換となることが多く，高額な修理費になってしまう場合が多いので，取り扱いには注意が必要です．

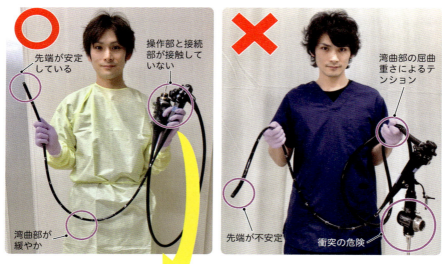
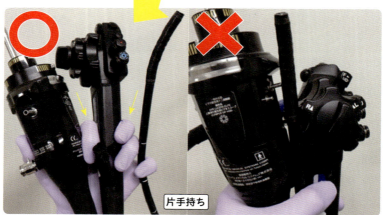

図4 スコープの持ち運び方
スコープを持つときは,各部の間に指を入れて,接触しないようにします.

■送気・送水ノズルの詰まり・つぶれ（図5）

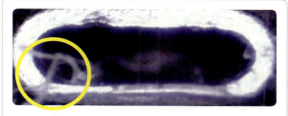

図5　ノズルに入り込んだ糸くず（送気・送水ノズル入り口）

▶原因と対策

- 送気・送水ノズルは衝撃により変形しつぶれてしまいます．また，洗浄が不十分だと汚れが固着し詰まりを起こすばかりか交差感染の原因にもなってしまうので，A/W洗浄アダプターを用いて，送気送水管路を洗浄しましょう（図6）．

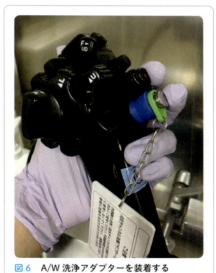

図6　A/W洗浄アダプターを装着する

- スコープの拭き上げにはノズルに糸くずが入らないように，毛羽立ちの少ないものを使います．

■鉗子出口の溶け

▶原因と対策

- 高周波装置の使用により，鉗子出口が熱で溶けることがあります．先端アタッチメントの距離を長めに調整したり，先端部の近距離で高周波装置を使用しないようにします（術者の好みもあります．当院はボスが近接使用するので，傷みやすいです (*_*;)）．

❷ **湾曲部**

■ 湾曲ゴムの穴あき・破け（図7）

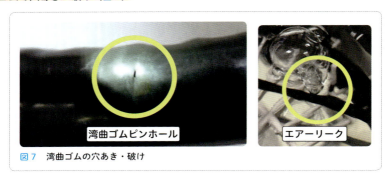

図7　湾曲ゴムの穴あき・破け

▶ 原因と対策

- 湾曲ゴムは薄いため，ちょっとした衝撃や加重で破けてしまいます．ぶつけないことは当然ながら，スコープの持ち方や，置き方にも気をつけます（図8）．
- 点検時にはアングルノブを操作し，テンションをかけながらゴムに異常がないか確認します．

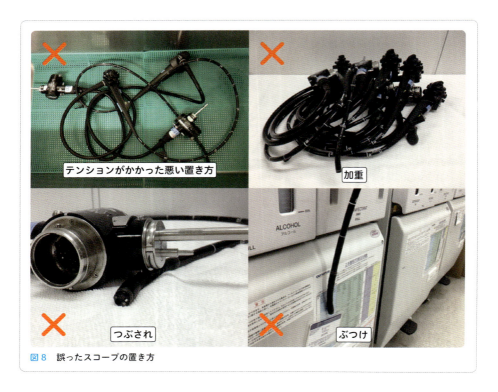

図8　誤ったスコープの置き方

❸ 挿入部

■ つぶれ・噛まれ（図9）

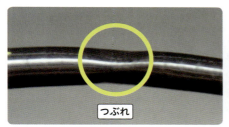 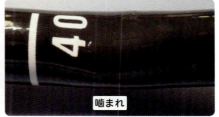

図9　つぶれ・噛まれ

▶ 原因と対策

- クローゼットのドアや洗浄器の蓋などに挟まれると起こることがあります（図10）．内視鏡周囲での，閉める・閉じるといった動作の際は気を付けましょう．

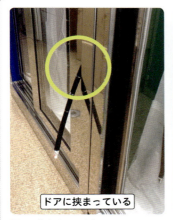 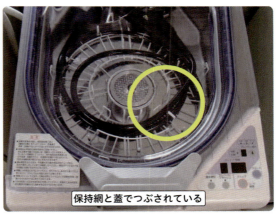

図10　挟まり・つぶれ

- 検査中マウスピースが緩んでしまい，患者さんに噛まれてしまうことでも起こることがあります．
- 鎮静剤を使っての検査や，歯が少ない患者さんなど，マウスピースの保持が困難な場合には，バンド付きマウスピースを使用することで緩みを回避します．患者さんが意識混濁した状態や，反射や体動が強い状態での固定はテープのみでは不十分で，スコープを噛まれてしまった経験がある方も少なくないと思います．バンド付きマウスピース（☞ 5章A②マウスピース，166頁参照）も大分安価な物がでてきているので，要修理となることを考えれば併用した方が費用対効果に優れているかと思います．

❹ オレドメ部

■ **しわ**（図11）

▶ 原因と対策

- オレドメ部は，何度も屈曲することでしわになってきます．経年劣化したスコープに多く見られます．しわは時間経過により自然に修復されるものではなく，放っておくと内部のCCDケーブルの断線や鉗子チャンネルの座屈による破損，破損箇所からの漏水につながるおそれもあるため，発見次第すぐに修理するのが基本です．
- 使用に影響がないから…といっていつまでも放っておくと後から大変なことになります．

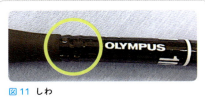

図11 しわ

❺ 操作部

■ **スイッチ穴あき**（図12）

▶ 原因と対策

- これもやはり，持ち運ぶときにぶつける，置き方に問題がある，といったことが原因の多くです．操作部はゴツゴツしていて出っ張っている箇所が多く，特にスイッチやアングルノブは軽い接触ですぐに故障するので注意が必要です．
- ほかの箇所の対策同様，持ち方・置き方に気を付けます．

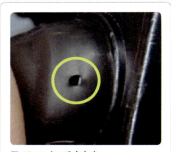

図12 スイッチ穴あき

■ **吸引シリンダー削れ**（図13）

▶ 原因と対策

- コイルシースタイプの洗浄ブラシを使用する際，シリンダーとコイルがこすれることで削れてしまいます．シリンダーが削られると，使用中に吸引ボタンからの液漏れや，吸引力低下が起きることがあります．
- 対策として，シリンダーをこすらないようブラシを真っ直ぐ引き抜きます．また，ブラッシング時に吸引シリンダー洗浄補助具（MAJ-1453）を使用することで対策できます．

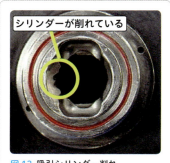

シリンダーが削れている

図13 吸引シリンダー削れ

❻ 接続部

■ 電気コネクター浸水（図14）

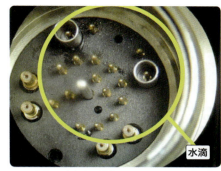
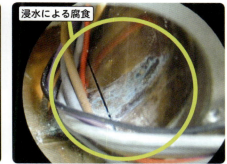

図14 電気コネクター浸水

▶ 原因と対策

- 防水キャップの付け忘れ，防水キャップの劣化，漏水検知コネクターの水滴などが原因です．電気コネクターは，CCDの画像信号，リモートスイッチ信号，自動調光の制御信号などの各種信号の伝達を行っているので，それらに異常が生じます．
- 点検時には，電気コネクターの留め具の腐食やピンの折れ曲がり，防水キャップの劣化等の有無を確認します（図15）．

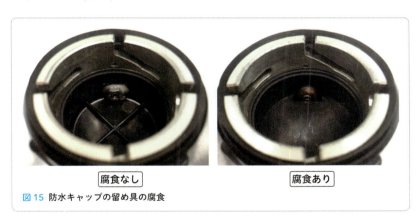

図15 防水キャップの留め具の腐食

■ 電気接点の汚れ（図16）

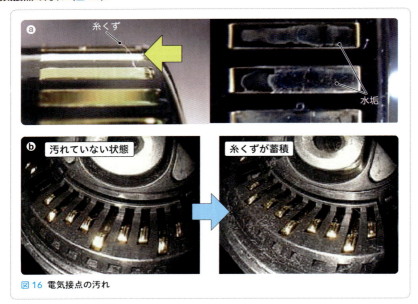

図16 電気接点の汚れ

▶ 原因と対策

- 290シリーズでは，防水キャップの要らないワンタッチコネクターが採用されています．ワンタッチコネクターは電気接点が外表面にあるため，水垢や拭き上げガーゼの糸くずが付きやすくなります（図16 ⓐ）．しかし，洗浄後のスコープはすみやかに拭き上げる必要があるので，使用するガーゼは表面の繊維が分離しにくいリントフリータイプのものを選びます．
- スコープの電気接点が綺麗でも，光源装置側の接続口（図16 ⓑ）に糸くずが蓄積されていることもあるため注意が必要です．

手感点検

外装点検では得ることのできない，触って感じる情報から異常を見つけます．挿入部，ユニバーサルコードの軟性部に対して行います．

❶ 凹凸の点検

軟性部を軽く手で握り，端から端まで滑らせ，全周にわたって凹みや外装の破けなどがないかを点検します．

ココが ポイント

手袋をした状態では滑りが悪く，いまいち感覚が伝わってきません．ガーゼを当てて滑らせることでスムーズに点検することができ，感覚もよく伝わってきます（図17）．

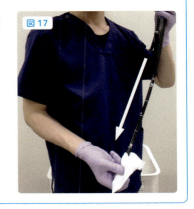
図17

❷ 硬さの点検

軟性部を両手で持ち，全長にわたってたわませていき，硬さが一様であるか，滑らかに屈曲するかを点検します（図18）．

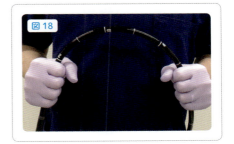
図18

アングルノブの点検

アングルノブを操作したときの湾曲動作，およびアングル固定レバーの動作を点検します．スコープの種類によって，各アングルを最大にかけたときの角度が決まっていますが，使用しているうちに湾曲機構の蛇管がたるみ，湾曲角度が落ちてきます．

❶ アングル動作点検

アングルを上下左右にそれぞれゆっくり湾曲させたとき，硬さや引っかかりなくスムーズに湾曲するかを点検します．

ココが ポイント

アングルノブの操作と湾曲部の動作にズレが生じる，いわゆるアソビができてくると，角度が落ち始めた合図になるので見逃さないようにしましょう（達人は，少しでもアングルが緩みだすと，実際使いながらすぐ気が付きます．うちのボスもすぐ●番のアングルが甘い(-_-メ)っとか始まります(^^;)．

❷ 固定レバーの点検

アングルロックが正常に機能するか，また，アングルがかかった状態で固定レバーを解除すると湾曲部が自然にストレート方向へ戻るかを点検します．

❸ 角度の点検

専用のチェックシートを用いて適切な角度が保たれているかを点検します（図19）．スコープによって角度が異なるので注意します．

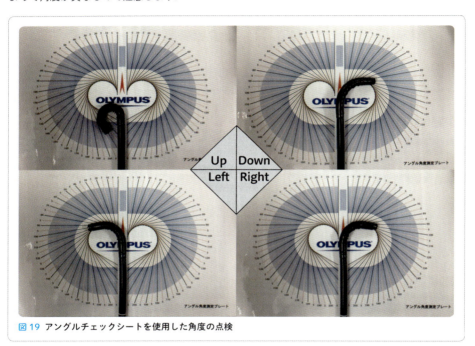

図19 アングルチェックシートを使用した角度の点検

接続点検

プロセッサ，光源装置，送水タンク，吸引器に接続し，実際に検査を行うにあたって動作に異常がないかを点検します．外装点検，手感点検では発見することができなかった内部の異常を見つけることができます．

❶ 画面モニタ表示の点検

画面モニタに映る画像にノイズ，曇りがないかを点検します．CCDイメージセンサや電気コネクター，ライトガイドの折れ曲がりなどによって，映像異常が発生します（図20）．アングルをかけた状態や特殊光モードなど，実際の検査で起こりうる状況を再現して点検を行います．

❷ リモートスイッチの点検

リモートスイッチが認識されているか，スイッチに割り当てた機能が作動するかを点検します．接続部の項で述べたように，リモートスイッチの通信は電気コネクターを介しているので，スイッチの異常はコネクター内の浸水を疑う契機にもなります．動作がもたつく，勝手に動作する，押しても効かない，反応し続けるといった異常がないかを点検します．

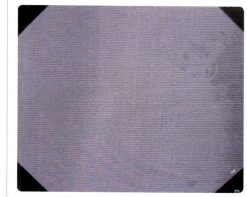

図20 **内視鏡画像のざらつき**
　　（外からは見えないスコープ内部の問題）
目視による外装点検では問題がなくても，実際に接続点検を行うことで現れる不具合もあります．

■ リモートスイッチの認識点検（図21）

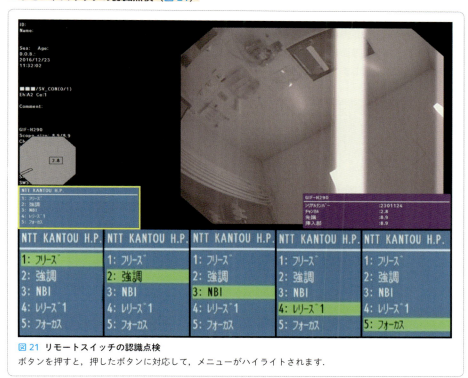

図21 **リモートスイッチの認識点検**
ボタンを押すと，押したボタンに対応して，メニューがハイライトされます．

- スコープ接続後，プロセッサと光源装置の電源をオンにすると通信確認画面（図 21）が表示されます．このときスコープボタンを 1 から 4（スコープによっては 5）まで押して，プロセッサが各々に対応したリモートスイッチを認識しているかを画面上で確認します．

■ スイッチ割り当て点検
- 認識点検をクリアし，通信確認画面が自動で消えたら，再度リモートスイッチを 1 から 4 まで押して，割り当てた機能が実行できるか動作点検を行います．

❸ 送気・送水，吸引の点検

■ 送気・送水の点検
- 送気・送水に異常がある（送気・送水がされない）場合，考えられる原因は大きく分けて以下の 3 つです（細項目に関しては序章．内視鏡の構造の送気送水トラブルリスト参照）．
  ①接続が不十分（緩み・亀裂など）
  ②チャンネルが詰まっている
  ③そもそも光源装置側の送気スイッチがオフになっている
- 異常の原因がスコープ起因であるならば，送気・送水チャンネルが座屈してしまっている，もしくは洗浄不十分によるチャンネル内の目詰まりが考えられます．
- 送気の点検では，小カップに水を溜め，その中にスコープ先端を浸漬させ，送気・送水ボタンの穴を塞ぐことで気泡が発生するかを確認します（図 22 ⓐ）．
- 送水の点検では，液面からスコープ先端を出し，送水ボタンを押し込むことで良好に送水が噴射されるかを確認します（図 22 ⓑ）．

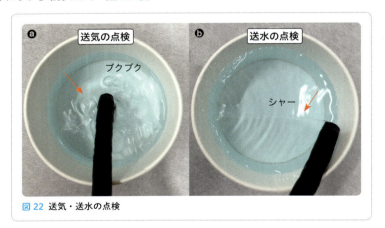

図 22 送気・送水の点検

■ 吸引の点検
- 吸引不良の原因は，以下のいずれかになります（☞細項目に関しては，1 章②内視鏡の名称・構造，こんなとき Check!，8 頁参照）．
  ①吸引ボトル側
  ②吸引ボタン

③鉗子栓

④鉗子チャンネル

- 異常の原因がスコープ起因であるならば，吸引チャンネルの座屈，チャンネル内の目詰まり，吸引シリンダーの削れが考えられます．
- 吸引の点検では，小カップに水を溜め，その中にスコープ先端を浸漬させ，吸引ボタンを押し込むことで水を吸引できるかを確認します．

❹ 自動調光機能の点検

自動調光機能とは，スコープ先端と被写体との距離が変わっても，画面モニタの明るさを一定にするよう自動で調整してくれる機能です．CCDイメージセンサでとらえた情報を元に，電気コネクターを介して通信しているので，接続点検には欠かせない項目です．

点検では，内視鏡先端と被写体の距離を5cm〜60 cm程度の範囲で変えたときに，内視鏡像の明るさが一定になることを確認します（図23）．

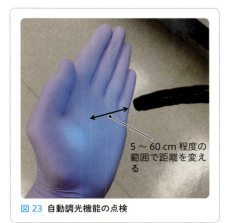

5〜60 cm程度の範囲で距離を変える

図23 自動調光機能の点検

❺ 鉗子チャンネル通過性の点検

処置具を鉗子口から挿入し，引っかかりがなくスムーズに出し入れができるかを点検します．チャンネル内に刺し傷・裂け傷・座屈といった異常がないか，通過するときの違和感で確認します（図24）．

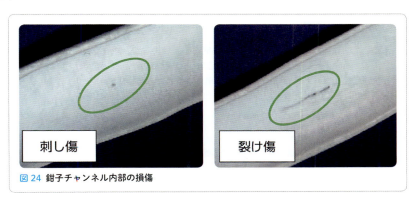

刺し傷　　裂け傷

図24 鉗子チャンネル内部の損傷

❻ 拡大機能，硬度可変，受動湾曲の点検

スコープによってはオプション機能が付いています．忘れずに点検しましょう．

■ **拡大機能の点検**
- 操作部の拡大レバーを操作して，ピントの調整が可能なことを確認します．また，拡大レバーにアソビがなく，操作に対して倍率が一様に変化することも確かめます．

ココがポイント

拡大オフから最大拡大までの大きな動作だけではなく，弱拡大・中拡大・強拡大の間で様々なパターンを試して点検します．アクチュエーターは構造が精密なので，異常の再現性が取りにくい場合があります．

■ **硬度可変の点検**
- スコープ先端から 30 cm と 50 cm 程度のところを両手で持ち，硬度可変の最もやわらかい状態と硬い状態で，硬さが変わることを手感で確認します（図25）．また，硬度調整リングがスムーズに回ることも同時に確認します．

■ **受動湾曲の点検**
- 290 シリーズの受動湾曲機能をもつスコープに対して行います．湾曲部と挿入部の端をつまみ，軽く振ってみてしなやかに湾曲することを確認します．

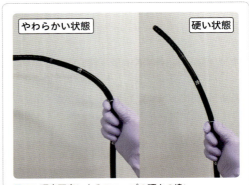

図 25 硬度可変によるスコープの硬さの違い

ココがポイント

- 受動湾曲機能があるスコープでは，銘柄にもよりますが，湾曲ゴムが長く設計されています．その長くなった部分に受動湾曲部が隠れています（図26）．
- 受動湾曲部は，先端硬性部の終わり（軟性部側）から約 10 〜 15 cm の位置にあります．
- CF シリーズで 45°，PCF シリーズで 60° 曲がるように設計されています．

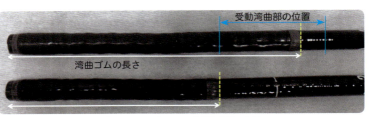

図 26 受動湾曲機能の有無による湾曲ゴムの長さの違いと，受動湾曲部の位置

リークテスト

スコープに対しリークテストを行うことで，外装点検では発見できないピンホールや接続の緩みを発見することができます．方法はいくつかあるため，施設に合った方法を選ぶと良いでしょう（表1）．加圧中はアングルノブを回し，テンションをかけながら点検します．

表1 リークテストの方法

	洗浄器の機能	光源装置の強送気	送気装置（MU-1）	手動加圧リークテスター
接続図				
使用機材	・自動洗浄・消毒器 ・漏水検知コネクター	・光源装置 ・漏水テスター（MB-155）	・送気装置（MU-1） ・漏水テスター（MB-155）	・手動加圧器 ・接続口金
圧力	約31～32 kPa	約25 kPa	約25 kPa	調整可能
特徴	・圧力は高い ・場所を選ぶ ・時間がかかる	・圧力は中程度 ・場所を選ぶ ・簡便	・圧力は中程度 ・場所を選ばない ・簡便	・圧力は調整可能 ・場所を選ばない ・簡便

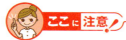

⚠ 洗浄器以外でテストを行った場合は，終了前に必ず圧力を減圧します．減圧を忘れると圧がかかりっぱなしになり，スコープにダメージを与えます．

ココが ポイント

おすすめの方法は，ポータブルの手動加圧リークテスターを使用するものです（図27）．接続口金を各社専用のものに交換すれば，どのスコープにも対応でき，場所を選ばず，圧力も自由に調整することができます．著者の施設では，この方法で加圧を洗浄器よりも若干高い35kPaと，中程度の20kPaの2パターンで行っています．2種類の圧力で点検することでリークの再現性を高めることができ，高確率で発見することができます．

図27

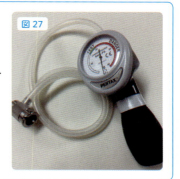

アクセサリーの点検

スコープではありませんが，ボタン類，鉗子栓（図28）の点検も定期的に行うことで，検査中のトラブルを回避できます．

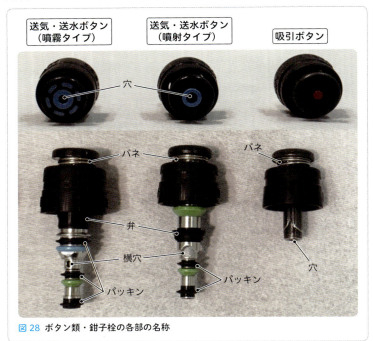

図28 ボタン類・鉗子栓の各部の名称

❶ 吸引ボタン，送気・送水ボタンの点検

以下を点検します．
- 外装に変形・ひび割れがないこと．
- 弁，パッキンに亀裂・破損などがないこと（図29）．

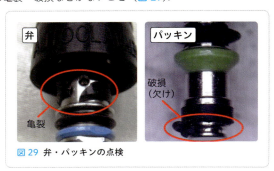

図29 弁・パッキンの点検

- バネの動作がスムーズであること．
- すべての穴に異物や汚れの付着がないこと．吸引ボタンに関しては，ボタンを押し込むことで見える穴も確認（図30）．

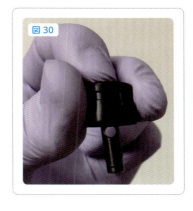

図30

❷ 鉗子栓の点検

鉗子栓はリユーザブルではありません…セミディスポーザブルです．劣化により逆止弁が緩んでくると，吸引力が弱まるばかりか，血液や体液が飛散して感染の危険があります．目視では鉗子栓中央のスリットの裂け，変色などを確認します．検査前には，吸引をかけた状態で，中央の穴を指でトントンと塞いだり離したりを繰り返し，指が吸い付くか確認し，隙間ができていないか点検します．

> **Column**　医療法では，医療機器を使用する施設に対し保守点検（管理）を義務付けています．保守管理を行うことで性能を維持管理し，故障や劣化の早期発見，ダウンタイムの短縮につなげることができます．しっかりと管理された機器を使用することは患者さんにとっても利益になりますし，修理費や故障の頻度が軽減されれば，経営にも優しいことは言うまでもありません．
> 　保守点検は外部委託でも認められていますが，実際に取り扱う私達が行ってこそ機器の本質を理解し業務に還元できると確信しています．特に，動線の多い内視鏡機器ではスタッフ各々の意識が非常に大事です．人員と時間がない現場ではなかなか手が回る業務でないことは痛いほどわかりますが，ぜひ自施設で保守点検を行っていただければ，と思います．このセクションを読んだみなさんの明日からの業務のお役に立てれば幸いです．

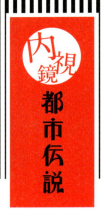

内視鏡都市伝説

オリンパスのラインナップに関する都市伝説

新シリーズをリリースするたびに性能を強化していくオリンパスは、シリーズナンバーも200、230、240、260、290と進化してきた。しかしなぜこんなにも不規則なのだろうか……。

皆も一度は疑問に思ったはず。著者は気になって夜も眠れない日が1日くらい続いてしまった。

噂によると、"数字にしたときのゴロが良い" "性能強化の具合で10〜30増やして新しい感じを出す" "海外で販売するとき、外国語で表現したときの響きや番号に対するイメージ" これらを考慮して決定するらしい……。

信じる信じないはアナタ次第……。

4章

高周波装置

本章の内容
1. 高周波装置の基礎知識
2. ERBEの高周波装置
3. オリンパスの高周波装置
4. APC

4章 高周波装置

❶ 高周波装置の基礎知識

高周波装置は，本体から発生された高周波電流を，接続された処置具を介して患者さんの体内に流入し，対極板もしくは処置具自体で回収し，再び本体に戻ってくる一方通行となっています．このセクションでは，高周波電流，切開と凝固，電流の回収方法について基礎的なところを解説します．

なぜ高周波電流を使うのか

高周波電流（電気）を使う一番の理由は「血を出さない」ためです．金属メスと違い，凝固をしながら切開することができるため，出血を抑えながら切開することができます．EMRやESDなどで切ったそばから出血していたら治療になりませんよね．

また，ただの電流ではなく"高周波電流"を用いる理由は，「感電しない」ためです．高周波電流は短い間隔の電流であるため，筋肉や神経細胞が刺激に追いつかなくなります．そのため身体に電流が流れても反応せず，感電しなくなるのです．電流は周波数が高くなればなるほど人体に対する影響が小さくなります（図1）．

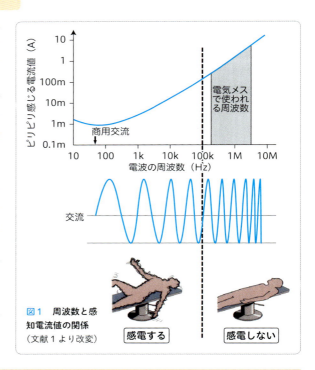

図1　周波数と感知電流値の関係
（文献1より改変）

切開と凝固

それでは，高周波装置を使ってどのように切開や凝固が行われるのでしょうか．デバイスで切開を行うには，
① 電流が流れることで，組織の温度が上昇すること
② 放電圧が加わること
が必要です．デバイスから組織に電流が流れるとジュール熱と呼ばれる熱が発生します．そこに放電圧が加わることで，組織が沸騰・膨張（突沸現象）し，水蒸気爆発が起きることで切開が行われ

ます（図2）．

　凝固は，切開よりも電流量が少なく，放電の際に発生する放電熱による作用が大きいのが特徴です．その熱の作用が凝固力として反映されます．

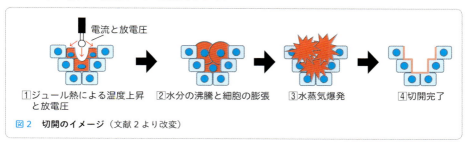

図2　切開のイメージ（文献2より改変）

　電流は1点に集中するほど発熱量は大きくなるため切開能力が高くなり，逆に分散されると凝固能力が高くなります．図3のとおり，デバイスの形状や接触の仕方（電流密度の違い）によって切れ味は変化します．

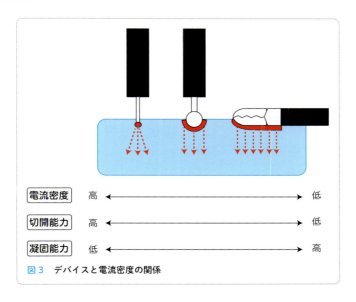

図3　デバイスと電流密度の関係

　①を理解するにはジュール熱の法則の式で考えるとわかりやすいです．次のように語呂合わせにすると覚えやすいでしょう．

ジュール熱の法則

愛が　あーる　と　熱を生む
$I^2 × R × t = Q$
（電流）（抵抗）（時間）（熱量）

ココが ポイント
- 電流密度が高ければ切開能が上がる！
  ☞ 1点に集中するほうが熱が上昇します．
  ☞ 熱量は電流の2乗に比例します．
- デバイスを動かすスピードで凝固能が変わる！
  ☞ ゆっくりデバイスを動かせば凝固力が増加します．

②の放電圧は凝固力（放電凝固）に関係してきます．各種モードやエフェクトにて調整が可能です．基本的に電圧が高ければ放電による熱（放電熱）による影響で凝固能力も高くなりますが，凝固深度が深くなりすぎると，後出血や遅発性の穿孔につながるので注意しましょう（図4）．

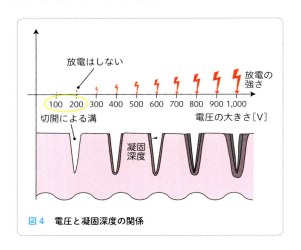

図4 電圧と凝固深度の関係

ココが ポイント
放電による凝固層の深さは電圧の大きさに影響します．

対極板と熱傷事故

対極板はなぜ必要なのでしょうか．もちろん患者さんに流した高周波電流を本体へ安全に回収するためのものですね．しかし，誤った使い方をすると熱傷事故を招くことになるので，取り扱い方法を十分理解する必要があります．

対極板の接地面積が狭くなる→電流密度が高くなる→温度が上がる，となります．ですから逆の考えで接地面積が広くなる→電流密度が下がる→温度が上がらない，となるように対極板を貼ることが熱傷事故予防につながります．

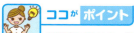

ココがポイント

対極板の貼り方・貼る位置（図5，6）

- 術野に近い場所
  ☞距離を近くすることで電流を回収しやすくし，抵抗を下げます．
- 対極板の広い面を術野に向けます．
  ☞電流を均等に広い面で受け取れるようにします．
- 血流の豊富な筋肉質の部分
  ☞骨の真上など，抵抗が高い部位は避けます．
- 平坦で正常な皮膚
  ☞凹凸や瘢痕，体毛の影響がすくない部位を選択します．

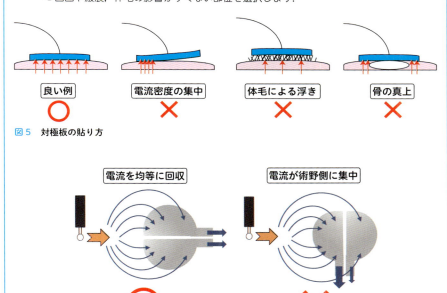

図5　対極板の貼り方

図6　対極板を貼る向き

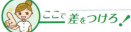

最近の高周波装置には対極板監視モニタ機能があり，接触抵抗が高いと使用できなくなる仕様となっています．乾燥しやすい季節などには，理想の部位に貼り付けても使用可能の緑ランプがつかない場合があります．そのときは，貼付面を濡れガーゼで湿潤させてから対極板を貼るようにしましょう．ERBE の VIO シリーズでは抵抗値を見ることができます．120 Ω を超えるとアラーム音が鳴り出力されないようになっています（図7）．あれ？と思ったら抵抗値を確認してみましょう．

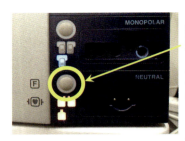

対極板マークの上のボタンを押すと皮膚と対極板の接触抵抗を見ることができる．

120 Ω のラインに赤線が引いてあり，120 Ω 以下なら緑信号が，それを超えると赤信号が点灯する．

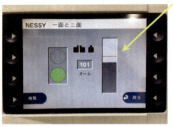
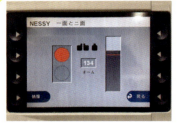

図7　皮膚と対極板の接触抵抗

モノポーラ？バイポーラ？

「患者さんに流入した電流は本体に回収される」とはじめに述べましたが，その経路の違いによってモノポーラとバイポーラに区別されます．

日本語で考えてみましょう．「モノポーラ＝一つの電極」「バイポーラ＝2つの電極」という意味です．正しくはそれぞれ単極式，双極式と呼びます．

モノポーラでは，デバイスから放出された電流が患者さんを介し，対極板に回収されて戻っていきます．それに対しバイポーラでは，デバイスから放出された電流をもう一つの電極を使って自ら回収します（図8）．

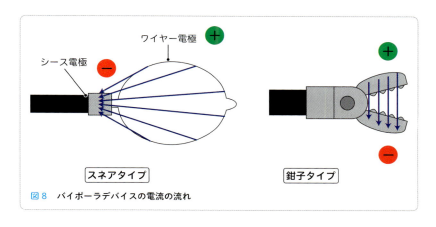

図8　バイポーラデバイスの電流の流れ

　軟性内視鏡下ではモノポーラを使用することのほうが多いのですが，バイポーラが有効な場合のポイントを押さえておきましょう．

 ココが ポイント

バイポーラデバイスの利点
- 対極板が不要です．
- 局所的に熱を加えることができるため，周辺組織の熱損傷が少ないです．
- ペースメーカーを装着した患者さんにも安全に使用できます．
- 金属類の取り外しが不要です．

4章 高周波装置

❷ ERBE の高周波装置

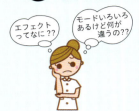

ドイツの ERBE（エルベ）は高周波装置の中でも，ICC200 など ESD 普及の立役者的な名機を生み出してきました．しかしながら，多彩なモードや機能を理解して使用するのは容易ではなく，メーカー推奨設定をそのまま変更なく使う施設も多いのではないでしょうか．
ICC200 と VIO300D の違いから，各モードの解説と臨床応用まで，実践で役立つ内容を理解していきましょう．

ICC200 と VIO300D のスペック

ICC200 と VIO300D の基本スペックを表1に示します．

VIO300D は ICC200 の上位互換機種で，エンドカット I・Q，スイフト凝固，ドライカットの新しいモードが追加され，さらに APC 装置（☞ 4章④ APC，155 頁参照）の APC2 と組み合わせることでフォースド APC，プリサイス APC，パルスド APC が使えるようになりました．また，性能において，凝固モードにもエフェクトが設定できるようになったことで状況に応じての微調整が可能になり，最大電流が 2 アンペアから 4 アンペアに増加しました．

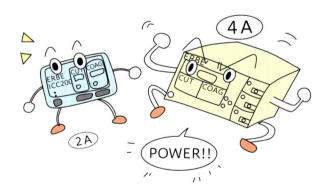

ICC は Inteligent Cut and Coagulation の略で，自動制御ができる切開と凝固を意味し，VIO は Variable Cut Coagulation で，進化する切開と凝固を意味します．

表1 　基本スペック（文献1より引用改変）

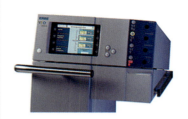

機種名		ICC200	VIO300D
定価		160万円	470万円（オプションなしで420万円）
最大電流		2A	4A
モノポーラ出力	最大出力	切開 200W パワーピークシステム 凝固：120W	切開 300W パワーピークシステム 凝固：200W
	切開モード	オートカット エンドカット	オートカット エンドカットI ※ エンドカットQ ※ ハイカット ドライカット プリサイスカット※
	凝固モード	ソフト凝固 フォースド凝固	ソフト凝固 フォースド凝固 スイフト凝固 スプレー凝固 クラシック凝固 プリサイス凝固 ※
バイポーラ出力	最大出力	120W	120W
	切開モード		カット
	凝固モード	ソフト凝固 オートスタート	ソフト凝固 フォースド凝固 オートスタート，オートストップ

※オプション

特徴

従来の高周波装置が設定した出力をそのまま出し続けるのに対し，ERBE の装置は出力や電圧を自動で制御してくれます（図1）．

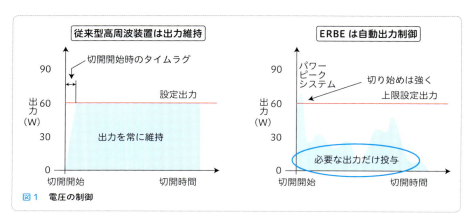

図1　電圧の制御

つまり，切りづらいときは大きく出力し，切れやすい状況では，出力を抑えてくれます．例えば車の運転で，曲がり角ではスピードを落としてから曲がりますが，それは直線道路と同じスピードで曲がると制御が難しく危ないからです．それと同じで，ERBE の高周波装置も必要に応じて出力を制御し，切開の安全性を担保してくれています（図2）．

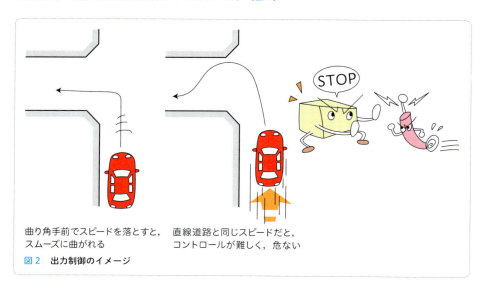

図2　出力制御のイメージ

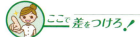
ここで差をつけろ！

"出力や電圧を制御している"と書きましたが，「出力＝切れ味」「電圧＝凝固力」と考えるとシンプルです（難しいことを抜きにして単純に考えた場合です）（図3）．

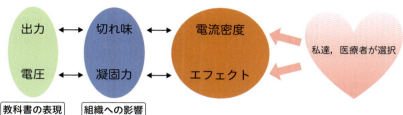

図3　出力と電圧のイメージ

出力の制御はデバイス先端の形状や，組織との接触面積などの"電流密度"で決まるので，私達医療者はデバイスの選択や操作，組織への当て方や強さ，速さなどを調整して，術者と介助者は切れ味をマネジメントしなければいけません．

電圧については，図4のように，ほとんど一定に保たれているのがわかります．

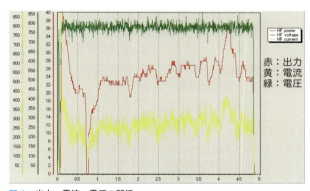

図4　出力・電流・電圧の関係

基礎知識のセクションでは，凝固力は電圧に依存することを学びました．エフェクトとは電圧を設定する機能なので，凝固力はエフェクトに依存すると考えることができるでしょう．

ココがポイント

- 高周波装置の設定値は，あくまでも上限出力の設定です．
- 出力は必要なときと，そうでないときで常に変化しています．
- 切れ味・凝固力は，デバイスの形状，組織への当て方，動かす速さに影響を受けます．

パワーピークシステム

　パワーピークシステム（Power Peak System：PPS）とは，切開開始の大きな出力が必要なときに，切り始めに遅れが生じないよう設定上限値を上回る出力を瞬時に発生させる機能です．図1で切り始めの立ち上がりの差を比べると，パワーピークシステムのイメージをもちやすいでしょう．また，平均出力を相対的に低く抑えることができるため，組織に対する不慮の熱損傷対策にもなります．

ココが ポイント
- パワーピークシステム（PPS）は，切開開始をスムーズにスタートさせてくれるお助け機能です．
- 凝固モードにはパワーピークシステムはありません．

切開と凝固

　切開力と凝固力のバランスは，電流密度と電圧にあることを学びました．モードによってどのように差があるのか見ていきましょう．

　図5はモノポーラにおける各モードの出力波形と電圧幅です．ギザギザの波は電流が流れている時間で，その間の波がない時間は休憩時間です．電流が流れている時間の長いほうが切開力が高く，電圧が高いモードのほうが凝固力は高くなっています．

ここで 差をつけろ！
デューティサイクル（duty cycle）という言葉を聞いたことがあるでしょうか．デューティサイクルは放電凝固のギザギザの波，つまり電流が流れている時間がどれだけあるかをパーセントで表した値です（図6）．

ココが ポイント
デューティサイクルが大きいほど切開能が高く，逆に小さいほど凝固能が高くなります（☞表2，136頁参照）．

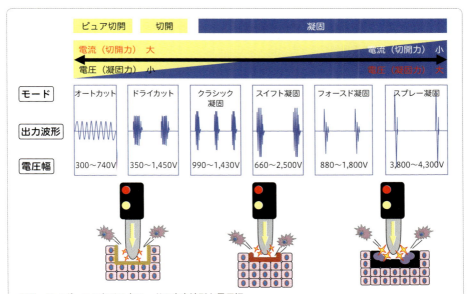

図5 モノポーラにおける各モードの出力波形と電圧幅

ピュア切開モードは電流を連続的に流して切れやすくしていますが,放電が小さいので切開同時止血力は弱くなります.周囲へのダメージを最小にしたいときに良いモードです.モードが右に進むに従って電流の流れる時間は短くなり,逆に電圧は高くなって放電が強くなります.切れ味は落ちる代わりに切開同時止血力は強くなります.

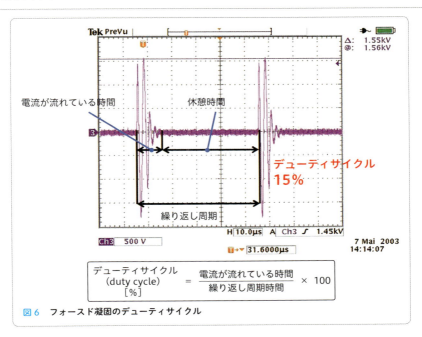

$$\text{デューティサイクル (duty cycle) [\%]} = \frac{\text{電流が流れている時間}}{\text{繰り返し周期時間}} \times 100$$

図6 フォースド凝固のデューティサイクル

各モードについて

ここでは、ERBE の高周波装置がもつ様々なモードについて解説していきます（表2）．

表2 各モードの特徴（文献1より引用改変）

	モード	イメージ	デューティサイクル	最大電圧	切開能力	切開同時止血力	出血時止血力	エフェクト数
切開モード	エンドカット		—	I：550Vp Q：770Vp	○	○	×	4
	ドライカット		30%	1,450 Vp	◎	○	△	8
	オートカット		—	740 Vp	◎	△	×	8
	ハイカット		—	950 Vp	◎	×	×	8
凝固モード	スイフト凝固		20%	2,500 Vp	○	◎	○	8
	フォースド凝固		15%	1,800 Vp	△	◎	○	4
	スプレー凝固		10%	4,300 Vp	△	◎	◎	2
	ソフト凝固		—	190 Vp	×	×	◎	8

※連続波、つまり休憩時間がない波形にはデューティサイクルはありません．

❶ エンドカット

切開と凝固を自動で繰り返すモードです．消化器内視鏡分野では欠かせないモードですのでよく理解しておきましょう（図7）．

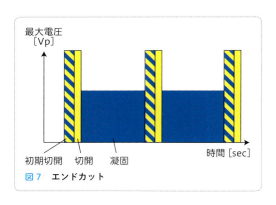

図7 エンドカット

切開は，凝固作用のある初期切開相と純粋な切開相で構成され，その後，凝固モードが加わります．純粋な切開を凝固力の高い相でサンドイッチすることにより，切りすぎや出血を抑制しています．

VIO300D のエンドカットには I と Q の 2 つのモードがあります．両者の違いをここで紹介します．

①**使い分け**： 簡単な方法として，電極の形状で見分けることができます．I は先端系ナイフやパピロトミーナイフなどの形状を，Q はスネアの形状を表しているため，それらの電極に適したモードを選ぶと良いでしょう（図 8）．

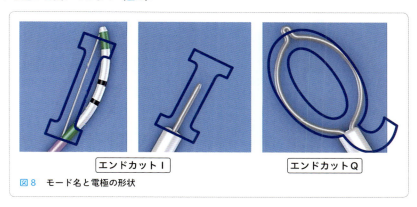

図 8 　モード名と電極の形状

②**出力特性**： エンドカット I は最大電圧が 550Vp と一定なのに対し，エンドカット Q は切開のサイクルごとに最大電圧が 770Vp まで上昇します（図 9）．

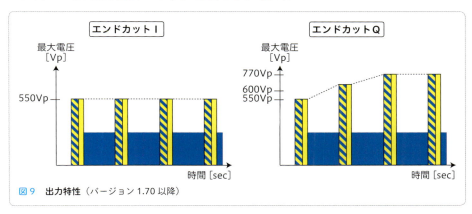

図 9 　**出力特性**（バージョン 1.70 以降）

ここに注意！

- VIO のソフトウェアのバージョンが 1.70 より前のエンドカット Q は，初期切開から 770Vp と電圧が一定しています．

③**切開時間と切開速度**： VIO300Dでは切開時間（cut duration）と切開速度（cut interval）を設定することができます（図10）。

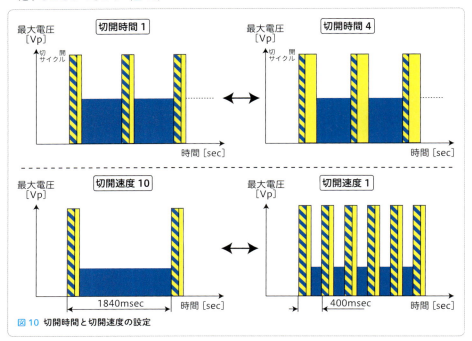

図10 切開時間と切開速度の設定

切開時間は4段階で，大きくなるほど一回の切開時間が長くなります．切開速度は10段階で，大きくなるほど切開の間隔が長くなります．

④**エフェクト**： VIO300Dではエフェクトを調整することで，凝固相の止血効果の強さを調節することができます．エンドカットIとQではエフェクトによって加わるモードが異なるので注意しましょう（表3）．

表3 エンドカットI・Qとエフェクトの関係

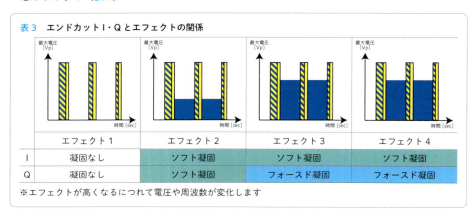

	エフェクト1	エフェクト2	エフェクト3	エフェクト4
I	凝固なし	ソフト凝固	ソフト凝固	ソフト凝固
Q	凝固なし	ソフト凝固	フォースド凝固	フォースド凝固

※エフェクトが高くなるにつれて電圧や周波数が変化します

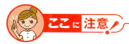

- ICC200では，切開時間0.05秒，凝固時間0.75秒と決まっているため調整できません．
- ICC200のエフェクトは，凝固相の電圧ではなく，切開相の電圧が変化します．

❷ オートカット

連続的に切開波を発生させる純粋な切開モードです．最大電圧も低く設定されているため，周囲組織の熱損傷が抑えられることで鋭い切開が可能です．逆に切開同時止血力は低く，出血のリスクは高まります．

- 組織炭化の少ない安定した切開が得られます．
- 止血力は低いため，出血には注意．

❸ ハイカット

オートカットと同じく連続的な切開波を発生する純粋な切開モードです．オートカットとの違いは放電を保証するところです．つまり，水没や脂肪層，線維化に対しても果敢に攻めていけるモードです．スネアなどのループ電極を使用するとき，接触抵抗が高くても安定した再現性が得られます．ちなみにエンドカットの切開相にはハイカットが用いられています．

- 水没，線維化，脂肪層でも安定した切開が得られます．
- ポリペクトミーやEMRなどスネア電極との相性が良い．
- ハイカット単体で使用するよりも，ハイカットと凝固が交互に行われるエンドカットを用いるほうが安全です．

❹ ドライカット

最大電圧が高く，切開波が断続的に発生される止血力の高い切開モードです．組織と電極の接触状態で出力が制御されるため，術者のコントロールにより多彩なパフォーマンスが可能となります．後述するスイフト凝固に出力波形（図5参照）は似ていますが，ドライカットのほうが切開寄りのモードとなっています．

- 凝固力の高い切開モード.
- デバイスの当て方次第で,切開と凝固のバランスをコントロールできます.
- ESD の粘膜切開に有効.
- 出力を維持できる範囲が広いため,線維化などの抵抗が高い組織にも有効.

❺ スイフト凝固

　切開同時止血力をもった凝固モードです.最大電圧が高いため止血力に優れ,なおかつ切開成分が限られているため,粘膜下層の剝離に適しています.ドライカット同様,コントロール次第で多彩なパフォーマンスが可能です.

- 切開と止血を同時に行える凝固モード.
- 粘膜下層の剝離に適しています.

❻ フォースド凝固

　スイフト凝固よりも切開成分が抑制され,大きい放電凝固による止血効果を狙ったモードです.60W までは,電圧が出力に比例して変化し,60W 以降は一定に制御されます(図 11).

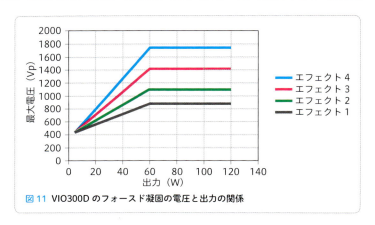

図 11 VIO300D のフォースド凝固の電圧と出力の関係

　つまり組織との接触や通電時間などに影響を受けやすく,正確な術者のデバイス操作が要求されるモードです.逆に,確かな最大出力設定,エフェクトの選択,術者の技術が噛み合えば,再現性の高いパフォーマンスが実現できるモードであるともいえます.

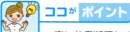
- 高い放電凝固により出血の少ない剥離ができます．
- ESD の粘膜下層剥離に適しています．
- 通電環境に影響を受けやすい．
- 組織の炭化，電極の炭化組織の付着が多い．

❼ ソフト凝固

止血に特化した純粋な凝固モードです．最大電圧を 200V 以下に抑えることで放電を起こさず，ジュール熱のみによる熱凝固を行うため，組織炭化を起こしません（図 12）．

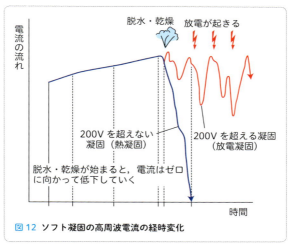

図 12 ソフト凝固の高周波電流の経時変化

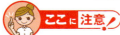

❗名前からして安全そうなモードではありますが，すべてにおいて万能というわけではありません．無放電凝固なので不慮の組織損傷を起こすことはありませんが，じっくり凝固することで熱が深部まで伝わってしまうおそれがあります．これは凝固の深さが凝固時間に影響を受けるためです．止血をすみやかにピンポイントで行うためには，エフェクトを高く設定し，短時間で浅い層に熱を加える必要があります．

- 最大電圧を 190V にすることで，放電を起こさない純粋な凝固を行います．
- 温度は 100℃以下に抑えられ，炭化しません．
- 時間をかけて凝固すると，熱が深く入ってしまうため，高いエフェクトを用いて短時間で凝固を行います．

⑧ スプレー凝固

　空中放電を用いた非接触凝固を目的とするモードです．広範囲に浅く止血ができるので，粘膜表層からの漏出性出血に対して効率よく止血ができます．エフェクトには2種類あり，エフェクト1は放電切開に，エフェクト2は放電凝固に用いられます．

ココがポイント
- VIOのモードの中で最も最大電圧が高い．
- 高電圧からの空中放電による広い範囲での凝固．
- 血管拡張症などの粘膜表層からの漏出性出血に対する止血に有効．

使用手順

手順

1. 対極板を患者さんに貼ります．

2. 本体の電源をオンにし，セルフテストが正常に終了したことを確認した後，どれかボタンを押して使用可能な状態にします（ICC200の場合．VIO300Dの場合はセルフテストの後，術式に合わせてプログラムを選択します）．

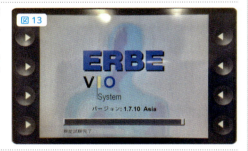
図13

3. 対極板ランプが緑色になっていることを確認します．

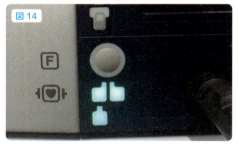
図14

4章　高周波装置

4 目的に応じた出力の調整を行います．

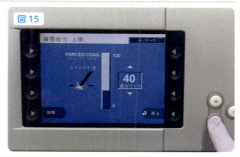

図 15

5 アクティブコードと，使用するデバイスのアクティブコード接続部を接続します．

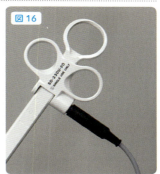

図 16

6 フットペダルを踏み込んで出力します．

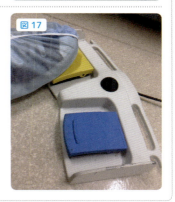

図 17

使用後の取り扱い

❶ 掃除と消毒

　使用後は，清拭による消毒を行います．ただし，液晶ディスプレイをアルコールを含む消毒剤で清拭すると，反射防止コーティングが剥がれる場合があるので注意が必要です．各ケーブルは，ぶつけたり床に垂れ下がっている部分を踏みつけたりして断線させないよう，接続端子から抜いて清拭し，緩やかに巻いて保管しましょう．

❷ **安全点検**

以下の点検項目を実施する必要があります．

- ラベルや取扱説明書の点検
- 装置やアクセサリーの目視試験による損傷の点検
- EN 60 601-1（JIS T 601-1）に準拠した電気的安全性試験
- 接地導線の試験
- 漏電流試験
- スイッチパイロットランプの性能試験
- 監視装置の試験
- オートスタートモードの試験
- 切開・凝固モードの出力試験

少なくとも年に1度の保守点検を実施し，安全性能を損なわないようにしましょう．点検に関しては代理店に依頼することができます．

エラーが発生したら

エラーが発生したときは，機器に表示されるエラーコードを確認し対応しましょう（図18）．

日常で起こりうるエラーは，対極板を含めた接続に関するものがほとんどですが，その場で対応できない本体内部の異常に関してはすみやかに代理店に連絡するようにしましょう．その際にエラーコードを伝えるとスムーズです．

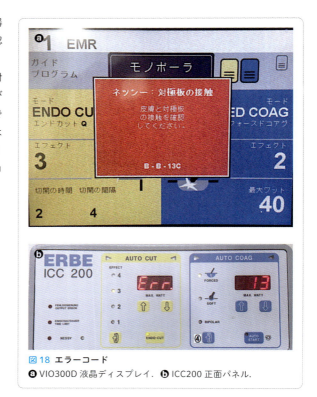

図18 **エラーコード**
ⓐ VIO300D 液晶ディスプレイ．ⓑ ICC200 正面パネル．

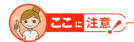 **ここに注意**

接続に関するエラー以外で稀に起こるもので，その場で解決でき，かつボタン操作が必要なものを紹介します．

❗違うチャンネルが選択されている．

▶ ディスプレイの表示が空っぽの状態を見たことがあるでしょうか．これは何も設定されていないチャンネルが選択されているときに表示される画面です（図19）．本体右のフォーカスボタンを押して，適切なチャンネルに合わせましょう（図20）．逆にAコードが違うチャンネルのソケットに挿入されている場合もあるので注意しましょう．

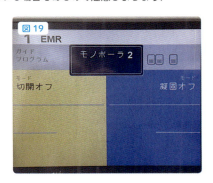

図19

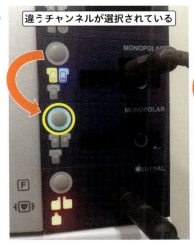
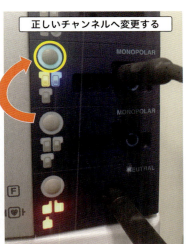

図20　違うチャンネルが選択されている　　正しいチャンネルへ変更する

❗フットスイッチの選択がされていない．

▶ モードや設定を変更しようとして，誤ってフットスイッチの選択を変えてしまう場合があります．液晶画面右上のフットスイッチマークに色がついていない，本体右のフォーカスボタン下

のフットスイッチランプが点灯していないとき（図21）は，再度フットスイッチを割り当てる必要があります．

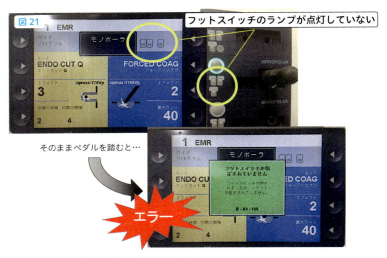

▸ フットスイッチは以下の手順で割り当てます．

🔽 手順

1️⃣ 液晶画面のフットスイッチマーク右のボタンを押します．

2️⃣ 出力方法の選択画面で，使用したいフットスイッチのカラーマークを選択します．

3️⃣ 本体右のフォーカスボタン下，フットスイッチランプが点灯します．

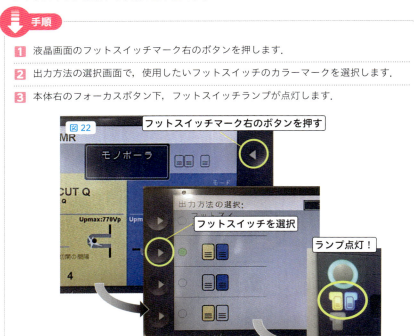

Column

VIO300Dの後継機種，VIO3が発売されました．最大電流量も増加し，タッチパネルの大きなディスプレイを搭載し近未来的な風貌でのリリースです．注目はやはり1秒間に25,C00,000回の抵抗計測による高精度電圧制御でしょう．血管，線維化，脂肪層に応じて出力を高水準でコントロールしてくれるのが魅力です．使用した感想としては，特にフォースド凝固が上品になった印象を受けます．いままで痒いところに手が届かなかった凝固と切開のバランスの域に踏み込んでくれました．

また，新モードのプレサイスセクトも導入され，内視鏡治療の新たな立役者として君臨することでしょう．

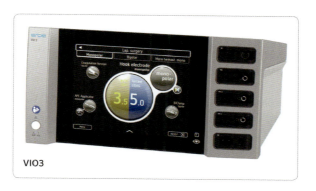

VIO3

❸ オリンパスの高周波装置

本セクションでは ESG-100 について解説します.

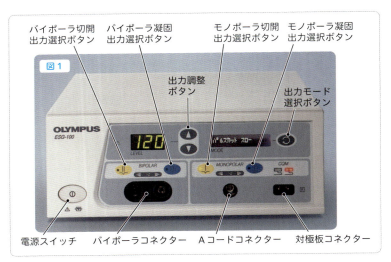

図1

- バイポーラ切開出力選択ボタン
- バイポーラ凝固出力選択ボタン
- モノポーラ切開出力選択ボタン
- モノポーラ凝固出力選択ボタン
- 出力調整ボタン
- 出力モード選択ボタン
- 電源スイッチ
- バイポーラコネクター
- Aコードコネクター
- 対極板コネクター

ESG-100（図1）は，従来のオリンパスの高周波装置 PSD シリーズよりも軽くスリムな設計になり，ボタンも少なくなったため操作がしやすくなりました．また，漏れ電流監視モニタが備わったため，スコープ接続部の S コードコネクター受けと接続しなくてもよくなり，ポリペクトミーなどの手技がスムーズに施行できるようになりました（図2）.

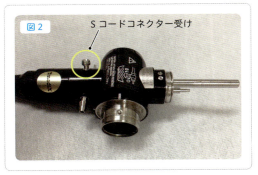

図2 — S コードコネクター受け

ERBE の高周波装置 ICC200，VIO300D と比べると，軽いだけでなく安価な点もコスト面では嬉しいポイントです.

スペック

表1に ESG-100 のスペックを示しています.

表1 ESG-100のスペック

機種名		ESG-100
定価		100万円
モノポーラ出力	最大出力	切開：120 W ハイパワーカットサポート ファーストスパークモニタ
		凝固：120 W
	切開モード	カット 1/2/3
		パルスカットスロー
		パルスカットファースト
	凝固モード	フォースドコアグ 1
		フォースドコアグ 2
		ソフトコアグ
バイポーラ出力	最大出力	120 W
	切開モード	カット 1/2/3
	凝固モード	ソフトコアグ
		RFコアグ/RCAP

特徴

❶ ハイパワーカットサポート

　組織を切り始める際に，瞬間的に設定を上回る高出力を投入する機能です．つまり，切り始めの引っかかりなどの一瞬の遅れがなくなり，スムーズに切開を行うことができます．お気付きのとおり，ERBEのパワーピークシステムと同じ原理ですね（図3）．

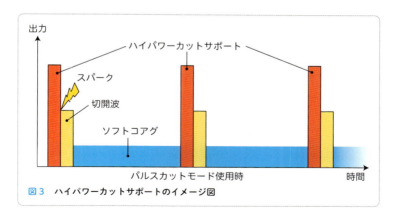

図3　ハイパワーカットサポートのイメージ図

❷ ファーストスパークモニタ

切開が行われる際には放電が起きることを基礎知識のセクション（☞ 4 章①高周波装置の基礎知識，124 頁参照）で学びました．ファーストスパークモニタとは，この放電量を素早く検出することにより必要最低限の放電出力に制御する機能です（スパークとは放電のことです）．では放電が制御されるとどんなメリットがあるのでしょうか．放電は凝固と深い関係があります．過剰な放電を抑制することで，組織の炭化や挫滅が軽減し，断端が滑らかでツルッとした切開を得ることができます（図 4）．

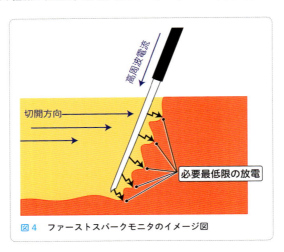

図 4　ファーストスパークモニタのイメージ図

 ココが ポイント

- ハイパワーカットサポートとは，切り始めがスムーズになる機能．ERBE のパワーピークシステムと狙いは同じ．
- ファーストスパークモニタは放電を必要最低限に制御することで，焦げ付きや煙を抑制しスムーズな切開をサポート．
- ハイパワーカットサポートとファーストスパークモニターは，パルスカットスロー／パルスカットファースト，カット 1/2/3 に機能します．
- ERBE 同様，出力を制御し状況に応じて必要な分だけ供給します．

各モードについて

❶ パルスカットスロー / パルスカットファースト

切開と凝固が交互に行われるモードで，凝固にはソフト凝固が使用されており，ERBE のエンドカットによく似ています．スローとファーストの違いはソフト凝固が行われる時間の長さで，スローは 0.8 秒，ファーストは 0.55 秒です（図 5）．

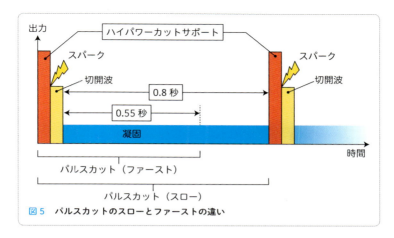

図5 パルスカットのスローとファーストの違い

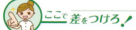

ESG-100はファーストスパークモニタが電圧を制御しているので，VIO300Dのエンドカットに近い感覚で使用することができます．しかし，エンドカットとは大きな違いがあるので注意が必要です．それはエンドカットには初期切開相があるということです．初期切開相は凝固力の高い切開で，切開を凝固でサンドイッチして安全にしています．それに対し，パルスカットはハイパワーカットから出力されるので切り出しがとてもスパッ！とシャープに切れます．VIO300Dと同じ感覚でEMRやESDを行うと生切れが発生しやすいので注意してください．逆にESG-100に慣れた術者は，パルスカットのクリアで滑らかな切開に魅了され，他の高周波装置は使えなくなるといいます．

❷ カット1／2／3

　純粋な連続切開モードです．カット1からカット3に進むにしたがって最大電圧が高く設定されています．ERBEでいうところのエフェクトと同じと考えるとシンプルです．

❸ フォースドコアグ1/2

　高い電圧からの放電凝固を得意とする凝固モードです．フォースドコアグ1はフォースドコアグ2に比べ電流量が少ないモードとなっているため，電流密度が高くなる小型電極においても安全に止血を行えます．フォースドコアグ2は切開能力が高い凝固モードとなっているため，凝固しながら切開する場合に有効です．ESDでの粘膜下層剥離や茎の太いポリープなど，血管を処理しながら切開するときに有効です．

 ココがポイント

- フォースドコアグ1は凝固力が高いため，止血に有効．
- フォースドコアグ2は切開同時凝固力が高いため，ESD時の粘膜下層剥離や有茎性ポリープなど，凝固しながら切開する場合に有効．

❸ オリンパスの高周波装置

❹ ソフトコアグ

　最大電圧を 200Vp 以下にすることで，放電させずに熱によって組織を凝固させる純粋な凝固モードで，原理は ERBE のソフト凝固と同じです．違いは，エフェクトがないため電圧は出力設定によって制御される点です．ソフト凝固では，必要以上に深く熱が行き渡らないようにエフェクトを高く設定し，短時間で止血すると学びました．ESG-100 のソフトコアグにはエフェクトがないため，出力自体を高くする必要があります．

ココが ポイント

- 原理はオリンパスも ERBE も同じ．
- ESG-100 にはエフェクトがないため，出力設定で電圧を調整．

使用手順

手順

1. 対極板を患者さんに貼ります．
2. 本体の電源をオンにし，セルフテストが正常に終了したことを確認した後，どれかボタンを押して使用可能な状態にします．
3. 対極板ランプが緑色になっていることを確認します．
4. 目的に応じた出力の調整を行います．
5. アクティブコードと，使用するデバイスのアクティブコード接続部を接続します．
6. フットペダルを踏んで出力します．

その他知っておくべき事項

❶ セルフテスト

　本体電源オンの後，セルフテストが開始されます．セルフテスト中は装置すべてのランプが順に点灯し，設定表示計の 3 つの数字が 1 から 9 までカウントされます．セルフテストが正常に終了すると表示パネルに「ナニカボタンヲオシテクダサイ」と表示されるので，いずれかのボタンを押しましょう（図 6）．

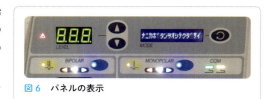

図 6　パネルの表示

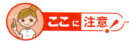

- 本体電源オフの後，15秒以内に再度電源を入れ直すとセルフテストがスキップされます．誤って電源をオフにした場合などに，すぐに起動させる機能なのですが，普段と同じようにナニカボタンヲ押してしまうとモードや出力が変更されてしまうので注意が必要です．

❷ 設定値の記憶

ESG-100 では，電源をオンにすると最後に使用した設定をそのまま呼び出します．ERBE のようにプログラムした基本設定を毎回呼び出すような仕様ではありません．

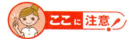

- 例えば曜日によって術者が変わり，設定を好みの値に変更した場合，リセットされずにそのまま呼び出されてしまいます．使用前に設定値の確認をしっかりと行うようにしましょう．

❸ 安全機能

ESG-100 では，安全機能として出力の時間を最大 60 秒に制限してあります．フォースドコアグ 1/2 は 30 秒，RF コアグモードには制限はありません．この制限時間を超えると表示パネルに「シュツリョクジカン　リミット」と表示され，15 秒は出力できないようになっています．ここまで連続して出力することはそうそうないかと思いますが，一応頭の片隅に入れておきましょう．

❹ 本体ボリュームの調整

出力音は出力を知らせる重要な機能です．使用中に十分聴こえるよう調整しましょう．音量調整ダイヤルは背面パネルの左上にあります（図7）．

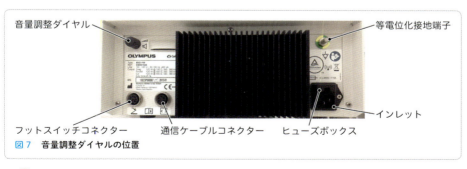

図7　音量調整ダイヤルの位置

- 電源投入後のセルフテスト中は，音量の調整ができません．
- 意外に軽い力でダイヤルが回転するため，不意な接触で音量が変わってしまう場合があります．普段より音量が違うと感じたら確認しましょう．

使用後

使用後の取り扱いの手順は以下のとおりです．

手順

1. 本体電源をオフにします．
2. 本体，各ケーブル，フットスイッチに血液や汚物による汚染がある場合は，中性洗剤を浸したガーゼで拭き取ります．
3. 汚物が取れた後，消毒用エタノールで湿らせたガーゼで清拭します．
4. 清拭した後は，十分に乾かします．
5. 各ケーブルは，ぶつけたり，床に垂れ下がっている部分を踏みつけたりして断線させないよう，接続端子から抜き，緩やかに巻いて保管します．

ここに注意

- 出力コネクターや電源インレットなど接続部の金属部分は洗浄しません．腐食や接触不良などの原因になります．
- 各コードやプラグを取り外す際は，接続部のコネクターを持って取り外します．ケーブルを引っ張ると断線してしまいます．
- 長期間使用しない場合は，コンセントから電源コードのプラグを抜いてください．

❹ APC

アルゴンプラズマ凝固（argon plasma coagulation：APC）では，スプレー凝固とアルゴンガスを組み合わせて凝固します．特徴としては「非接触凝固」「広範囲な凝固」「浅い凝固深度」で，内視鏡室では止血や組織の凝固壊死目的で用いられます（表1）．

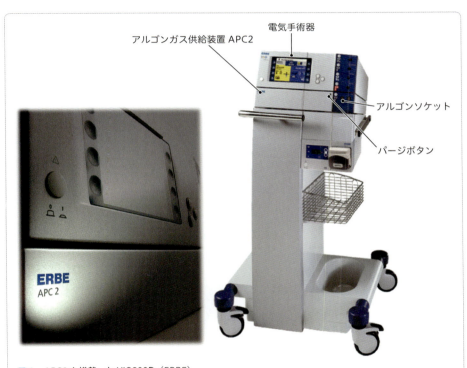

図1　APC2を搭載したVIO300D（ERBE）

表1　APCの使用目的

止血	組織凝固壊死作用
・血管拡張	・早期癌
・GAVE / DAVE	・静脈瘤地固め
・潰瘍出血	・EMR時の遺残焼灼

APCの原理と特徴

　アルゴンガスは高電圧によって電気的にバラバラに（電離）され，プラズマと呼ばれるガスになります．このガスはとても電気を通しやすく，空気を媒体にするよりも効率的に凝固することが可能です（図2）．APCの特徴を表2にまとめました．

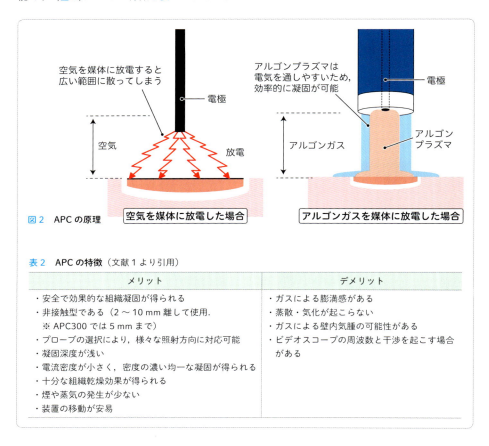

図2　APCの原理

表2　APCの特徴（文献1より引用）

メリット	デメリット
・安全で効果的な組織凝固が得られる ・非接触型である（2〜10 mm 離して使用. 　※ APC300では5 mm まで） ・プローブの選択により，様々な照射方向に対応可能 ・凝固深度が浅い ・電流密度が小さく，密度の濃い均一な凝固が得られる ・十分な組織乾燥効果が得られる ・煙や蒸気の発生が少ない ・装置の移動が安易	・ガスによる膨満感がある ・蒸散・気化が起こらない ・ガスによる壁内気腫の可能性がある ・ビデオスコープの周波数と干渉を起こす場合がある

APCの使用方法

　APCに必要な周辺機器（図3）を接続し，次の手順で使用します．

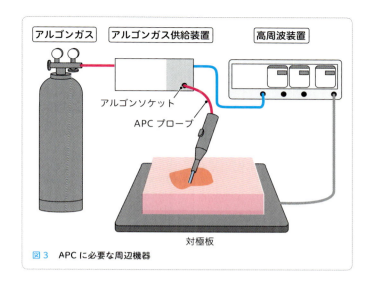

図3 APCに必要な周辺機器

> **手順**

1. 患者さんに対極板を貼り，アルゴンガスボンベのバルブを開けます．
2. アルゴンソケットに，メンブランフィルター（ろ過フィルター）を接続し，APCプローブを接続します．このとき，使用するAPCプローブにあった接続コネクターを使用しましょう．
3. アルゴンガス供給装置のパージボタンを押して，APCプローブ内をアルゴンガスで満たします．
4. 本体の電源をオンにし，目的に応じて出力の設定を調整します．
5. プローブを鉗子入り口から挿入し，対象を焼灼します．
6. 使用後はディスポーザブルのプローブは破棄し，リユーザブルのプローブは洗浄の後，滅菌します．

プローブの種類

　APCプローブ（図4）には，気管支鏡用（1.5 mm径），消化器内視鏡用（2.3 mm径，3.2 mm径）があり，長さも選択が可能です（表3）．先端部の形状には，直射型，側射型，円状噴射型の3種類があります．それぞれの特徴を表4にまとめました．

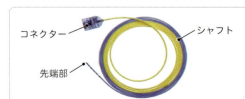

図4 プローブの形状（FiAPCプローブ，ERBE）

表3 プローブの長さと径の関係

	1.5 mm径	2.3 mm径	3.2 mm径
1500 mm	○	—	—
2200 mm	—	○	○
3000 mm	○	○	—

表4　プローブの特徴

	直射型	側射型	円状噴射型
イメージ	シャフト	シャフト　セラミックチップ	シャフト　セラミックチップ
特徴	アルゴンガスを正面に噴射することで，ガスが正面に広く広がり通電します．	アルゴンガスを一方向から噴射することで，ガスが円錐状に広がり通電します．	アルゴンガスを円状に噴射することで，ガスが円状に広がり通電します．

ここに注意

- ERBE の APC プローブは，以前はリユーザブルのものが販売されていましたが，現在販売されているプローブはすべてディスポーザブルのものになっています．再生工程に耐えうる耐久性が保証されていないため，誤って再利用しないようにしましょう．

機器とモード

ここでは代表的な ERBE 製の APC 装置について解説します．ERBE の APC 装置には，APC300 と APC2 があり，APC300 は ICC シリーズと，APC2 は VIO シリーズと組み合わせて使用します．APC300 ではモードの選択ができなかったのに対し，APC2 ではフォースド APC，パルスド APC，プリサイス APC の 3 種類から選択が可能になりました．また，点火補助機能の搭載によって放電距離が向上しました．APC2 のモードの特徴を表5 にまとめました．

❶ フォースド APC

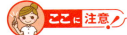

従来の APC300 に近いモード．点火性能と，低い設定でも効果を維持できる点が向上しています．

❷ パルスド APC

エフェクトの調整（1 or 2）によってパルス間隔の設定が可能なモードです（エフェクト 1：1 パルス／秒，エフェクト 2：10 パルス／秒）．広範囲にエネルギーを供給することが可能です．

ここに注意

- エフェクト 1 のほうがエフェクト 2 に比べ高出力になります．広く浅く凝固したい場合はエフェクト 2 を選択します．

表5　APC2のモードの特徴

	フォースドAPC	パルスドAPC	プリサイスAPC
イメージ			
特徴	出力に比例して凝固深度が深くなります．APC300の凝固に似ていますが，低い設定でも効果を維持できるようになり，凝固深度のコントロールが向上しました．	エフェクト1が高出力，エフェクト2が低出力となっています．エフェクト1に対しエフェクト2のほうが，広く浅く凝固するのに適しています．	プローブと組織の間の抵抗（距離）に関係なく，一定の凝固深度を得ることができます．大きさはエフェクトで調整し，大きくなるほど深くなります．壁の薄い組織に有効です．
得意とする症例	・組織焼灼 ・止血 ・遺残腺腫の失活 ・狭窄に対する再拡張	・止血 ・GAVE ・食道静脈瘤	・右結腸 ・小腸 ・十二指腸

❸ プリサイスAPC

プローブと組織との抵抗（距離など）に関係なくアルゴンプラズマの強度を一定に調整するモードで，表面の焼灼に優れているため壁の薄い組織に対して有効です．

設定

代表的な設定条件を表6に示しました[1]．

表6　APC300とAPC2における代表的な設定条件（文献1より引用）

	APC300	APC2		
		フォースド	プリサイス	パルスド
出血性潰瘍（静脈性）	40W	30W	effect6	effect1, 20W
出血性潰瘍（動脈性）	60W	40W	effect8	effect2, 20W
毛細血管拡張症	40W	30W	effect6	effect1, 20W
DAVE, GAVE	40W	30W	effect6	effect1, 20W
放射線性障害	40W	30W	effect6	effect1, 20W
食道静脈瘤地固め療法	40W	30W	effect6	effect2, 20W
腺腫，異型上皮	60W	40W	effect8	effect2, 20W
腫瘍 mass reduction	80W	50W	—	effect2, 30W
ステント in-& out-growth	40W	30W	effect6	effect2, 20W

ガス流量：食道，大腸 1l/min，胃 2l/min

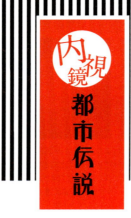

LOT No にまつわる都市伝説

　オリンパスの処置具のLOTナンバーに「K」という文字をよく見かけるが、この「K」は一体何を意味するのか……。

　噂によると、この「K」、青森県黒石市にある青森オリンパスの工場からとったらしい。黒石の「K」ということだそうだ。

　事実、青森オリンパスは実在し、地元から愛されている企業で、青森を代表する祭り"ねぶた祭り"にもねぶたを出陣させているそうだ。

　信じる信じないはアナタ次第……。

5章

処置具・デバイス

本章の内容

- **A** 検査・診断等で用いられるデバイス
- **B** 止血術で用いられるデバイス
- **C** ESD・EMR で用いられるデバイス
- **D** ERCP で用いられるデバイス
- **E** 拡張術で用いられるデバイス
- **F** PEG で用いられるデバイス

5章 処置具・デバイス ▶ A 検査・診断等で用いられるデバイス

❶ 生検鉗子

内視鏡検査で組織採取することを目的とします．カップの形状やサイズに種類があるので，それぞれの特徴を理解して取り扱うようにしましょう．

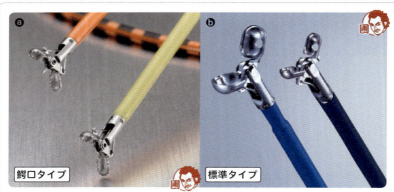

図1　生検鉗子
ⓐ ラディアルジョー4（ボストン・サイエンティフィック ジャパン）．
ⓑ EndoJaw（オリンパス）．

各部の名称（図2）

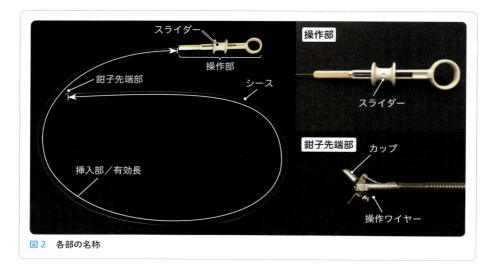

図2　各部の名称

種類

生検鉗子には，表1に示す3つの種類があります．

表1 鉗子の種類

標準鉗子	鰐口鉗子	針付き鉗子
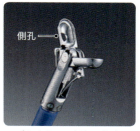	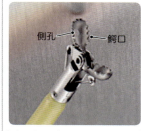	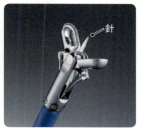
（EndoJaw，オリンパス）	（ラディアルジョー4，ボストン・サイエンティフィック ジャパン）	（EndoJaw，オリンパス）
切れが良く，カップに側孔があるものが多い．側孔により多くの組織を回収できます．	硬い組織に対しても強い把持力を発揮します．	カップ中央の針により，粘膜の滑りを防止します．

使用方法

 手順

1. 使用直前にスライダーを操作し，カップの開閉がスムーズであることを確認します．
2. 内視鏡の鉗子口に，生検鉗子を挿入します．

ココがポイント

挿入時は鉗子口に対してチューブがまっすぐになるよう，挿入角度を調整します（図3）．

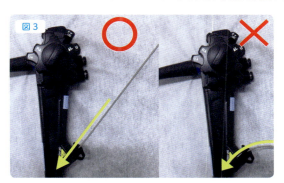

図3

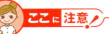 **ここに注意！**

❶ スライダーを強く握り込んだり，逆に開く力が強すぎると，シースが反り返ってしまい（図4），鉗子チャンネルにストレスをかけてしまいます．

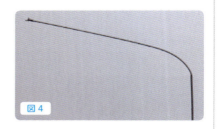
図4

3 挿入中はスライダーを軽く握り，カップが開かないようにします．カップが開くと鉗子チャンネルを傷つけてしまいます．

4 画面モニタにて，鉗子先端部を確認します．先端部を確認できたら，医師の合図を受けて，スライダーを操作し，目的の組織を採取します（図5）．

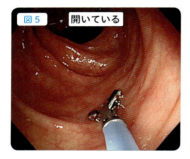
図5 開いている

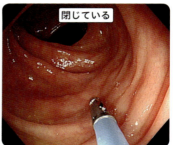
閉じている

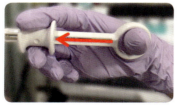

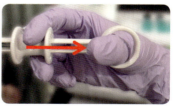

ここに注意！

❶ カップを閉じる操作が早すぎると，組織とカップが滑ってしまい十分な検体量を採取できなくなってしまうため注意が必要です．これ，すごく大切なことで，ボスは常に，"じんわり噛んで"と言います．パクッと噛むと眉間にしわが……．

5 鉗子を内視鏡から抜去します．このとき勢いよく引き抜くと体液が飛沫するため，鉗子栓をガーゼで保護しながら抜去します．この動作を怠ると検体処理の際，水分がろ紙に広がりくっつきにくくなるので注意しましょう．

ココがポイント

挿入部のループを作りながら抜去すると、その後の検体処理がしやすくなります（図6）．

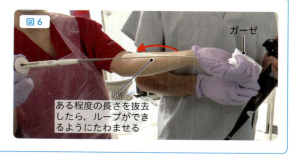

図6

ある程度の長さを抜去したら、ループができるようにたわませる

ガーゼ

coffee break

皆さん，鉗子を抜いたときに，術者の顔に体液がかかって怒られたことって一度はあるのではないでしょうか．これに関してはうちのボスは極端に寛容です．というか，その程度のことはまったく気にせずに手元が止まりません．こちらがしまった（ﾟДﾟ）と固まっていると，固まっていることを怒られて，構わないからどんどん作業を続けて…という感じです．とにかく手技の流れが止まることが何より嫌いなんですよ，あの人．止まると死にそうな，サメか……．

6 組織が採取できているか，カップの中身を確認し，検体処理を行います．

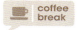 **ここに注意**

❗生検介助ではここが一番重要です．組織が極小で，便か粘膜か判断が難しければ，その場で医師と相談しましょう．患者さんの今後の治療方針に直接影響します．最悪の場合，もう一度前処置を行って再検査，なんてことにもなりかねません．

使用後

ディスポーザブル製品は破棄し，リユーザブル製品は再生処理を行います（☞6章③処置具の洗浄・消毒，308頁参照）．生検鉗子はスポルディングの分類においてはクリティカルに分類されており，感染のリスクがスコープよりも高い位置に分類されています（表2）．

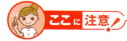

表2 内視鏡器材のスポルディング分類例（文献1より引用改変）

分類	殺菌の水準	生体への影響	感染リスク	器具例
クリティカル	滅菌	無菌の組織または血管に挿入するもの	高い	生検鉗子
セミクリティカル	高水準消毒	粘膜と接触するものまたは健常でない皮膚に接触するもの	低い	スコープ
ノンクリティカル	低水準消毒または洗浄	健常な皮膚に接触するものまたは接触しないもの	ほとんどない	血圧計

5章 処置具・デバイス ▶ A 検査・診断等で用いられるデバイス

❷ マウスピース

マウスピースは，経口挿入の上部内視鏡検査時にスコープ操作をスムーズにする目的で使用します．また，患者さんがスコープを噛んでしまうことで起こる，スコープの故障の予防にも役立つため，必ず使用します．

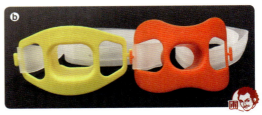

図1 マウスピース
ⓐリユーザブルタイプ（バイトブロック，PENTAX Medical）．
ⓑディスポーザブルタイプ（Meditalia バイトブロック，アビス）．

種類

マウスピースには，①開口部のサイズ，②補助機能，③ズレ・脱落防止，などにより，様々な種類のものが存在します．使用目的に合ったものを選択すると良いでしょう．

❶ 開口部のサイズ

スコープの径に合わせて開口部（スコープが通る部分）のサイズを選択します．開口障害のある患者さんや小児の患者さんなどには開口部の小さいサイズを選択します（図2）．

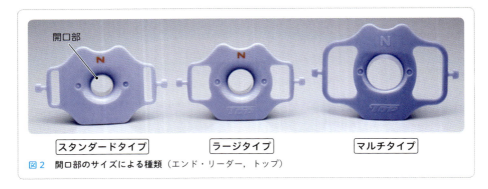

図2 開口部のサイズによる種類（エンド・リーダー，トップ）

❷ 挿入補助付きマウスピース

最も嘔吐反射が誘発されるタイミングは，スコープが舌根部に触れるときです．それを保護する目的で，舌圧子付きマウスピースを使用する場合があります（図3）.

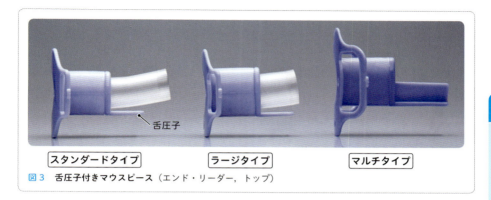

図3 舌圧子付きマウスピース（エンド・リーダー，トップ）

❸ ズレ・脱落防止機能付きマウスピース

鎮静剤使用時など，患者さん自身でマウスピースの保持が困難な場合は，ズレ・脱落を防止できるバンド付きマウスピースが有効です．補助テープで固定する場合が最も多いと思われますが，実際には患者さんがモゴモゴして外れてしまう経験も多いのではないでしょうか．しっかりとした固定が必要なときには，バンドが効果的です．主要なバンド付きディスポーザブルマウスピースを表1にまとめました．

表1 主要なバンド付きディスポーザブルマウスピース

	オリンパス	富士フイルムメディカル	トップ	日本メディカルネクスト	アビス
写真					
製品名（コード）	ディスポーザブルマウスピース（MAJ-1632）	ディスポーザブルマウスピース（HZ712809）	エンド・リーダーマルチタイプZ（16432）	コンメドバイトブロック（000429）	Meditaliaバイトブロック（MED/102）
開口部サイズ	22 mm × 27 mm	16 mm × 27 mm	18 mm × 18 mm	20 mm × 27 mm	21 mm × 25 mm
舌圧子	無し	無し	あり	無し	あり
梱包数と一個あたりの定価	50個/箱 300円/個	100個/箱 220円/個	50個/箱 300円/個	50個/箱 300円/個	50個/箱 220円/個

ココがポイント

色々なマウスピースがあるのはわかったけど，マウスピースだけでそんなに多くの種類の在庫をおけません！という声が聞こえてきそうですね．ノーマルのマウスピースを強化するアクセサリーもあるので，患者さんによっては使用してあげると良いでしょう．バンドがなくても固定できる補助テープや，歯茎損傷や歯牙損傷を防ぐ保護クッションなどがあります（図4）．

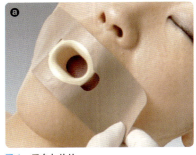 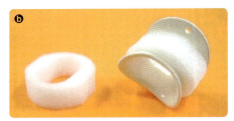

図4　アクセサリー
ⓐ補助テープ（クイックフィックス・マウスピース，アルケア）．ⓑ保護クッション（マウスピースラバー，ジープラン）

使用方法

手順

1. 清潔なマウスピースを患者さんにくわえてもらいます（バンド付きはバンドで固定します）．
2. 開口部から内視鏡を挿入し，使用中は外れないよう注意します．
3. 内視鏡抜去後，速やかに外します．

使用中

　使用中，気付いたら外れていたり，くわえてはいるものの，歯で噛めていないということが多々起こります．検査前の確認もさることながら，検査中の様子もチェックすることが大切です．

　また，咽頭麻酔の影響で誤嚥しやすくなっているため，検査中の唾液は飲み込まずにマウスピースを介して外へ出すよう声をかけましょう．出してはいけないと思って無理に飲み込もうとする患者さんもいらっしゃいますし，鎮静が効いていて咳嗽反射がないために気道へ誤嚥してしまう場合もあります．

誤嚥予防には，適切な体位で検査を行うことが最も効果的です．検査ベッドに寝かせる際は，足を互い違いにし，右足の膝をベッドに付けるようにすると，口元が下を向き，鎮静が効いていても唾液が自然と流れ出ていきます（図5）．

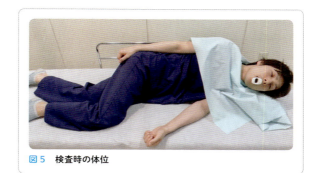

図5　検査時の体位

使用後

　ディスポーザブル製品は破棄し，リユーザブル製品は再生処理（☞ 6章③処置具の洗浄・消毒，308頁参照）を行います．

5章 処置具・デバイス ▶ A 検査・診断等で用いられるデバイス

❸ 散布チューブ

管腔内に色素を散布するときに用いるチューブです．先端から霧状に色素を噴射することで，ムラなく散布することができます．また，鉗子チャンネルを色素で汚さないため，デバイス出し入れ時の薬液飛散の軽減にも有効です．

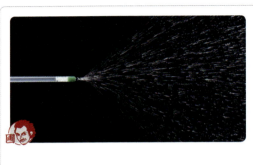
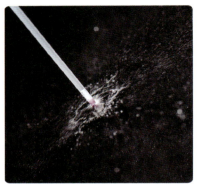

図1　散布チューブ（ファイン・ジェット，トップ）

各部の名称

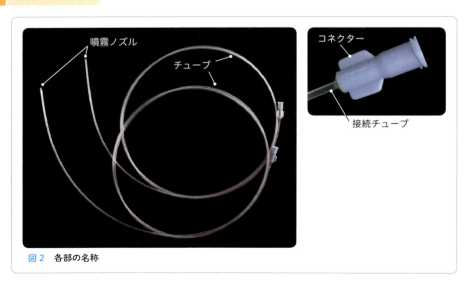

図2　各部の名称

種類

①**噴霧方向**： 噴霧方向には，正面噴霧型と側方噴霧型があり，用途によって使い分けが可能です．一般的に側方噴霧型を食道で使用しますが，正面噴霧型でも全消化管に対応できます（図3）．

②**送水型**： NTチューブのように正面に送水できるタイプです（図4）．噴霧はできません．

③**太さ**： 鉗子チャンネル径（2.8mm径用と2.0mm径用）に合わせて選択できます（図4）．

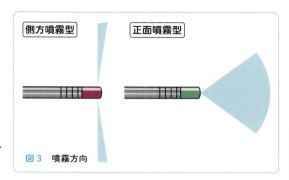

図3　噴霧方向

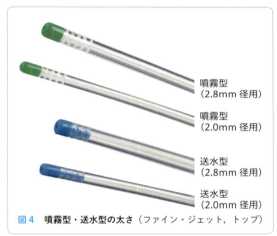

図4　噴霧型・送水型の太さ（ファイン・ジェット，トップ）

噴霧型（2.8mm径用）
噴霧型（2.0mm径用）
送水型（2.8mm径用）
送水型（2.0mm径用）

 ココが ポイント

当院では，すべて2.0mm径用の散布チューブを使用しています．2.8mm径用チューブを使用した場合，均一な噴霧を得るためにはある程度勢いをつけてシリンジを押す必要があり，散布量も多くなってしまいます．ヨードなど刺激の強い薬液では，患者さんのために最小限にしてあげたいので，比較的散布量の調整が利く2.0mm径用がおすすめです．また，最大の利点として，細いため鉗子チャンネルに挿入したままでも吸引力が比較的保たれるのが強みです．薬液を散布する色素内視鏡検査では，良好な視野の確保は必要不可欠です（￣—￣）．

使用方法

手順

1. ディスポーザブル製品は梱包を，リユーザブル製品は滅菌パックを，汚染されないよう清潔な状態で開封し取り出します．
2. 散布チューブの接続部と薬液を満たしたシリンジを接続します．このとき緩みがあると散布の際に飛び散るおそれがあるため，注意しましょう．
3. 鉗子口入り口から散布チューブを挿入し，目的部位に薬液を散布します．

ココがポイント

易出血性病変に対し，強い散布を行うとそれだけで出血してしまい，視野を悪くするおそれがあります．散布は霧状に広がる必要最小限の力で行うのがコツです．

4. 散布後は薬液の飛散に注意し，鉗子口をガーゼなどで保護しながら散布チューブを抜去します．

使用上の注意

- 出し入れ時の薬液の飛散には十分気をつけます．ガーゼを用いて鉗子栓からの飛散を防ぎましょう．
- 散布時には，シリンジと接続口を押さえておくようにすれば，万が一接続が緩んでいても薬液の飛散を防ぐことができます．

ココがポイント

- シリンジはロックタイプのものを使用すると良いでしょう．圧を強くかけたとき，接続部位がはずれ，術者や患者さんにかかってしまう場合があります．以前，ヨード散布時に接続がはずれ，ボスの全身にヨードを散布したツワモノがいました．ヨードが目に入るとかなりの刺激痛があるようで，さすがのボスも検査を中断して目を洗っていました｜д°)．
- 抜去時はシリンジに陰圧をかけて，チューブ先端の薬液を手前に引いておくことが，飛散を予防するコツです．

使用後

ディスポーザブル製品は破棄し，リユーザブル製品は再生処理を行います（☞6章③処置具の洗浄・消毒，308頁参照）．

5章 処置具・デバイス ▶ A 検査・診断等で用いられるデバイス

❹ NT チューブ

NT チューブ（ノントラウマティックチューブ）は，通常の洗浄チューブよりも先端が丸みを帯びた設計になっています．散布形式は一般的な噴霧タイプとは違い，送水タイプになっています．主に大腸腫瘍に対するクリスタルバイオレット染色に用いられ，そのほかには蠕動運動に対する病変の保持や，粘液の洗浄などにも用いられます．

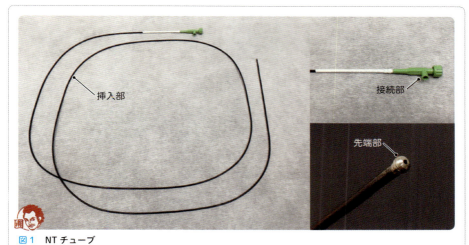

図1　NT チューブ

使用目的

❶ クリスタルバイオレット染色

滴下するように少量ずつ染色します．大量に散布してしまうと広範囲に染色されて管腔が暗くなり良好に観察できなくなってしまいます（図2）．

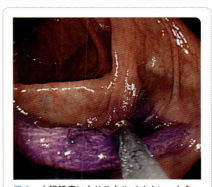

図2　大腸腫瘍にクリスタルバイオレットを滴下している様子

ココが ポイント
- 一度染色した後，水で洗い流し，再度染色する"二度塗り法"を用いると綺麗に染色されます．
- 染色の際は，シリンジの押子をコンコンコンと小突いてあげると，絶妙な量の散布が可能です．

❷ 腫瘍への押し当て

腫瘍の場所や形状によっては，全景を確認できないことが多々あります．NTチューブは先端が丸いため，病変を傷つけずにめくったり，対側へ倒したりして観察することが可能です（図3）．

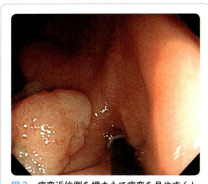
図3 病変近位側を押さえて病変を見やすくしたところ

❸ 粘液の除去

洗浄チューブとして粘液を水で洗い流すことができます．また，チューブの先端のボール状の部分を直接病変に軽くこすって粘液を落とすこともできます．洗ってもこすっても取れないときは「吸引」する方法もあります（押してもダメなら引いてみろ！）．

スコープでの粘液吸引は，画面上で吸引口が見えないため，吸いダコを作ってしまう他，出血させてしまうおそれがあるので注意が必要です．NTチューブを使ってシリンジで軽く陰圧をかけて，粘液にキッスをするようにチューブの先端をツンツンと当てると粘液を吸ってくれます．良好な染色を得るには粘液の除去が不可欠です．あの手この手で病変をきれいに洗いましょう．

使用方法

1 滅菌パックを開封し，汚染されないよう清潔な状態で取り出します．

2️⃣ NTチューブの接続部と薬液を満たしたシリンジを接続します．このとき，緩みがあると散布の際に飛び散るおそれがあるため，注意しましょう（図4，クリスタルバイオレットは染色効果が強く拭き取るのが大変です（^_^;））．

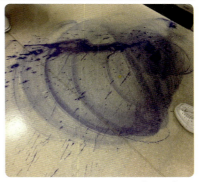

図4　クリスタルバイオレットを床にこぼした様子（拭いてもなかなか汚れが落ちない）

 ココが ポイント

クリスタルバイオレットはアルコールガーゼで拭くと，汚れが落ちやすいです．

3️⃣ 鉗子口入り口からNTチューブを挿入し，目的部位に薬液を散布します．

 ココが ポイント

一度にドバっと散布するのではなく，少しずつポタポタと散布するのがコツです．

4️⃣ 散布後は薬液の飛散に注意し，鉗子口をガーゼなどで保護しながら散布チューブを抜去します．

使用後

再生処理を行います（☞6章③処置具の洗浄・消毒，308頁参照）．

❺ 先端フード

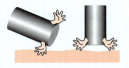

先端フードの使用目的は多岐にわたりますが，主にレンズと対象の距離を一定に保つことを目的としています．対象がレンズに密着すると内視鏡の視野は完全にブラインドになってしまいます．ごくわずかでも，この先端フードで対象との距離が確保されることで，ブラインドとなることが回避可能となります．処置内視鏡のみならず，通常の観察でも有用な場合が多々あります．

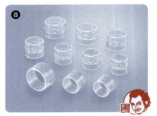
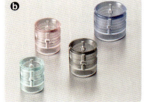
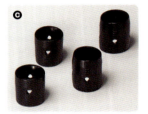

図1　先端フードの種類の例
ⓐ先端アタッチメント（オリンパス）．ⓑエラスティック・タッチ スリット＆ホール型（トップ）．
ⓒエラスティック・タッチ ブラックタイプ（トップ）．

使用用途と種類

❶ 拡大内視鏡検査時（図2）

呼吸性変動や拍動の影響で観察が困難になる場合がよくあります．拡大観察では，病変に近接し一定の距離を保つ必要があり，先端フードがその一役を担います．黒い突出長の短いフードを使用することで光の反射を抑え，視界を邪魔することなく近接拡大が可能となります．

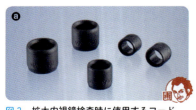
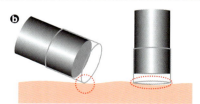

図2　拡大内視鏡検査時に使用するフード
ⓐフードの一例（先端フード，オリンパス）．ⓑ使用イメージ．

❷ 大腸挿入時（図3）

　送気をしなくても粘膜と距離をとることができるため，赤玉にならず次の管腔を視認しやすくなります．これにより送気による過伸展が予防でき，患者さんの苦痛軽減につながります．また，ひだをめくる際も引っかけやすく，観察もしやすくなります．

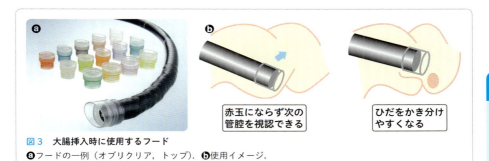

図3　大腸挿入時に使用するフード
❶フードの一例（オブリクリア，トップ）．❷使用イメージ．

❸ 治療時

① **ESD（内視鏡的粘膜下層剥離術，図4）**：　ESDでは粘膜下層を剥離する際に，病変の下へ潜り込んでいきます．粘膜を持ち上げたり繊維を引っ張ったりしながらトラクションをかけて，良好な視野と効率的な治療のアプローチをサポートします．

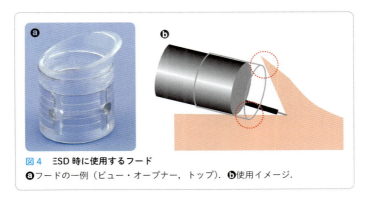

図4　ESD時に使用するフード
❶フードの一例（ビュー・オープナー，トップ）．❷使用イメージ．

② **EAM（内視鏡的吸引粘膜切除法，図5）**： EAM フードにはスネアガイドチューブが付いており，スネアを通すことができるようになっているのが特徴です．フード内に病変を吸引し，スネアで絞扼・切除します．

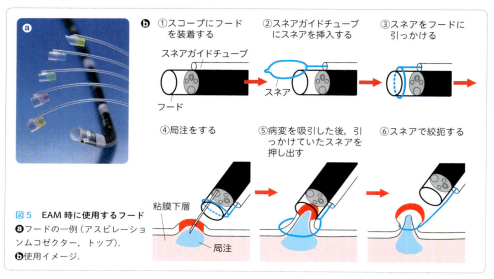

図5　EAM 時に使用するフード
ⓐフードの一例（アスピレーションムコゼクター，トップ）．
ⓑ使用イメージ．

③ **EMRC（内視鏡的粘膜切除術，図6）**： EMRC フードには，内側にスネアが引っかかるように爪がついているのが特徴です．EAM と違い，スネアをフードの中で展開します．

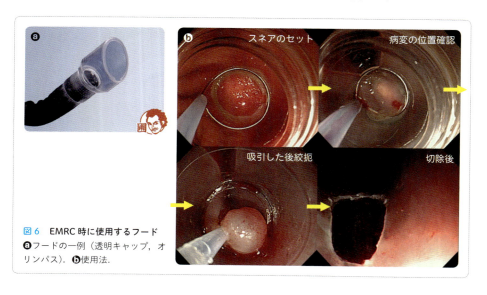

図6　EMRC 時に使用するフード
ⓐフードの一例（透明キャップ，オリンパス）．ⓑ使用法．

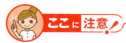

> ❗ フードの先端は斜めにカットされたものと，平らなものがあります．斜めにカットされたものは粘膜と接する面積が広くなるため，比較的大きな病変に対して使用されます．しかし，小さな病変に使用すると広く切除しすぎたり，場合によっては穿孔したりと危険が伴います．平らなものは，斜めにカットされたものに比べ，広く切除することはできませんが，比較的安全に使用できます．病変のサイズに合った形状の選択が必要です．

❹ 異物除去

　異物除去でのフードの役割は，消化管内の保護です．魚の骨やPTP包装シートなどの鋭利なものを回収する際，フードの中に収納し安全に体外へ排出させます．オーバーチューブも併用するとさらに安全です．

取り付け方法とコツ

　フードの取り付けは，まずスコープ・サイズ（先端部径）に合ったものを選びましょう．また，マウスピースやオーバーチューブとの組み合わせが可能かどうか確認しましょう．

❶ テープ固定

　管腔内での脱落を予防します．側孔があるタイプのフードの場合，孔をテープで塞がないように気をつけます．当院では水に強い一般に市販されているビニールテープを使用しています．

❷ 側孔の位置決め

　側孔（図7）は，フード使用時の弱点である水はけの悪さ対策のために設けられています．側孔が一箇所の場合は，対物レンズの近くや，鉗子口出口（吸引口）の対側に調整するのがよいといわれていますが，送水ノズルの向きに合わせたり，重力方向に合わせたりと，いろんな説と好みがあります．

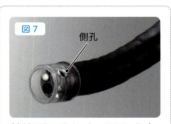

図7　側孔
（先端アタッチメント，オリンパス）

 ココが ポイント

　ウーロン茶に含まれるサポニンという成分が界面活性作用と脂肪分解作用を持っており，汚れ落としに効果があるという報告があります[1]．送水タンクの水をウーロン茶にしたり，使用前にフードを浸漬させておくなどすると効果があるそうです．普通のウーロン茶と黒ウーロン茶のどちらがいいかはわかっていません（＾◇＾）．

特殊なフード

鉗子チャンネルを増やすフード（図 8）

1 チャンネルスコープを 2 チャンネル化することができ，粘膜把持しながらの治療や，結紮などを可能にします．

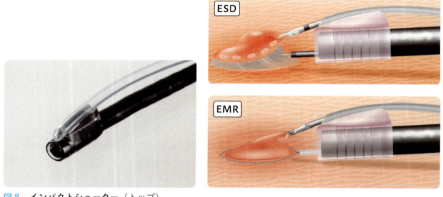

図 8　インパクトシューター（トップ）
2 チャンネルにて病変を把持してトラクションをかけるため，粘膜をめくったり，距離をとるために先端長を長くする必要がなくなります．それにより内視鏡画面の視野も広くなります．

❻ オーバーチューブ

オーバーチューブは，治療時にスコープを頻回に抜き挿しする際の患者さんの苦痛を軽減する目的で使用されます．

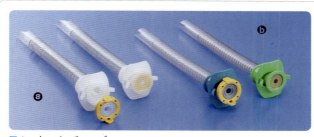

図1　オーバーチューブ
ⓐ FOT ラージタイプ（住友ベークライト）．ⓑ フレキシブルオーバーチューブ（住友ベークライト）．

構造（図2）

オーバーチューブは図2のような構造になっています．治療時には，送気によって距離を保ったり，視野を確保したりしますが，空気が抜けてしまうと難易度が急激に高くなります．そのため脱気防止弁が付いています．

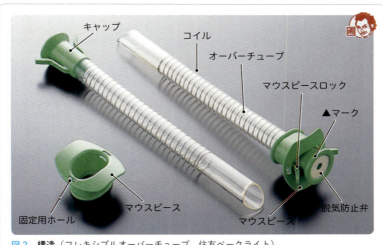

図2　構造（フレキシブルオーバーチューブ，住友ベークライト）

種類

専用のマウスピースとオーバーチューブで構成されます．異物・検体の摘出のために脱気防止弁の取り外しが可能なタイプ（図3 ⓐ）や，管腔の広いチューブを留置するために，内筒と外筒に分離しているタイプ（図3 ⓑ）もあります．外筒・内筒の二重構造にすることで食道粘膜の負担や巻き込みリスクの軽減につながります．また，治療のサポートとして，内腔が2ルーメンに分離し，スコープを2本同時に挿入可能なタイプも存在します（図3 ⓒ）．

チューブの長さは，標準タイプで約20cm，ショートで約18cm，スーパーショートで約16cm程度です．患者さんの体型や，病変部位によって選択します．

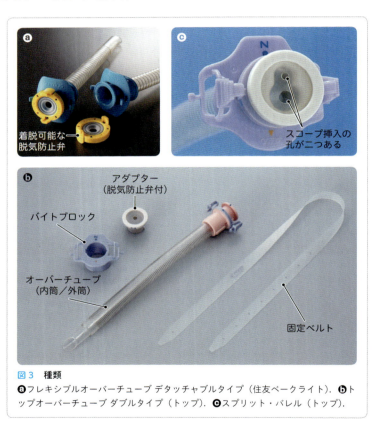

図3　種類
ⓐフレキシブルオーバーチューブ デタッチャブルタイプ（住友ベークライト）．ⓑトップオーバーチューブ ダブルタイプ（トップ）．ⓒスプリット・バレル（トップ）．

使用方法

次の手順で使用します．

手順

1. 患者さんに，オーバーチューブと組み合わせる専用のマウスピースを装着します．
2. オーバーチューブをオレドメ部に装着したまま（図4），スコープを胃内まで進めます．

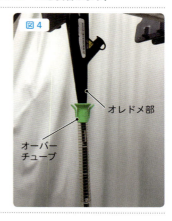

図4

オレドメ部
オーバーチューブ

3. 下顎挙上し，咽頭部を可能な限り伸展させます．
4. オーバーチューブの先端斜めカットの短い方を患者さんの背中側にし，左右に軽くねじりながら，スコープに沿わせてゆっくりと挿入していきます（図5）．
5. 専用マウスピースとカチッと音がするまで押し込みロックします．

ここに注意

オーバーチューブは先端がやわらかいものの，チューブ先端部の方向を誤ると食道を裂いてしまうなどの大事故につながります．

- 挿入抵抗を少なくするため，オーバーチューブに潤滑剤をたっぷり塗布します．
- 斜めにカットされた先端の長い方を患者さんの内側（腹側）に，短い方を外側（背側）に向けます（一番大事!!）（図5）．
- ゆっくり挿入します．

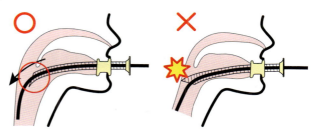

図5　チューブの方向

使用後

再生処理を行います（☞6章③処置具の洗浄・消毒，308頁参照）．

6 オーバーチューブ

5章 処置具・デバイス ▶ B 止血術で用いられるデバイス

❶ 回転クリップ装置

回転クリップ装置は，私達介助者の腕の見せ所と言っても過言ではない処置具です．使用には処置具基本動作となる「開く」「閉じる」「回す」の集大成を注ぎ込みましょう．

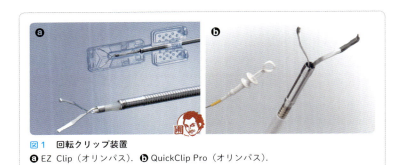

図1　回転クリップ装置
ⓐ EZ Clip（オリンパス）．ⓑ QuickClip Pro（オリンパス）．

使用の目的

- 穿孔・潰瘍底への保存的閉鎖
- マーキング
- 器械的止血
- トラクションデバイス

各部の名称

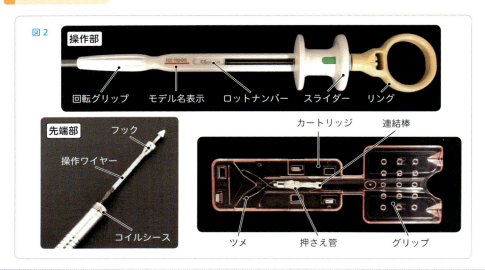

図2

使用方法

❶ 準備

- 滅菌された本体，目的に合わせたクリップを用意します．
- 充填前にスライダー操作がスムーズであることを確認します．
- 以下の手順でクリップを充填します．

手順

1 スライダーを手前まで完全に引いた状態で，カートリッジをコイルシースにかぶせます．このときカートリッジのグリップ部分をつまむようにします（図3）．

図3

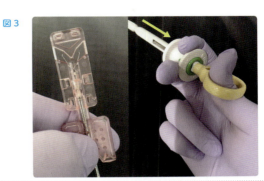

2 スライダーをカチッと音がするまで前へ押し出します（図4）．

図4　ツメが開く

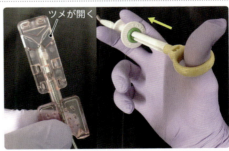

3 スライダーを手前に突き当たるまで引き，クリップがコイルシースに収納されカートリッジに残っていないことを確認します（図5）．

図5　クリップが収納される

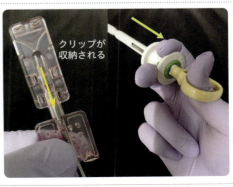

❶ 回転クリップ装置

❷ 使用中

手順

1 内視鏡に挿入し，画面にシース先端が見えることを確認したらクリップを展開します．
- 連結棒（○で囲まれた部分）が見えるまでスライダーをゆっくり押し出した後，スライダーを押さえ管（矢印の部分）までゆっくり引いてきます（図6）．
- 押さえ管までスライダーを引いてくると抵抗を感じますが，さらにそこから2～3mm引いてくるとクリップが徐々に開いてきます．「カコッ」とはまる感じがしたら完了（図7）．

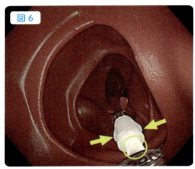

図6

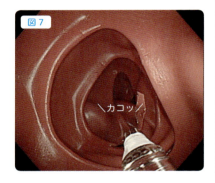

図7

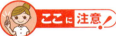

ここに注意

- ⚠ 展開に十分なスペースがないと，対側の消化管壁にクリップ先端がぶつかり，脱落してしまうために注意が必要です（図8）．
- ⚠ 勢いよく展開すると，消化管壁を突き破り穿孔のリスクがあります．

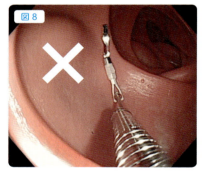

図8

2 展開したらクリップ位置を調整します．
- 押さえ管の固定を緩めスライダーを少し出し，回転グリップを回転させます．回転させるときはスライダーに力をかけないようにします（図9）．
- 角度が定まったら元の位置までスライダーを引きます．

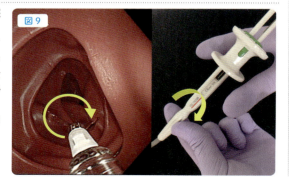

図9

ココがポイント
- 位置調整時はクリップを少しだけ出した状態で回転させるとトルクが伝わりやすい．
- 位置が決まったら閉じない程度にゆっくり握り込み，押さえ管にて固定させます．

3 医師が粘膜にクリップを押し当て，リリースの合図で閉じます．
- リリース時に医師が吸引を行い脱気することで，把持した粘膜をより厚く寄せてくることができます．技師はこれに同調し，ツメが滑らないよう適切な速さで閉じてくることで，効果的に縫縮することができます．

4 バチンと音がするまでスライダーを最後まで引き込みます．
- バチンという音はクリップが連結棒から物理的に切り離される音です．
- 図10 はリリースしたことで切り離された連結棒の欠片です．物理的に引きちぎられたのがわかります．

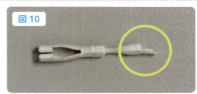

図10

5 クリップがコイルシースから離脱したら，スコープから抜去し，先端に残った白い連結棒を破棄します．

ココがポイント
- クリップと連結棒が完全に離脱しない場合が稀にあります．その際コイルシースをそのまま引き抜いてしまうと，クリップを牽引してしまい，外れてしまうおそれがあるため，フック部を少しだけ出し，クリップと連結棒を完全に離脱させます（図11）．
- このとき勢いよく出してしまうと連結棒が体内で脱落してしまうため気をつけます．
- 体内に脱落した連結棒をスコープで吸引すると，吸引チャンネルが詰まってしまうので注意が必要です．

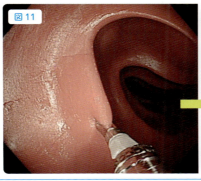
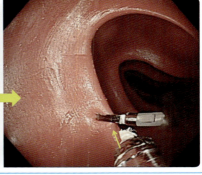

図11

白い連結棒には施設によって様々な呼び方があると思います．「ゴミ」だったり「カス」だったり…．当院では「白っカス」と呼んでいますが，ネーミングがあまりにも不憫すぎます（泣）．誰かカッコイイ呼び方を知っていたら教えてください．

❸ 使用後

洗浄・滅菌をします．

保守点検

　クリップはディスポーザブル製品，本体はリユーザブル製品です．そのため，本体は使用前に洗浄・滅菌が必要です（新品であっても滅菌されていないので必要です）．また，装置を安全に使用するために，使用前の動作点検や定期的な動作点検を行うようにしましょう．

❶ 使用後の洗浄・滅菌

手順

1. 酵素洗浄剤に浸漬し外表面のタンパク汚れを分解させます．
2. 超音波洗浄器に 30 分間かけ，コイルシース隙間の汚れを落とします．
3. 水ですすぎ，外表面の水を拭き取ります．
4. 潤滑剤に 2〜3 秒浸漬し，外表面を拭き取ります．
5. オートクレーブにて滅菌します．

❷ 点検

- 外装点検にて破損がないことを確認します．
- コイルシースにつぶれ・座屈がなく，スライダー操作がスムーズであることを確認します（図12）．

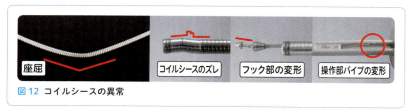

図 12 **コイルシースの異常**

- ▶ 本体コイルシースにつぶれ・座屈がある場合，スライダーの動作が重くなってしまいます．
- ▶ つぶれ・座屈がある回転クリップ装置を使用すると，コイルシースの先端部の破断，脱落や，内視鏡の鉗子チャンネルへの挿通ができないおそれがあります．
- ▶ 無理に挿入すると内視鏡先端から急激に突き出て，穿孔，大出血，粘膜損傷などにつながるおそれがあります．
- ▶ 不良の回転クリップを鉗子チャンネルに通すことでチャンネル内部を傷つけ，故障の原因になるので注意が必要です．

その他，おさえておくべきポイント

- ツメの角度の選択（表1）
  - 90°と135°の違いは閉じた時の隙間と把持力に影響します．90°では閉じたときの隙間は広いが把持力が高く，135°では把持力は若干劣りますが，狭い隙間で縫縮できます（図13）．
  - 一般的に135°は血管を閉じる止血目的として，90°はマーキングやトラクションデバイスとして用います．

表1　クリップのツメのラインナップ

	HX-610-090SC	HX-610-090S	HX-610-090	HX-610-090L
ツメの形状・角度	90°	90°	90°	90°
クリップの腕の長さ	ショート	ショート	ノーマル	ロング
包装材の色表示	Red/White/Yellow	White	Yellow	Blue
一箱の数量	24	40	40	40

	HX-610-135XS	HX-610-135S	HX-610-135	HX-610-135L
ツメの形状・角度	135°	135°	135°	135°
クリップの腕の長さ	スーパーショート	ショート	ノーマル	ロング
包装材の色表示	Gray	Green	Pink	Purple
一箱の数量	24	40	40	40

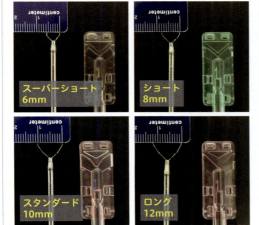

135°で展開したときの開き幅の違い

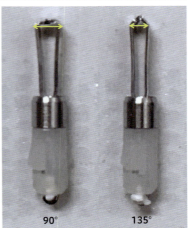

長さスタンダードで比較したツメ角度の違い

図13　開き幅の違い

- 長さの選択
  - 潰瘍底の大きさに合わせて選択します．短いほうが把持力は高いため，適切な長さを選択する必要があります．当院ではロングクリップは把持力が劣るということで，使用することはほぼありません．
- クリップのツメはステンレス（導電体）でできています．高周波装置と併用する場合にはクリップ自体が通電デバイスになってしまうため，注意が必要です．
- カラーショートクリップはツメにフッ素樹脂コーティングがされており，マーキング部にアクリル樹脂のカラーマークが付いています．フッ素コーティングによって絶縁皮膜となり，高周波装置を用いる場合にも安全に使用することが可能です．また，ESD時に肛門側，口側のマーキングとして用いる場合もあり，標本にする際の目印としても使用可能です（図 14）．
- MRI 対応クリップ（HX-202 シリーズ）や，ディスポーザブルクリップ（HX-201 シリーズ）もあることを合わせて覚えておきましょう．

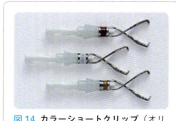

図 14 **カラーショートクリップ**（オリンパス）

ココが ポイント

具体的な使用例
- 穿孔・潰瘍底への保存的閉鎖 ▶ Pink・Green・Yellow
- 器械的止血 ▶ Pink・Green・Gray（露出血管には Gray がお勧め）．
- マーキング ▶ Yellow・White
- トラクションデバイス ▶ Color Short

5章　処置具・デバイス ▶ B 止血術で用いられるデバイス

❷ 高周波止血処置具

先端形状が鉗子になっており，止血鉗子，ホットバイオプシー鉗子の2種類があります．止血鉗子は，出血点を把持し通電することで止血することを目的とします．ホットバイオプシー鉗子は，大腸の小ポリープの切除を本来の目的としますが，消化管出血に対する止血にも有用です．

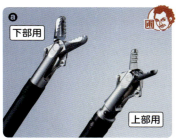
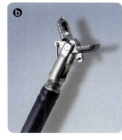
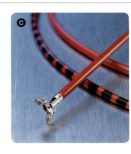

図1　高周波止血処置具
ⓐコアグラスパー（オリンパス）．ⓑコアグラスパーG（オリンパス）．ⓒラディアルジョー4ホットバイオプシー鉗子（ボストン・サイエンティフィック ジャパン）．

各部の名称

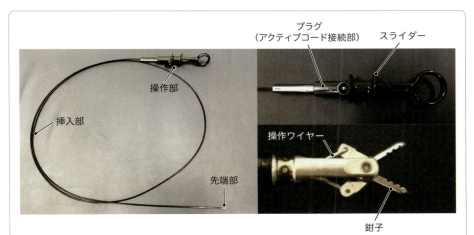

図2　各部の名称

種類と違い

❶ 止血鉗子

①特徴

操作は生検鉗子と同じですが，通電処置をするため，高周波装置とアクティブコードで接続します．カップが浅く小型なので，ピンポイントで把持し止血することが可能です．また，回転機能をもち把持する角度を自由に変えることができるので，出血点に対する狙撃性能も高いのが特徴です．

> **ココがポイント**
> - 通電の前に出血点をしっかり把持できているか確認しましょう．把持したところをウォータージェットなどで洗浄し，血液が流れてこないことを確認します．
> - 通電が終わってもすぐに開かず，熱が冷めてタンパク質が固まって完全に血管が凝固されるまで一呼吸おきましょう．カップを開く時はゆっくり行うのがポイントです．

②種類

- **コアグラスパー（オリンパス）**：代表的な止血鉗子で，下部用，上部用，コアグラスパーGがあります．鉗子の開き幅はそれぞれ4.0 mm，5.0 mm，6.5 mmに設計されており，カップサイズも順に大きくなります（図3）．モノポーラです．
- **バイポーラ止血鉗子（図4）**：モノポーラ止血鉗子と違い，把持部のみの通電になるため，低出力で止血が可能です．長時間の通電でも，深部まで熱が伝わらないので安全です．食道・大腸といった粘膜の薄い組織で使用しやすくなっています．

　バイポーラ止血鉗子では，PENTAX MedicalのヘモスタットYがメジャーだと思います（図4 ⓐ）．カップの開き幅が4 mmと小さくピンポイントでの止血が可能ですが，出血点

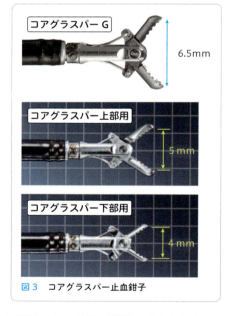

図3　コアグラスパー止血鉗子

がわかりにくい場合や把持力を要する場合など，場面によっては操作が難しいときもありました．

　そこで開発されたのがヘモスタットワイドカップです（図4 ⓑ）．カップ開き幅が5.8 mmになったことで把持力が増し，出血点がわからない状況などでも，組織を大きく把持できるので止血がしやすくなりました．

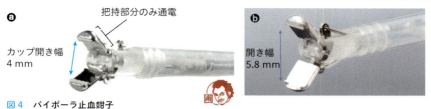

図4 バイポーラ止血鉗子
❶ヘモスタットY（ペンタックス）．❷ヘモスタットワイドカップ（ペンタックス）．

 ココが ポイント
- 高周波のモードはバイポーラを用います．
- 把持部のみの通電になるため，確実な出血点の狙撃が必要．

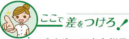
バイポーラ止血鉗子は把持するときに強く握ってしまうと，金属の接触によってショートしてしまうため，強く握りすぎないのがコツです．また，裏技ですが，小さいカップの場合は把持せず，カップを開いたまま通電することで，広範囲に止血することが可能になります．

❷ ホットバイオプシー鉗子（図5）

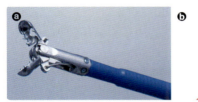 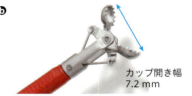

図5 ホットバイオプシー鉗子
❶エンドジョーホット（オリンパス）．❷ラディアルジョー4ホットバイオプシー鉗子（ボストン・サイエンティフィック ジャパン）．

特徴

止血鉗子に比べカップサイズが大きく，把持能力の向上と広範囲の熱凝固が期待できます．また，カップを閉じた状態で通電することで粘膜の表面を焼灼することができ，ESD後の潰瘍底の小血管に対する後出血予防にも有用です．

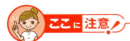
❗ホットバイオプシー鉗子は，止血鉗子よりもカップサイズ，開き幅が大きいため把持力が高く，粘膜の深いところへの過通電リスクが高いです．粘膜の噛みすぎ，押し当てには十分配慮しましょう．

coffee break

コアグラスパーをコアスパと呼んでいる施設は多いかと思います．ではコアグラスパー G はなんと呼びますか？ どうやら G スパと呼ぶところが多いようですね（当院調べ）．対して G じゃないタイプを昔からあるコアスパということで旧スパと呼ぶみたいです．ちなみに図5のラディアルジョー4は赤いのが特徴なので赤ホットと呼ばれます．

使用方法

 手順

1 ディスポーザブル製品は梱包を，リユーザブル製品は滅菌パックを開封し，汚染されないよう清潔な状態で取り出します．

2 鉗子口入り口から止血鉗子を挿入し，出血点もしくは露出血管を視認します．

 ココが ポイント

出血点を確認後，すぐに止血できるよう，止血鉗子はスコープ先端まで挿入しておきます．

操作部のアクティブコード接続部と高周波装置のアクティブコードを接続します．

 ココが ポイント

アクティブコードの接続は術者が挿入しているのと同時に行います．接続してから受け渡す，もしくは挿入してから接続するのでは遅くなってしまいます．止血はスピード命ですからタイムロスを極限までなくしましょう．

3 回転機能を有する製品は把持しやすい向きに角度を合わせ，術者の合図で開閉を行い，把持します．

4 把持をしたら鉗子を押し付けず，逆に少し内腔へ引き上げてから通電します．

 ここで差をつけろ！

ホットバイオプシー鉗子のようなカップサイズが大きいデバイスの場合は，閉じた状態で粘膜に接触させコテのように通電させる方法も有用です．出血や隆々とした露出血管には不向きですが，接地面積が広いため，表層の血管網の処理などに有効です．

使用後

ディスポーザブル製品は破棄し，リユーザブル製品は再生処理を行います（☞ 6 章③処置具の洗浄・消毒，308 頁参照）．

5章 処置具・デバイス ▶ B 止血術で用いられるデバイス

❸ 留置スネア

病変の基部にスネアループを留置して緊縛させます．高周波スネアと違い，通電切除を目的としておらず，出血の予防や潰瘍底の縫縮が目的です．スネアループのサイズには20 mm と 30 mm があり，ポリープや潰瘍底の大きさに合わせて選択します．

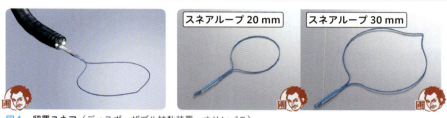

図1 留置スネア（ディスポーザブル結紮装置，オリンパス）

各部の名称

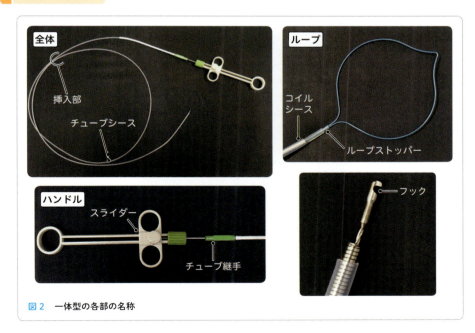

図2 一体型の各部の名称

種類

①**別体型留置スネア**： ハンドル，挿入部，スネアループが別体になっているタイプです．ハンドルを接続する手間はかかりますが，ハンドルと挿入部がリユーザブルなため，スネアループのみのコストで使用できます．

②**一体型留置スネア**： ハンドル，挿入部，スネアループすべてが一体になっているタイプです．スネアループもすでに充填されているため，煩雑な操作を行わずともすぐに使用できるのがメリットです．ただし，すべてディスポーザブルなため，やや高価になります．

使用方法

❶ 結紮法（別体型）

ポリープ切除の出血予防に用います．

手順

1 ハンドルと挿入部を接続します．

2 ハンドルと挿入部先端を利き手で持ちます（図3）．

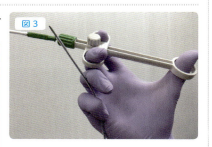
図3

ココがポイント

挿入部先端を図3のように薬指と小指で挟み，片手でもつことで，その後の操作が劇的に容易になるためオススメです．よく2人がかりでループをかけている場面を見ますが，この方法で1人で行うほうが断然速いです．著者は**3 4**の動作を2秒で操作するので，待つのが嫌いなボスもご機嫌です（ボス「一言多いぞ(-_- メ)」）．

3 利き手でハンドルを操作し，逆の手でフックにスネアループをかけます（図4）．

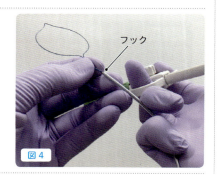
フック
図4

4 チューブ継手を持ちチューブシースをスライドさせ，スネアループを収納します（図5）．

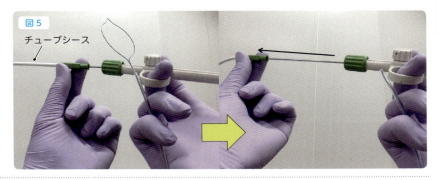

図5 チューブシース

5 画面モニタにチューブシース先端が見えたら，シースを引きスネアループを展開し，ポリープにかけます（図6）．

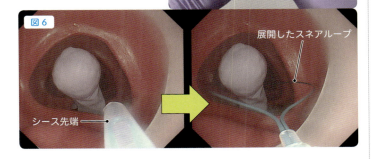

図6 シース先端 展開したスネアループ

ここで差をつけろ！

留置スネアは，チューブシースを持ってハンドルを回すことで，回転させることができます．スネアループはやわらかいのでかけにくく，出し入れをしているうちに反り返ってきます．一瞬のチャンスを逃すことなくポリープを捉えましょう！（フックがチューブシースから出ていると，スネアループが脱落する場合があるため注意が必要）

6. チューブシースのみをスライドさせることで結紮の位置を調整し，仮留めを行います（図7）．

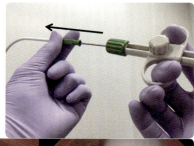

図7

シース

7. 仮留めしたスネアループが緩まないように，ハンドルを握り込み，同時にチューブシースを引いてきます（図8）．

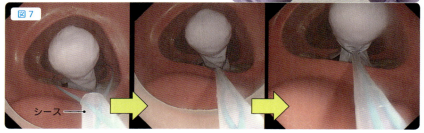

図8

ループストッパー

 ココが ポイント

チューブシース内をループストッパーが進んでいくのが確認できます．ストッパーがポリープの根元にしっかり食い込むまで握り込みましょう．緊縛されたポリープはうっ血して色が変わります．

8 ハンドルを展開し，スネアループをリリースします（図9）．

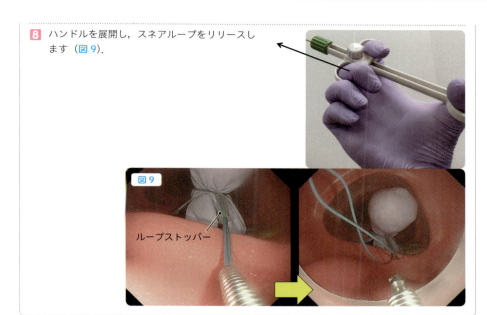

一連の手順を実際の内視鏡画像で見ると図10のようになります．

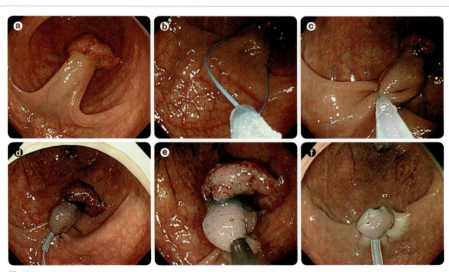

図10
ⓐ病変の確認．ⓑ留置スネアによるスネアリング．ⓒ結紮．
ⓓストッパーでしっかりと緊縛され，うっ血したポリープ．ⓔ高周波スネアによるスネアリング．ⓕ切除後．

❷ 巾着法

主に，潰瘍底の縫縮の際に使われる方法です．

手順

1 2チャンネルスコープを使用し，片方に回転クリップ装置，もう片方に留置スネアを挿入します．

2 クリップに引っかかるようにスネアループを展開し，潰瘍底の外側にクリップを打ち込みます（図11）．

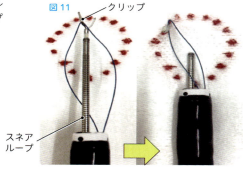

図11

 ココがポイント

クリップをスネアループに引っかけるには，チューブシースの出し入れのほかに，ループサイズの調整やクリップの回転が必要です．クリップ・留置スネア・スコープの三者を，息を合わせて操作します．

3 手順**2**同様，潰瘍底の全周にいくつかクリップを打ち込みます（図12）．

4 留置スネアで結紮します（図13）．

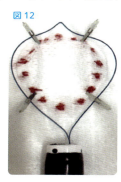

図12

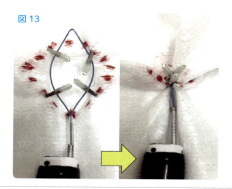

図13

使用後

ディスポーザブル製品は破棄し，リユーザブル製品は再生処理を行います（☞6章③処置具の洗浄・消毒，308頁参照）．

❹ 静脈瘤結紮用 O リング

EVL（内視鏡的静脈瘤結紮術）では，O（オー）リングと呼ばれるゴムリングを用いて食道静脈瘤を結紮します．これにより血流を遮断し，時間経過とともに結紮部位を壊死・脱落させます．

各部の名称

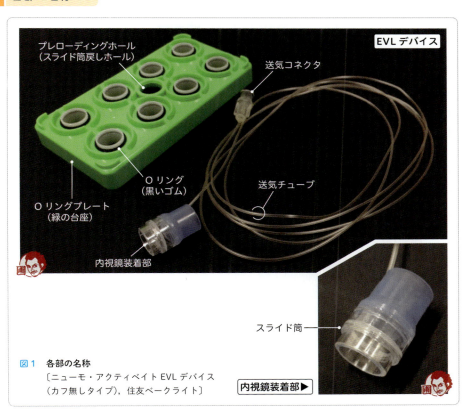

図1　各部の名称
〔ニューモ・アクティベイト EVL デバイス（カフ無しタイプ），住友ベークライト〕

種類

①**プッシュ式**（図2）： シリンジによる圧によってスライド筒が押し出され，Oリングがリリースされます．使用方法が簡便で現在のEVLの主流になっています．

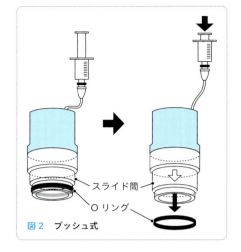

図2 プッシュ式

②**プル式**（図3）： トリップワイヤーを引くことで，Oリング付きインナーシリンダーが収納され，Oリングがリリースされます（図4）．EVLの考案者であるStiegmannのオリジナル製品ですが，使用（装着）方法がやや煩雑なのが難点です．

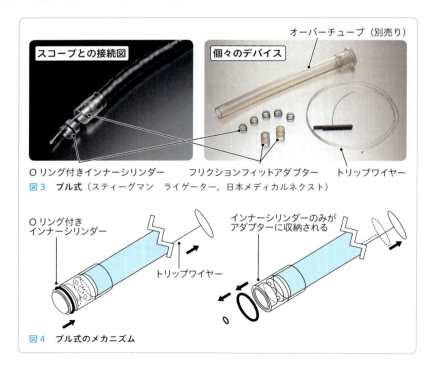

図3 プル式（スティーグマン　ライゲーター，日本メディカルネクスト）

図4 プル式のメカニズム

使用方法

プッシュ式について解説します．

手順

1 スコープ挿入前にあらかじめオーバーチューブを通しておき，挿入後に患者へ留置します（図5）．

ココが ポイント
オーバーチューブを使用する場合は，対応するマウスピースを噛んでもらいます．スコープ挿入時に粘膜裂傷などの偶発症を起こさないためにも，潤滑のゼリーをオーバーチューブにたっぷり塗布し，下顎を伸展させましょう．

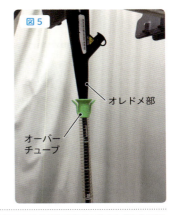

図5

オレドメ部
オーバーチューブ

2 オーバーチューブを留置したら，スコープをいったん抜去し，EVLデバイスとOリングをセットします（図6）．

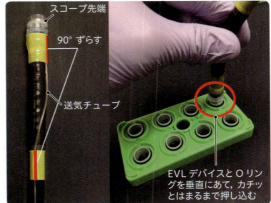

スコープ先端
90°ずらす
送気チューブ
EVLデバイスとOリングを垂直にあて，カチッとはまるまで押し込む
図6

ココが ポイント
- EVLデバイスの接続部と接続するシリンジは2mlか5mlのサイズを使用できます．当院では，接続不良などで送気が十分に行えず，かけ損ないが起こることを防ぐために，容量の多い5mlを選択しています．
- 送気チューブをスコープにテープで固定する際，強く巻きすぎると，つぶれて送気ができなくなってしまいます．

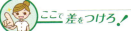

> 送気チューブは先端と 90°ずらして固定します（図 6 左）．こうすることでアングルをかけたとき，チューブと干渉せずに湾曲することが可能となります．送気チューブに限らず，すべてのテープ固定の基本です．

3 スコープを再度挿入し静脈瘤を吸引し，EVL デバイス内に十分に引き込んだところでシリンジを押し込み，O リングをリリースします（図 7）．

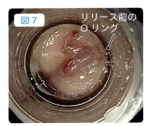
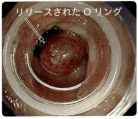

図 7 ／ リリース前の O リング ／ リリースされた O リング

> リリースの合図が出たら一気にシリンジを押し込みましょう．迷いは禁物です．

4 手順 **2** の O リングを充填するところから繰り返します．

> O リングをリリースした後は，O リングのかかり具合を確認し，次の結紮場所を定めるため，しばらく観察します．その際シリンジで陰圧をかけ，スライド筒を手前に引き込むことで，視野が広がります．比べてみると結構違うものです（図 8）．

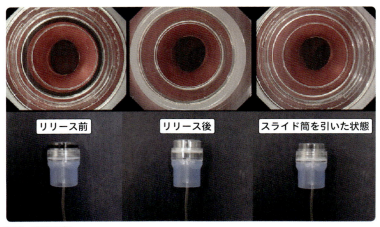

図 8　視野の違い

注意事項

消化管の静脈瘤形成の基礎疾患のうち，90％が肝硬変で，その80％は肝炎ウイルスが原因となっています．治療中・治療後は，血液の飛沫に十分注意して，使用したデバイスの破棄などを行いましょう．

使用後

使用後は破棄します．

❺ アルト原末，アルトシューター

アルギン酸ナトリウムの粉末で，アルロイド®G5％内容液と同じ有効成分の粉末と考えるとその効果がわかりやすいです．フィブリン形成の促進，赤血球の凝集作用，血小板機能の亢進により止血効果をもたらします．専用の散布用機器アルトシューターを用いて消化管内に直接散布します．ESD後の潰瘍底に対する出血予防や，粘膜表層の小出血に対して有効です．

各部の名称

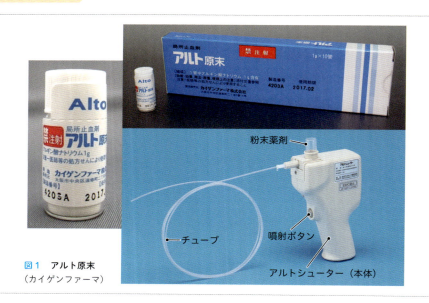

図1　アルト原末
（カイゲンファーマ）

使用方法

散布用のチューブ，本体，粉末薬剤の入った瓶を組み合わせて使用します．

1　アルトシューターにアルト原末とチューブを接続します．
2　チューブ先端を白色ワセリンでフタをします．

3 鉗子口入り口よりチューブを挿入し，内視鏡画面で先端を確認した後，噴射ボタンを押し続けて散布します．
  ▶ 図2は胃ESD後の潰瘍底に散布した様子．粉末が潰瘍底に覆いかぶさっています．

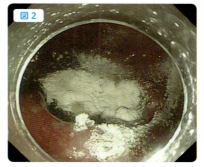
図2
（写真提供：日本鋼管病院消化器内科 大塚征爾先生）

4 スコープから抜去します．

ココが ポイント

- アルトは水分に触れると粘性をもつため，チューブ先端にはワセリンなどで蓋をして使用します（図3）．
- 散布を途中で中断すると，チューブ先端に水分が付着し固まるおそれがあるため，散布を始めたら一気に撒き散らしてしまいましょう．
- 固まり防止のため，散布は遠景から行います．

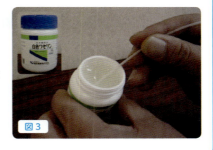
図3

ここに注意

❶ 食道に散布後，胃内の空気を抜いて終わろうか…と挿入したら，スコープがアルトとくっついて剥がれなくなった…などというトラブルもあるようです．散布をしたら速やかにスコープを抜去しましょう．撒き逃げ1番！

使用後

チューブと空になった瓶を破棄し，本体は清拭します．

5章 処置具・デバイス ▶ C ESD・EMRで用いられるデバイス

❶ 局注針

EMR/ESD時の粘膜下層への局注の際に使用されることが最も多いです．他には，狭窄予防に対するステロイド局注や，マーキングとしての点墨局注，止血目的の無水エタノール・HSE局注など様々な場面で使用されます．また，静脈瘤治療用の局注針では，針先の長さを調整できるタイプもあります．種類や特徴を理解して管理・使用する必要があります．

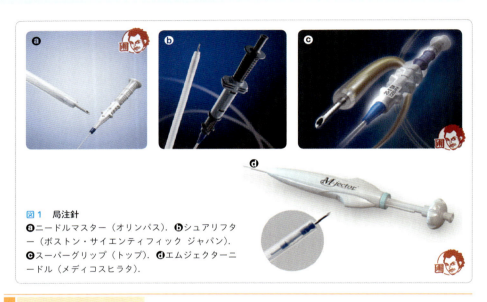

図1　局注針
ⓐニードルマスター（オリンパス）．ⓑシュアリフター（ボストン・サイエンティフィック ジャパン）．ⓒスーパーグリップ（トップ）．ⓓエムジェクターニードル（メディコスヒラタ）．

各部の名称（図2）

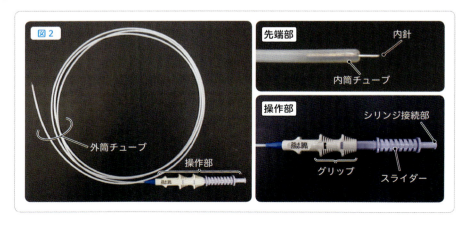

種類

❶ 針先

大きく分けて，鋭針，鈍針，平鈍針の3タイプがあり，それぞれの特徴を表1にまとめました．

表1 針先の種類と特徴

種類	形状	切れ味	突き抜けのリスク	刃面長	液漏れのリスク
鋭針	(第2刃面・第1刃面，刃面長)	◎	高	◎	高
鈍針	(第2刃面・第1刃面，刃面長)	○	中	○	中
平鈍針	(第1刃面，刃面長)	△	低	△	低

性能だけで判断すれば鋭針が最も良さそうですが，突き抜けや液漏れ（図3）といった欠点もあるため，一概にそうともいい切れません．

選択には，穿刺する部位，針の長さ，太さも考慮する必要があります．一般的に消化器の治療では鈍針を用いる場合が多いです．

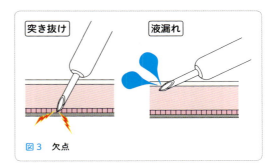

図3 欠点

❷ 針の長さ

穿刺する対象によって長さを選択します．従来から用いられているのは主に4 mmですが，最近は胃以外の壁の薄い臓器では3 mmを選択することも増えています．狭窄予防のステロイド局注では，筋層に刺入することを避けるために1.8 mmの針を用いる場合もあります．

❸ 針の太さ

従来は23Gが主流でしたが，最近は細くても注入しやすいタイプが増えてきたので，25Gを使用する施設も増えています．太さは注入量（フロー）に直接かかわり，一般に太い針のほうが当然フロー性能は高くなり，同時に注入抵抗が小さくなります．穿刺孔が大きくなるため，出血や局注

液の漏れが多くなるのが欠点です．

ココがポイント

- 穿刺孔は粘膜に対して平行に刺すほど大きくなります．当院ではフロー重視で23Gを選択していますが，穿刺角度を鋭くすることで針穴を小さくするようにしています．しかし，その分深く刺しすぎると粘膜を突き抜けてしまうため，刺す力加減に注意が必要です（図4）．

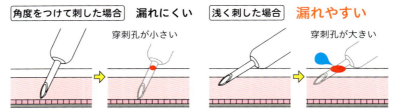

図4　角度と孔の大きさ

- 細い針や，局注液の粘稠度の高いもの（ムコアップ®原液など）では，注入抵抗が大きくなるためシリンジを押すのが大変です．そんなときは，シリンジサイズを一回り小さいものにすると抵抗が小さくなります．針と局注液の組み合わせによってシリンジを選択すると良いでしょう（図5）．

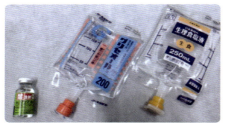
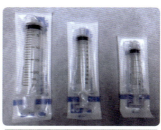

	ムコアップ®	グリセオール注	生理食塩水
粘稠度（抵抗）	大	中	小

	20cc	10cc	5cc
注入抵抗	大	中	小

図5　局注液・シリンジと抵抗

coffee break

ボスが慣れたものを変えるのが嫌いで，23Gを全臓器，全シチュエーションで使っています．ただ，あの人は刺す深さを自由に苦もなく調節しているのでいいのでしょうけど，少し道具を使い分けてもいい気もします．こういう所は"弘法が筆を選ぶ"ではなく"プロゴルファー猿"のように一本で全部やってしまうんですよね(-_-)．デバイスの種類が増えすぎないのはいい点ですが…．

❹ ハンドル

最近の局注針には，片手操作が可能なものも多くなっており，術中の操作をスムーズにしてくれます（図6 ⓐ）．また，安全機能を重視したハンドルロック機能付きタイプも存在します（図6 ⓑ）．

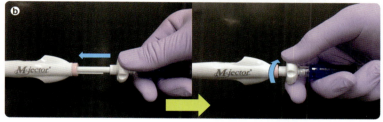

図6　ハンドル
ⓐ片手操作が可能なタイプ（スーパーグリップ，トップ）．ⓑハンドルロック機能付き（エムジェクターニードル，メディコスヒラタ）．

①スライダーを押し込む　　②スライダーを回転させロックする

使用方法

手順

1. 梱包を開封し，汚染されないよう清潔な状態で取り出します．
2. シリンジ接続部とシリンジを接続し，シース内を局注液で満たした後，鉗子口入り口からスコープに挿入します．
3. 内視鏡画面で先端部が視認できたら，局注液をフラッシュし局注液が満たされていることを確認します．

ここに注意

❗使用前には，必ず局注針に局注液を満たしておきます．うっかり忘れてそのまま注入を始めると，粘膜下気腫ができてしまいます．

4. 局注点が定まったらスライダーを操作し，針を突出させた後，粘膜下に刺入します．
5. はじめは，ごく少量注入し，針先が粘膜下層を捉えていることを膨隆で確認してから，ゆっくり注入を開始します．

ココがポイント

はじめの少量注入で，突き抜けや漏れがある場合は，注入をやめます．また，血腫や予期せぬ方向に膨隆が形成されるとその後の処置（スネアリングや切開）がやりにくくなってしまうため，この場合も注入をやめます．局注の介助は手元を見るのではなく，画面から得られる情報を頼りに操作します（手元は抵抗を感じるための感覚として研ぎ澄ませます）．

6️⃣ 十分な膨隆が得られたら注入をストップし，スライダーで針をシース内に収納してから抜去します．

ここに注意！

❗受け渡しの際や，使用後に処理する際に，針刺し事故が起きてしまわないよう，局注時以外は針先をシースに収納しておきます．もし，使用時に針先が出ている場合は画面モニタから目を離さないようにします．スコープの操作性が悪いときなど，急にスコープが振られた勢いで管腔内を傷つける恐れがあります．また，医師が急にスコープ内に局注針を収納する場合があります（ボス「すいません…＜m(__)m＞」）．そのような場合は，合図を待たずに針先を収納しましょう．チャンネルピンホールや引っかき傷の原因になります（図7）．

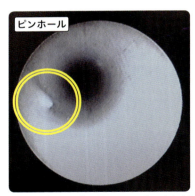
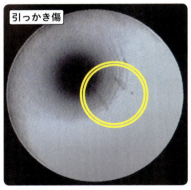

図7　針先による傷　鉗子チャンネル内を小型カメラで撮影した様子．

使用後

　ディスポーザブル製品は患者ごとに破棄をします．医療廃棄物の"鋭利なもの"に該当するため（表2），針同様，黄色いバイオハザードになります．挿入部・ハンドル部も，針と同じ扱いになるため，必ず医療廃棄物として破棄しましょう．シースが長くかさばってしまう場合は先端を切断し，針部と分けると良いでしょう．

表2 医療廃棄物処理方法

液状・泥状	固形物	鋭利な物	
汚泥 廃アルカリ	廃プラ類	金属くず	ガラスくず 陶磁器くず
血液 血清 血漿 体液（精液を含む） 血液製剤 その他，排水施設から排出される汚泥	合成樹脂の機具 ディスポーザブル 注射器 チューブ等 手術用の手袋 レントゲンフィルム その他，可燃物	注射針等 メス	アンプル ガラス製の器具 点滴瓶 試験管 シャーレ

❷ 高周波ナイフ

ESDで，粘膜切開や粘膜下層剥離時に使用します．デバイス先端の形状によって特性が異なるので，その使い分けが必要です．

種類

先端の形状によって，主に3タイプに分けることができます．

❶ ブレード型

① **IT系ナイフ**：　先端にセラミックの絶縁チップが付いていることで，先端への通電がされず，筋層に垂直にメスが当たっても安全に使用することができます．また，先端チップを引っかけて，ブレードで薙ぎ払うように切開するため，1回の切開が大きく，短時間で手技を終えることができる点が特徴です．

- ITナイフ2（図1，表1）：ITナイフの進化系で，先端チップの裏にベンツマーク型の電極が搭載されたことで，横方向の切開能が向上しました（図1 ⓒ）．ITナイフではマーキングやプレカット（粘膜切開するためにITナイフを潜り込ませるための小切開）が行えないため，ほかのデバイスを必要とします．

> **ココがポイント**
> - ブレードが4 mmと長く，剥離スピードが速いのが特徴です．また，接触面積が大きいので凝固能力も高いメスです．ただ，メスの当て方にコツがあり，当て方が悪いとまったく切れません．通電しながらナイフを振るのではなく，粘膜を引っかけてテンションをかけた状態で通電するのが効果的です．
> - 凝固を多用すると，先端チップに"焦げダマ"が付着し，切開・剥離能力が低下します．こまめに磨きましょう．プロナーゼ水に浸したガーゼで磨くと効果的です．

- ITナイフナノ（図2，表1）：ITナイフ2と比較すると，先端チップが2.2 mmから1.7 mmへ小型化し，ブレードの長さも4 mmから3.5 mmへ短くなったことで，剥離時の小回りが利くようになりました．また，先端チップ裏の電極の形状がベンツマーク型から小型円盤型に変更されたことで，横方向に剥離したときに筋層を傷つけにくくなっています（図2 ⓑ）．主に，粘膜の薄い食道や大腸のESDで使用します．

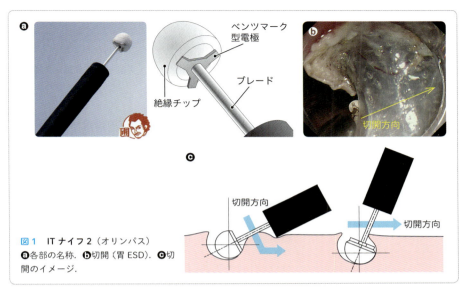

図1 ITナイフ2（オリンパス）
ⓐ各部の名称．ⓑ切開（胃ESD）．ⓒ切開のイメージ．

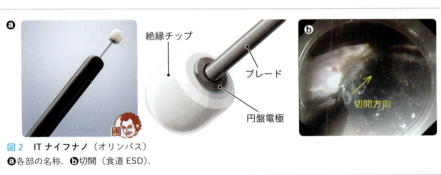

図2 ITナイフナノ（オリンパス）
ⓐ各部の名称．ⓑ切開（食道ESD）．

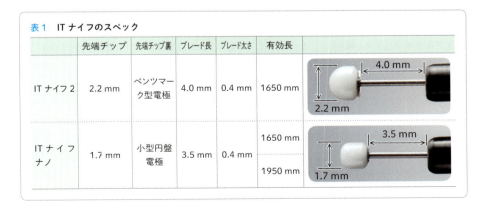

表1 ITナイフのスペック

	先端チップ	先端チップ裏	ブレード長	ブレード太さ	有効長	
ITナイフ2	2.2 mm	ベンツマーク型電極	4.0 mm	0.4 mm	1650 mm	
ITナイフナノ	1.7 mm	小型円盤電極	3.5 mm	0.4 mm	1650 mm / 1950 mm	

❷ 高周波ナイフ

②**ムコゼクトーム**（図3）： ブレードを覆うプラスチックシャフトの絶縁構造によって，筋層方向と前方向への不慮の通電を防ぐことのできるナイフです．

　ブレードの向きは手元のハンドルで調整することができ，長さは 5.0 mm のロングブレードと，2.5 mm のショートブレードの 2 種類から選択できます．ショートブレードは食道・大腸 ESD に，ロングブレードは胃 ESD に適しています．

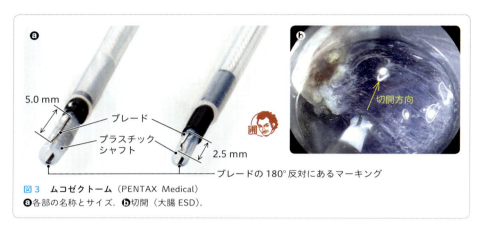

図3　**ムコゼクトーム**（PENTAX Medical）
ⓐ各部の名称とサイズ．ⓑ切開（大腸 ESD）．

ココがポイント

- シャフトが筋層と前方向をガードするため，不慮の通電を防ぐことのできる安全なデバイスです．
- ショートブレードでも 2.5 mm あるため，安全ながらも剥離スピードは速い．
- 剥離専用デバイスのため，マーキングや粘膜切開にはほかのデバイスが必要です．
- ブレードの向きを回転させる必要があるため，介助者に慣れが必要です．
- 有効長は，ロングブレードが 1800 mm，ショートブレードが 2200 mm です．

❷ 針状型

①**デュアルナイフ**（図4，表2）： ナイフ先端に小型のディスク電極が付いた先端系デバイスです．ナイフの長さは胃用で 2.0 mm，食道・大腸用で 1.5 mm です．ナイフを収納してもディスク電極が 0.3 mm 突出するため，止血やマーキングにも有用です．

　マーキングから，プレカット，粘膜切開・剥離まで 1 本で完結できるため，デバイスの入れ替えが少なく，操作が開閉のみのため，介助が比較的容易なデバイスといえます．

　最近では送水機能付きのデュアルナイフ J（図4 ⓒ）の登場により，ウォータージェットでの追加局注をしながらの剥離が可能となりました．送水機能の追加によってディスク電極が薄型になりましたが，旧タイプと比べて使用感は大きく変わっていません．強いて言うなら，電流密度の関係でマーキングが若干シャープになりました（図4 ⓓ）．

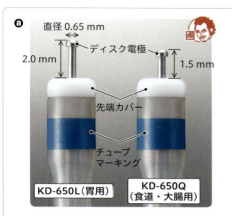
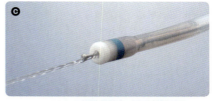
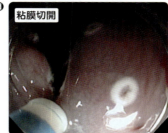
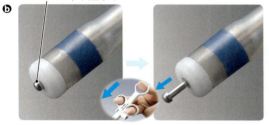
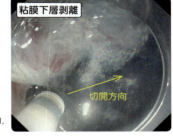

図4　デュアルナイフ／デュアルナイフJ（オリンパス）
ⓐ各部の名称とサイズ．ⓑ先端ディスク電極．ⓒデュアルナイフJ．送水機能が付いている．ⓓデュアルナイフによる切開・剥離．

表2　デュアルナイフのスペック

	突出長	収納時突出長	ディスク電極直径	ブレード太さ	有効長
デュアルナイフ	2.0 mm	0.3 mm	0.65 mm	0.4 mm	1650 mm
	1.5 mm				1950 mm
デュアルナイフJ	2.0 mm	0.1 mm	0.65 mm	0.4 mm	1650 mm
	1.5 mm				1950 mm

ココがポイント

- ナイフの長さは2.0 mmと1.5 mmから選択可能です．
- ディスク電極の直径0.65 mm，突出0.3 mm（デュアルナイフJは0.1 mm）．
- 先端セラミックカバーが丸みを帯びているため，ナイフを粘膜に滑らせながら切開が可能です．
- ディスク電極の根本のエッジが90°になっているため，その引っかかりを利用して，いわゆるフック切りをすることも可能です．
- フラッシュナイフよりも先端電極が小さいので，切れ味は良い．

②**フラッシュナイフ**（図5）： 送水機能付きナイフの代名詞であるフラッシュナイフは，現行の全種類に送水機能が備わっており，電極の形状からニードルチップ（NT）タイプとボールチップ（BT）タイプに分かれます．さらにBTタイプにはシースが細径化されたBT-Sが追加されました．

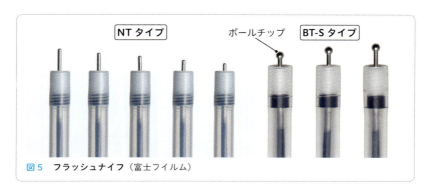

図5 フラッシュナイフ（富士フイルム）

フラッシュナイフは先端突出長の種類が豊富で，NTタイプには5種類，BTタイプには4種類，BT-Sタイプには3種類あります．また，シースの長さが一様なので，使用するスコープによってデバイスの長さを選ぶ必要がないことも特徴です．

NTタイプは電流密度が高くなるため，切開能重視の線維化症例などに適しています．BTタイプは切開能・止血能をバランス良く兼ね備えているため，幅広い症例に対応可能です（表3）．

表3 フラッシュナイフのスペック

	先端突出長	ボールチップ	ボールチップ直径	ブレード太さ	有効長
フラッシュナイフ NT	1.0 mm, 1.5 mm, 2.0 mm, 2.5 mm, 3.0 mm	—	—	0.5 mm	1800 mm
フラッシュナイフ BT	1.5 mm, 2.0 mm, 2.5 mm, 3.0 mm	○	0.9 mm	0.5 mm	1800 mm
フラッシュナイフ BT-S	1.5 mm, 2.0 mm, 2.5 mm	○	0.9 mm	0.5 mm	2000 mm

ココがポイント

- すべての種類に送水機能が付いています．
- ニードルチップタイプとボールチップタイプがあります．
- BT-Sはシースが細径化され，吸引力・小回り性能・鉗子チャンネル通過性が向上．
- 先端突出長のバリエーションが豊富です．
- デュアルナイフよりも先端チップが大きいため，止血力が高い．

③**フックナイフ**（図6）： 先端フック部が90°屈曲しており，粘膜を内腔へ引っかけて切開剥離を行うことができます．ハンドル操作に同調してフック部を回転することができます．シースの先端がフードのように少し突出しているため，ナイフをシース内に収めることも可能です．

電極はアーム部 4.5 mm，フック部 1.3 mm となっており，狭いスペースにも対応が可能です．先端を視認しながら剥離を行うことができるので，安全なデバイスと言えます（図6 ⓒ）．

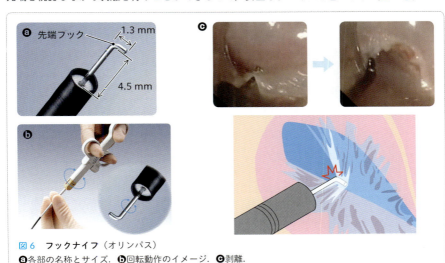

図6　**フックナイフ**（オリンパス）
ⓐ各部の名称とサイズ．ⓑ回転動作のイメージ．ⓒ剥離．

最近では送水機能付きのフックナイフJ（図7）の登場により，ウォータージェットでの追加局注をしながらの剥離が可能となりました．送水しながらナイフを出し入れすることができ，先端の汚れをはじくのにも効果的です．

フックナイフは介助者の技量の影響を大きく受けるデバイスです．術者の意図に合わせて先端の向きを微調整しなければいけません．治療戦略を

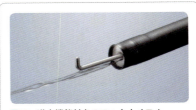

図7　**送水機能付きのフックナイフJ**（オリンパス）

理解することはもちろん，回転操作が伝わりやすいように，シースの屈曲やねじれをなくしたり，スコープ操作によって回転してしまったフック部を即座に修正したりしなければいけません．

 ココが ポイント

- 電極はアーム部 4.5 mm，フック部 1.3 mm．
- 1回の剥離量は少ないが，安全な操作が可能です．
- 狭いスペースにもデバイスを潜り込ませることができます．
- 介助者の技量の影響が大きい．
- フックナイフもフックナイフJも先端電極のスペックは同じです．
- 有効長は 1650 mm と 1950 mm から選択できます．

④ **スプラッシュ M ナイフ**（図8）：　送水機能をもつスプラッシュニードルの改良版で，"M"はなんでもこなせるデバイスというマルチファンクションを意味します．突出長は 2.0 mm で，先端から 0.5 mm の位置にディスクチップがあり，このディスクチップの引っかかりを利用した剝離が可能です．また，シース先端にメタルプレートが付いており，ディスクチップを収納すると，通電面積が広くなり止血しやすく工夫されています．ナイフ径は 0.3 mm とほかのデバイスよりも細く設計されているため，切れ味の良さも健在です．

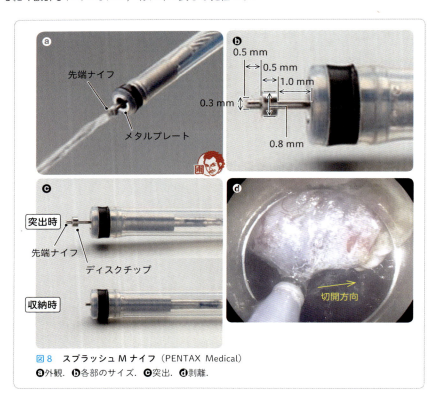

図8　**スプラッシュ M ナイフ**（PENTAX Medical）
ⓐ外観．ⓑ各部のサイズ．ⓒ突出．ⓓ剝離．

ココがポイント

- ブレード先端から 0.5 mm の位置にディスクチップを設けたことで，剝離時に粘膜を引っかけることが可能になりました．
- シース先端にメタルプレートが備わったことで止血能力が向上しました．
- ナイフ径は 0.3 mm と細く，切れ味は維持されています．
- 送水機能も健在です．
- 有効長は 1800 mm と 2200 mm から選択できます．

❸ ハサミ型

①クラッチカッター（図9，表4）： 安全性を追求した把持型ナイフで，ナイフ長5.0 mm（ロング）と3.5 mm（ショート）の2種類があります．粘膜の把持には，開き幅の調整・回転機能・鰐口歯によって，狙ったところにアプローチが可能です．通電する電極の太さは0.4 mm程度しかないのに加え，周りは絶縁加工されているため，把持した粘膜だけを安全に切開・凝固することが可能です．

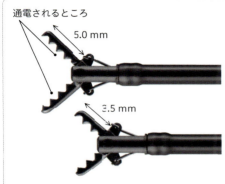

通電されるところ
5.0 mm
3.5 mm

表4 クラッチカッターのスペック

	ナイフ長	電極の太さ	有効長
クラッチカッター	5.0 mm	0.4 mm	1800 mm
	3.5 mm		

図9 クラッチカッター（富士フイルム）

ココが ポイント

- 鰐口歯で把持力が高い．
- マーキングから止血まで可能であるためデバイスの入れ替えを少なくできます．
- 掴み直しが可能かつ把持部のみの通電のため安全です．
- 操作スペースを必要とするためロングフードが望ましい．
- 連続切開を得意としません．
- 介助者に慣れが必要です．

❷ 高周波ナイフ

② **SB ナイフ**（図10，表5）： SB ナイフは2つの刃で挟み込む把持型と，ハサミのように2つの歯を交差させることで，せん断力をもたせたハサミ型に分かれます．
- 把持型（図11）： 把持型にはナイフ長7mmのスタンダードタイプと，6mmのショートタイプがあり，ナイフの開き幅はそれぞれ8mm，6mmです．スタンダードタイプとショートタイプには一方のハサミにフックが付いています．スタンダードタイプには先端フック部まで電極が備わっていますが，ショートタイプには安全性を重視して備わっていません（図11 ⓑ）．

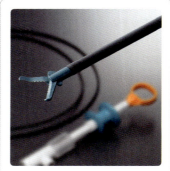

図10 **SB ナイフ GX タイプ**（住友ベークライト）

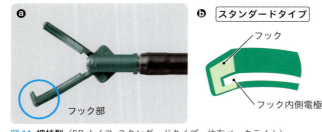

図11 **把持型**（SB ナイフ スタンダードタイプ，住友ベークライト）

- ハサミ型（図12）： ハサミ型にはナイフ長3.5mmのジュニア（Jr）タイプと，6mmのGXタイプがあり，開き幅はそれぞれ4.5mm，7.5mmです．Jrタイプは小型に設計されており，食道や大腸といった細かい操作が必要な部位に有効で，把持部が湾曲していないのが特徴です．GXタイプはJrタイプの切開性能をそのままにナイフ長を改良し，把持部に鰐口加工を加えたものです．ナイフ長が伸びた分，安全性を保つために把持部を湾曲させた形状となっています．

 ココが ポイント
- 把持型とハサミ型に分かれ，ハサミ型はせん断力に優れます．
- 掴み直しが可能かつ把持部のみの通電のため安全です．
- 操作スペースを必要とするためロングフードが望ましい．
- 連続切開を得意としません．
- 介助者に慣れが必要です．

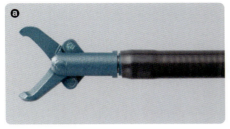 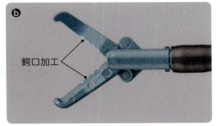

鰐口加工

図12 **ハサミ型**(住友ベークライト)
ⓐ SB ナイフ Jr タイプ. ⓑ SB ナイフ GX タイプ.

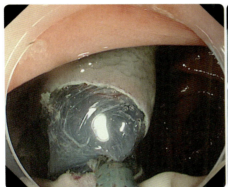 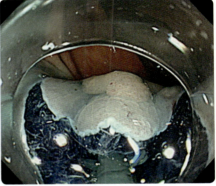

把持して牽引している　　粘膜下層に潜り込み,把持しようとしている

図13 SB ナイフ Jr タイプによる把持

表5　SB ナイフのスペック

ナイフ型	ナイフタイプ	ナイフ長	開き幅	有効長
把持型	スタンダードタイプ	7.0 mm	8.0 mm	1800 mm
	ショートタイプ	6.0 mm	6.0 mm	1800 mm
ハサミ型	Jr タイプ	3.5 mm	4.5 mm	1950 mm
				2300 mm
	GX タイプ	6.0 mm	7.5 mm	1800 mm

ここに注意

❗ クラッチカッターや SB ナイフのような把持型の高周波ナイフは,使用しているうちに開閉が鈍くなったり,回転が伝わりにくくなってきたりします.基本的なことですが,こまめにナイフを磨くことが大切で,その際にはナイフを可動させるアーム部に詰まった汚れもしっかり取り除くようにしましょう.また,ハンドルを強く握りすぎると動作不良を招きます.ハサミ型ナイフといえども,本来の使用目的は通電による切除ですので,物理的に切除しないようにしましょう.

使用方法

1. 梱包を開封し，汚染されないよう清潔な状態で取り出します．
2. 鉗子口入り口からスコープに挿入します．

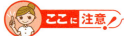

- 先端を出し入れするタイプのナイフの場合，デバイスの出し入れの際は先端を収納して行うようにします．ESDでは視野の確保のため，アングルが強くかかった状態での出し入れを行う場合もあり，特に湾曲部で鉗子チャンネルにダメージを与えるリスクがあります．デバイスが突っかかるような場合は，無理せずに，術者にアングルをいったん解除してもらいましょう．

3. 内視鏡画面で先端部が視認できたら，高周波装置のアクティブコードを接続し，ナイフ操作を行い，ナイフの出し入れや回転を行います．
4. 粘膜とナイフを接触させ，高周波ペダルを踏んで通電し，切開・剥離を行います．
5. 止血などでほかのデバイスと入れ替える場合は，一度スコープから抜去し，清潔なハンガーやトレーにスタンバイしておきます．

- ナイフを使用していないときは，電極の汚れを清潔なガーゼなどで拭き取ると良いでしょう．著者の施設ではプロナーゼ水を浸したものを使用しています．
- 処置具の入れ替えのタイミングでなくても，ナイフの汚れによって切れ味が悪くなったときには，適宜拭き取ることも大切です．

使用後

使用後は破棄します．

5章 処置具・デバイス ▶ C ESD・EMRで用いられるデバイス

❸ 高周波スネア

スネアはポリープの切除のみならず，粘膜切開や止血に使用したり，またはそのまま検体の回収に使用したりと，重要な処置具の一つです．ポリペクトミー/EMRの偶発症はそれぞれ，術中穿孔率0.05%，0.58〜0.8%，後出血率1.6%，1.1%〜1.7%となっており（大腸EMR/ESDガイドライン），私達介助者が絞扼と切除まで担う施設も多く，その責任は大きいと言えます．このセクションではスネアの操作および種類による違いについて解説します．

各部の名称

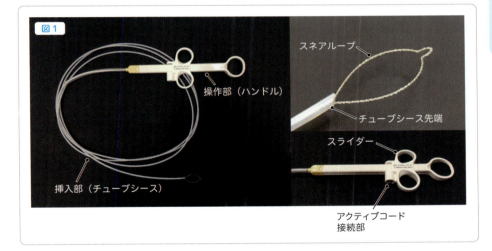

図1

種類

ループの形状，ワイヤーの編み込みの形状などに違いのある様々な種類のスネアが市販されています．プレカッティングEMRやハイブリッドESDを目的とした先端チップ付きのスネアや，ループサイズが2通りに展開できるコンビ型などもあります．各社のスネアのスペックを表1に，形状の違いを表2と図2にまとめました．

表1 スネアのスペック

メーカー	製品名	スネアループの横開き幅※	スネア形	ワイヤー径	コシ※
オリンパス	スネアマスター 囲	10 mm/15 mm/25 mm	楕円	0.47 mm	硬
		25 mm	半月	0.30 mm	軟
		20 mm	スパイラル	0.48 mm	硬
	リユーススネア 囲	22 mm	半月	0.40 mm	軟
ボストン・サイエンティフィックジャパン	キャプチベーター	13 mm/27 mm	楕円	0.40 mm	硬
	キャプチベーターⅡ	10 mm/15 mm/20 mm/25 mm/33 mm	真円形	0.40 mm	硬
	キャプチベータースモールヘックス 囲	13 mm	六角	0.40 mm	硬
	プロファイル	11 mm/13 mm/27 mm	楕円	0.40 mm	軟
	ローテータブル	13 mm/20 mm	楕円	0.40 mm	普
	センセーション	13 mm/27 mm/30 mm	楕円	0.40 mm	軟
	センセーション（Medium Stiff）	13 mm/27 mm/30 mm	楕円	0.40 mm	普
	センセーション	27 mm	半月	0.40 mm	普
アビス	MTW フラットヘッドスネア 囲	15 mm/20 mm/30 mm	楕円	0.49 mm	硬
	MTW パワースネア	45 mm（29 mm）	楕円	0.49 mm	硬
メディコスヒラタ	デュアループ 囲	33 mm（16 mm）	コンビ	0.45 mm	硬
	デュアループ M 囲	25 mm（12 mm）	コンビ	0.45 mm	硬
富士フイルム	ACEnare	10 mm/15 mm	楕円	0.39 mm	軟
	ACEnare（回転）	22 mm/30 mm	楕円	0.45 mm	硬
	ACEnare	30 mm（15 mm）	コンビ	0.39 mm	軟
カネカメディックス 囲	SOUTEN	15 mm	楕円	0.36 mm	軟

※スラッシュは，ループサイズに違いのある製品が販売されていることを示しています．括弧内は，1本のスネアで大きさを2種に変形できるタイプでの変形サイズを示しています．コシはおおよその目安です．使用条件によって異なる場合があります．

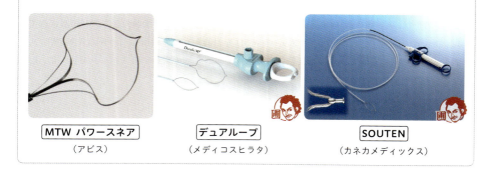

MTW パワースネア（アビス）　　デュアループ（メディコスヒラタ）　　SOUTEN（カネカメディックス）

表2 ループの形状の違い

	真円形	楕円形	六角	半月
イメージ	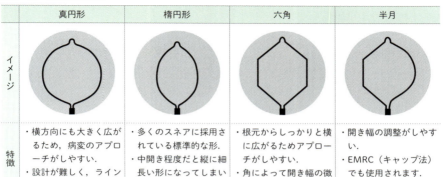			
特徴	・横方向にも大きく広がるため，病変のアプローチがしやすい． ・設計が難しく，ラインナップが少ない．	・多くのスネアに採用されている標準的な形． ・中開き程度だと縦に細長い形になってしまいます．	・根元からしっかりと横に広がるためアプローチがしやすい． ・角によって開き幅の微調整が難しい．	・開き幅の調整がしやすい． ・EMRC（キャップ法）でも使用されます．

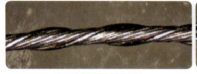
スパイラルスネア

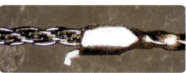
針付きスネア

図2 ワイヤーの編み込みの形状の違い
編み込みに凹凸や引っかかりを加工し，スネアを滑りにくくしています．

用途

❶ ポリペクトミー/EMR

ポリープにスネアをかけ，高周波装置によって通電切除します．ポリープの根元に直接スネアをかけて切除する方法をポリペクトミー（図3），粘膜下層に局注液を注入して病変を持ち上げてから切除する方法をEMRと呼びます（図4）．

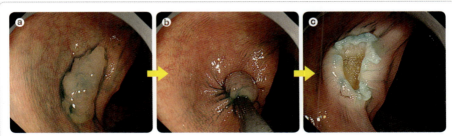

図3 ポリペクトミー
❶インジゴカルミン散布後のポリープ．❺スネアで絞扼している．❻切除後．

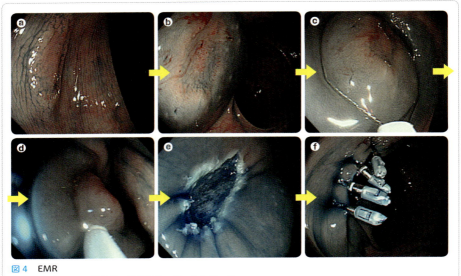

図4　EMR
ⓐインジゴカルミン散布後．ⓑ局注後．ⓒスネアリング．
ⓓ絞扼．ⓔ切除後，インジゴカルミン散布し，遺残の確認．ⓕ縫縮後．

❷ コールドスネアポリペクトミー

　ポリペクトミー同様，直接スネアで絞扼しますが，通電切除を行わずにそのまま鈍的に切除します．切離層が浅く，通電による熱変性がないため，後出血が少ないとされています（図5）．

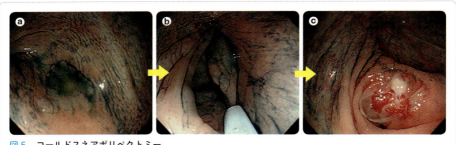

図5　コールドスネアポリペクトミー
ⓐインジゴカルミン散布後．ⓑスネアリング．ⓒ切除後

ココがポイント

コールドスネアポリペクトミーのまとめ
- ポリペクトミー／EMR に比べ，後出血リスクが極めて低い．
- 抗凝固薬を継続した状態でも比較的安全に施行できます．
- EMR より処置具のコストがかからず，手技時間も短縮されます．
- 癌を疑う場合や 10 mm 以上の病変は適応外です．

❸ スネア先端刺入法

　スネアの先端を少しだけ出し通電させて，ピンポイントの切開を行います．そこへスネアの先端を刺入して固定し，スネアリングを行う EMR 法です（図 6）．

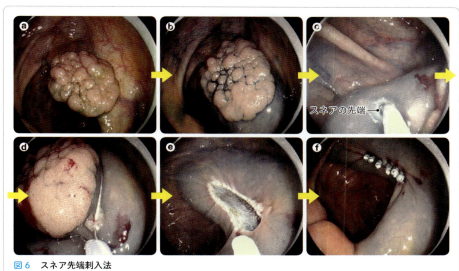

図 6　スネア先端刺入法
ⓐ病変．ⓑ局注後．ⓒ病変奥にプレカット．ⓓ先端を固定しながらスネアリング．ⓔ切除．ⓕ縫縮後．

❹ プレカッティング EMR ／ハイブリッド ESD

　病変周囲を全周切開後，粘膜剥離をまったく行わずにスネアリングする方法がプレカッティング EMR，粘膜剥離を加えて最終的にスネアリングする方法がハイブリッド ESD です（図 7）．

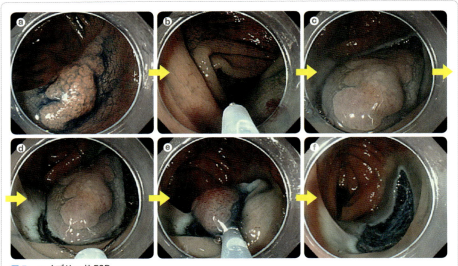

図7　ハイブリッドESD
ⓐ病変．ⓑスネア先端出し．ⓒ全周切開後．ⓓ粘膜切開を加えた後のスネアリング．ⓔ絞扼．ⓕ切除後．

> **ココがポイント**
> - 先端のちょい出しは，ある程度出して，ゆっくり引きながら長さを調整するとスムーズです．
> - プレカットや粘膜切開の高周波設定は，基本的にカットモードを使用します．
> - プレカッティングEMR／ハイブリッドESDでの通電切除は，すでに粘膜切開がなされているため非常に切れやすくなっています．スパッと切って出血しないように，握り込みすぎには気をつけましょう．

❺ 回収・異物切除

スネアで把持することで，回収用デバイスとしても使うことができます．また，大きな異物を鈍的に砕き，回収しやすくすることもできます．

スネア選択のポイント

❶ コシ（硬さ）

スネアのコシ（硬さ）は様々な要素で決まります．太さはもちろん，ワイヤーの編み込み，ループの大きさによっても左右され，病変に合ったスネアを選択することが大切です（図8）．

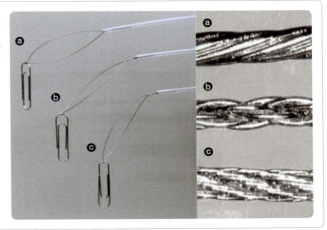

図8 スネアのコシ
❶❷❸とも径は 0.40 mm で同じだが,編み込み方が異なるため(右),硬さも違う(左).

ココがポイント

- 硬いスネアは滑りにくく,押さえつけが効くため平坦な病変に適しています(図8).
- やわらかいスネアは押さえる力は弱いが開閉操作が軽いため,手元の感覚と絞扼を同調させやすく,有茎性のポリープ切除に適しています.

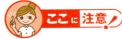

- 有茎性ポリープの中は太い動脈が通っていることが多いのはご存知かと思います.切除直後に噴出性の出血を経験したことが皆さんあるのではないでしょうか.
- 対策として留置スネア(☞195頁参照)や根元へのクリップによる血流の遮断がありますが,スネアリングのコツでもそれを予防することができます.
- 有茎性ポリープの絞扼中に抵抗が変わるのを感じることがあると思います.それは動脈が潜んでいるサインです.動脈の壁は硬いため簡単に切開できません.そのとき力任せに握りしめて切ると,動脈をちぎることになり出血します.抵抗を感じたら,切開モードでのカットをいったん止めて凝固モードで血管をしっかり処理し,その後切開を再開してください.直後の出血はしにくいはずです.

❷ サイズ

同じ太さ,編み込みのワイヤーでも,ループ径が大きくなるほど押さえつける力が分散されるばかりか,前後に余分なスペースができてしまいます.病変のサイズに合ったスネアを選択することが重要です.大は小を兼ねないのがスネアだとボスは口癖のように言っています(図9).

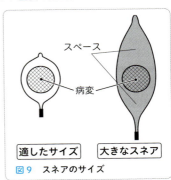

図9 スネアのサイズ

使用方法

1. 梱包を開封し，汚染されないよう清潔な状態で取り出し，不良がないか，挿入前に開閉動作を確認します．
2. 鉗子口入り口からスコープに挿入します．
3. 内視鏡画面で先端部が視認できたら，スライダーを操作し，スネアループを展開します．
4. スネアが病変にかかったら，スライダーを操作し，一定のスピードで絞扼していきます．

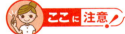

- 絞扼の最中，術者は腫瘍の取り残しを回避するために，チューブシース先端の位置調整を行う場合があります．介助者はその動きに同調させ，スネアが腫瘍から外れないよう注意を払う必要があります．

5. 絞扼したら，握り込んだ硬さや厚さを確認し，術者に伝えましょう．

ココがポイント

筋層まで絞扼したまま通電切除をしてしまうと穿孔してしまいます．手元の感覚で違和感を覚えたら術者と相談し，リスネアリング（少しスネアを緩めた後，再び閉じ直すことで絞扼した筋層を外すテクニック）や，場合によっては絞扼をし直します．しかし，一度絞扼すると粘膜に絞扼の溝の癖が付いてしまうため，最初から一発勝負のつもりで臨みましょう．

6. アクティブコード接続部に，アクティブコードを接続します．
7. 通電切除します．

ココがポイント

いきなり強い力でスネアを握り込むと，血管が凝固されないまま切除されてしまい，出血してしまいます（いわゆる生焼け状態）．切り始めは力を抜いてスネアを腫瘍に添える程度にしておき，通電の音を聞いてから握り込むようにしましょう．

操作上の留意点

スネアの構造上，避けることのできない，特に注意を要する点が2つあります．

❶ ループが急に開く・絞まる

ループを締め上げるためにハンドルを引いた際に，ループが徐々に絞まらず，急に絞まる場面をよく経験するかと思います．スネアは根元部分で横に広がるよう設計されているので，その部分がシースに引き込まれると，ループは一気に小さくなります（図10）．

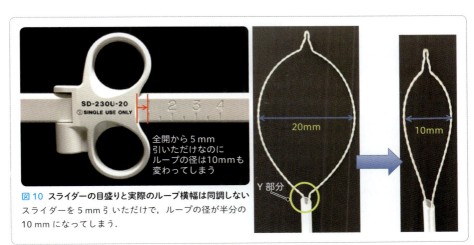

図10 **スライダーの目盛りと実際のループ横幅は同調しない**
スライダーを5mm引いただけで，ループの径が半分の10mmになってしまう．

また，ループの形状によっても同じ現象が現れます．例えば，六角タイプスネアやコンビタイプスネアでも，広がるポイントがシースに収納されることによって，急に絞まる現象が起きます（図11）．一方，MTWフラットヘッドスネアは根元がV字になっていて，急な絞まりを回避できる設計になっています（図12）．急に絞まる力は硬いスネアほど強く働きます．

ココがポイント
- スネアに，根元部分の広がる力がなくなると急に絞まってしまいます．
- 急に絞まる力は，硬いスネアほど強く働きます．
- ループの形状によって，急に絞まるポイントは違います．

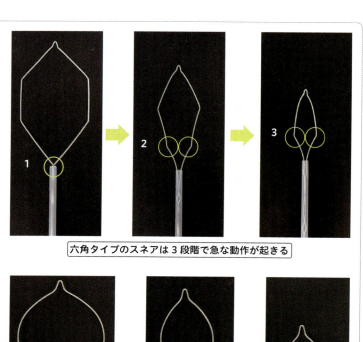
六角タイプのスネアは3段階で急な動作が起きる

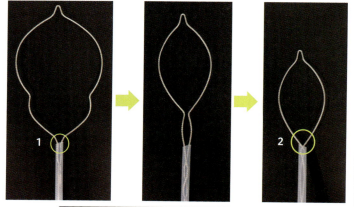
コンビタイプのスネアは2段階で急な動作が起きる

図11 ループの形状による動作の違い

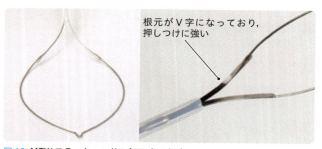

根元がV字になっており，押しつけに強い

図12 MTW フラットヘッドスネア（アビス）

❷ アソビ

「ちょっとだけ開いて〜」と言われ，手元を操作してもなかなかループが開かないことを経験したことがあると思います．これがアソビです．アソビはどのスネアにもありますが，やわらかいスネアほどアソビは少なく，硬いスネアほど顕著に発生します（図13）．アソビを意識せずに，なかなか開かないからといって急な手元操作を行ってしまうと，予想以上にループが開閉されるので注意が必要です．

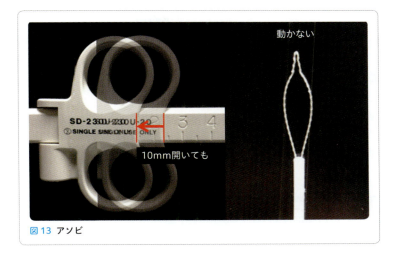

図13 アソビ

ココがポイント

- 硬いスネアほどアソビが多い．
- アソビで開かないからといって急な操作をするのは禁物です．

使用後

❶ ディスポーザブル製品とリユーザブル製品

スネアは製品ごとにディスポーザブルかリユーザブルかが決まっています．ディスポーザブルの製品は再生工程を考慮して製造されていないため，強度や感染といった面で危険が伴います（図14）．ディスポーザブルの製品は患者ごとに医療廃棄物として破棄しましょう．

❷ 再生工程・保管

リユーザブルなスネアはしっかりと洗浄を行い，少しでも不備が見られたら破棄するようにしましょう．意外と見落としも多いため，定期的に点検することを推奨します（図15）．

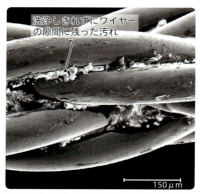

図14 ディスポーザブル製品を再生させた場合のスネアの拡大写真

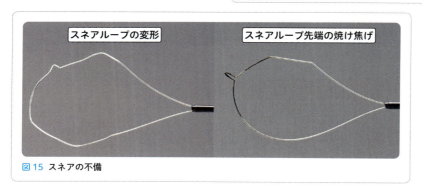

図15 スネアの不備

再生工程の手順は次のとおりです．

手順

1 酵素系洗浄液に浸漬します．スネアワイヤーとシースに分解できる場合は，分解した後，口金から洗浄液をフラッシュし浸漬します．

2 超音波洗浄機に30分かけます．

3 超音波洗浄機から取り出し，水洗いをします．口金がついている場合は，口金からもフラッシュします．

4 潤滑剤を塗布し，乾いたタオルで拭き上げます．

5 分解したパーツを組み上げ，オートクレーブに132〜134℃で5分間かけます．

❹ 回収デバイス

切除組織や異物などを体外へ取り出す際に用いられる処置具です．先端部の形状には，鉗子，三脚，ネットなどの種類があり，用途と対象物によって選択します．

種類

❶ 把持鉗子（図1）

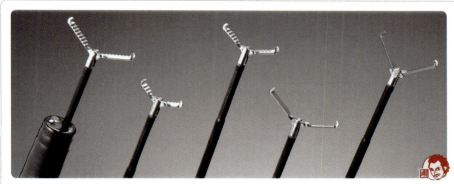

図1 把持鉗子（オリンパス）

鉗子型回収デバイスで，様々な場面において使用されます．把持力の高い鰐口型と，組織の挫滅が少ないV字型があり，両方の形状を有したV字鰐口型も存在します（表1）．基本的に開けるか閉めるかの単純な動作ではありますが，凝血塊の除去など，微妙な開き幅で操作を必要とする場合もあります．普段の生検介助で培ったハンドルさばきを見せつけましょう．

表1 形状の違い

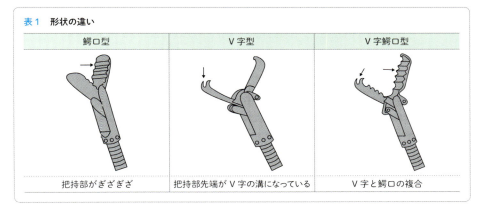

鰐口型	V字型	V字鰐口型
把持部がぎざぎざ	把持部先端がV字の溝になっている	V字と鰐口の複合

❷ 三脚鉗子・五脚鉗子（図2）

3本ないし5本の脚部が展開するデバイスで，大きさの調整がしやすく，ポリープの回収などによく用いられます．三脚タイプより五脚タイプはかなり把持力も強く，大きな異物の除去なども十分可能です．クレーンゲームのように，回収物の重心部を狙うと安定して捕捉できます．

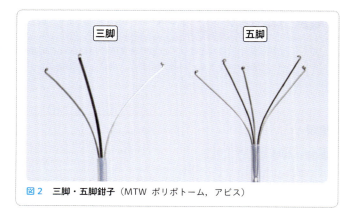

図2　三脚・五脚鉗子（MTW ポリポトーム，アビス）

ココが ポイント

- 使用前には必ず一度脚を開いて絡まっていないか確認します．特にリユーザブルの年季ものは絡まっていることが多く，展開したときに大きく開かないばかりか，閉じることができなくなる場合もあります．
- 脚部の飛び出る距離，引き込まれる距離を考慮して操作する必要があります（図3）．把持する位置が決まったら，閉じる動作と鉗子を押し込む動作を同調して捕捉しましょう．

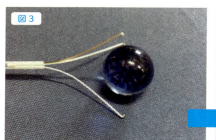 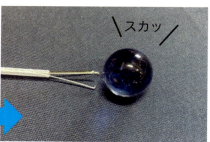

三脚を閉じる動きと，シースを押し込む動作が合わないと空振りしてしまいます．

❸ 回収ネット（図4）

網で捕捉するタイプのデバイスです．平面のタイプもあれば，立体的なドーム型や回転機能をもったタイプまで様々な種類があります．把持鉗子や三脚鉗子が苦手とする，電池などの表面がつるつるしたものに有用で，捉えたら逃さないのが特徴です（図5）．しかし，奥に大きく広がるため，全体を捉えきるのが難しかったり，粘膜

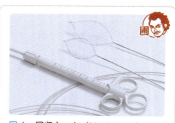

図4　回収ネット（Meditalia ネティス，アビス）

を巻き込んだりするので注意が必要です．また，脆弱なポリープの場合はハンドルを握り込む力を強くしすぎるとミンチになってしまいます．

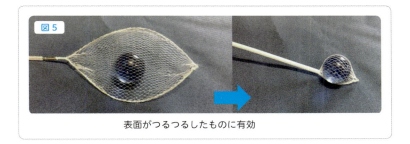

図5

表面がつるつるしたものに有効

使用方法

使用方法は生検鉗子と同じです（☞162頁参照）．

使用後

ディスポーザブル製品は破棄し，リユーザブル製品は再生処理を行います（☞6章③処置具の洗浄・消毒，308頁参照）．

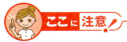

❗回収デバイスは，対象物が硬い場合は大きな把持力が必要となるため，変形するリスクが高いデバイスです．次回使用時に不測のトラブルを予防するためにも，再生処理を行う前には，目視と動作確認を怠らないようにしましょう（図6）．

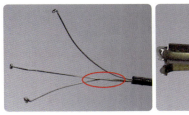
三脚のねじれ

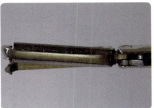
把持部の変形

図6　変形

5章 処置具・デバイス ▶ D ERCPで用いられるデバイス

❶ ガイドワイヤー

ERCP治療を行う際の胆管や膵管などのルート確保や，デバイスの入れ替え，狭窄突破を目的としています．

各部の名称

図1に各部の名称を示しました．

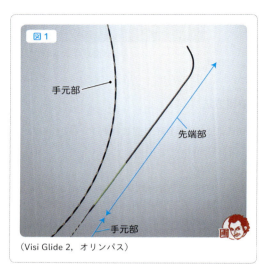

（Visi Glide 2，オリンパス）

種類

①先端の形状

- ストレート型とアングル型（図2）があり，欧米ではストレート型，日本ではアングル型を使用する場合が多いです．またJ型もときには有用です（表1）．
- 先端部はやわらかくなっている部分で親水コーティングされています．手元部からは硬くなっています．

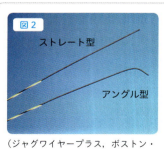

（ジャグワイヤープラス，ボストン・サイエンティフィック　ジャパン）

表1　形状の違いと特徴

	ストレート型	アングル型	J型
形状			
特徴	WGC法（☞246頁参照）での乳頭へのカニュレーションに有利ですが，枝の選択には不利です．	枝の選択に有利で，ループの形成も容易．狭窄突破にも適しています．	はじめからループを形成しているので，ワイヤーによる穿通の軽減が図られます．"押す"操作で乳頭へ挿入します．

② 太さ

- 0.035 inch，0.032 inch，0.025 inch，0.018 inch があります．通常の処置では 0.025 inch が主流です．
- 0.035 inch は，コシの強いデバイス（メタリックステントなど）を使用するときに適しています．また，後区域枝にメタリックステントを留置する際は，スーパーハードタイプのワイヤーがオススメです．
- 0.018 inch はコシが弱いので通常は使用しません．極細カテーテルを用いる際に使用します．

③ 長さ

- 他分野での治療に用いられるガイドワイヤーと比べ 450 cm 程度と長くなっています．デバイスの入れ替えをするうえで長さが必要となります．狭窄突破などでは，トルクを先端に伝える細かな操作が必要とされることから，短めのワイヤーが有効です．

ココが ポイント

- 第一選択はアングル型の 450 cm 程度の長さで 0.025 inch を用います．
- 強い狭窄の突破や胆囊管へのアプローチには，260 cm の短いワイヤーで探りましょう．
- コシの強いデバイスを用いるときは，太めの 0.035 inch のハードタイプを選択することを検討しましょう．

手持ちの種類がそんなにないよ…．どれを選択したらいいのかわからない…．そんなとき，まずは「使い慣れたもの」でトライしてみます（著者もそうすることが多いです ^^;)．すると，次にどんなワイヤーで攻めたらいいかよくわかるんですよね．また，先端部がアングルでやわらかく耐久性のあるものを選択するのもポイントですよ．

使用方法

❶ 術前の準備

ガイドワイヤーホルダーに生理食塩水を通します（図 3）．

ココが ポイント

親水性ガイドワイヤーについて

- 胆汁や造影剤で滑りの効果が一気に低下するため，通常のガイドワイヤーよりも，こまめに拭くことをおすすめします．滑りが良すぎて枝から抜けることにも注意が必要です．

造影剤で滑りが悪くなったら

- テルモのラジフォーカスガイドワイヤーは親水性なので，全体を生理食塩水で濡らすことが鉄則です．そのほかのワイヤーは先端の軟性部が親水性なので先端のみを濡らします．デバイスの交換時には，ワイヤー全体を濡らしたガーゼで拭くことで造影剤がとれてスムーズになります．オリーブ油やゼリーなどを用いる必要はありません．

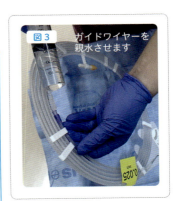

図 3 ガイドワイヤーを親水させます

❷ 術中

手順

1 受け渡し
- 左手には生理食塩水で濡らしたガーゼを持ち，常にガイドワイヤーを濡らしながら，周囲に胆汁などの体液を飛散させないようにしましょう．

2 ワイヤー操作
- トルクデバイス（図4）を用いることもできますが，ワイヤー自体を親指と人差し指（ときには中指も使用）の腹でくるくる回すことができます．アングル型であれば，目的の枝に先端を引っかけることも，ループを作りながら進めることも可能になります．狭窄突破では，両方の技術を使いながら挿入していきます．

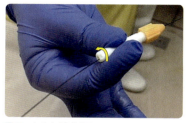

図4　トルクデバイス

 ここに注意

❗ ガイドワイヤーはとても長いデバイスのため，床に触れて汚染させないようにすることが大切です．

ココがポイント

オーバー・ザ・ワイヤーのコツ！

できるだけ処置具をまっすぐに伸ばしたほうがスイスイ入ります．抵抗を感じるようであれば，ワイヤーに造影剤が付着しているか，デバイスにループが形成されているかもしれません．

　解説　オーバー・ザ・ワイヤーとは，ガイドワイヤーが手元から先端まで通る設計となっているものをいいます．病変部を容易に通過できることが一番の魅力です．

 ここに注意

膵管ガイドワイヤー留置の注意点

❗ 膵臓には主膵管から出る分枝があります．分枝に挿入すると膵炎を併発する危険性が上がります．膵臓を処置するときには特に慎重に愛護的に行うことが重要です．

 著者が推薦するとっておきのガイドワイヤーは，テルモのラジフォーカス 0.032 inch 260 cm（定価＠ 3020 円）．狭窄突破や枝の選択時にかなり操作性が良いうえに，安価なため経費削減が期待できます！

使用後

MTW には再生が可能な製品もありますが，ディスポーザブル製品はすべて感染性廃棄物として廃棄します．ディスポーザブル製品の再生は禁止です．

5章　処置具・デバイス　▶ D ERCPで用いられるデバイス

❷ 造影カテーテル

主として，十二指腸乳頭から総胆管・胆嚢管・胆嚢・肝内胆管・膵管の造影の際に使用します．

各部の名称

先端部・X線マーカー部・造影ポート・ガイドワイヤールーメンからなります．

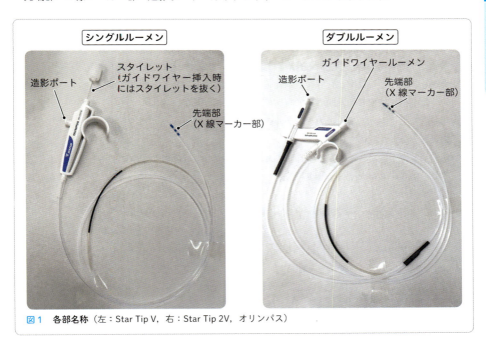

図1　各部名称（左：Star Tip V，右：Star Tip 2V，オリンパス）

種類

❶ 先端形状（図2）

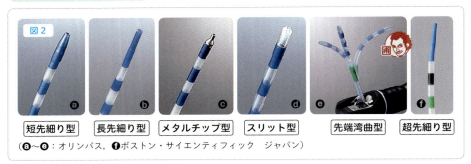

図2　（ⓐ〜ⓔ：オリンパス，ⓕボストン・サイエンティフィック　ジャパン）

ⓐ 短先細り型　ⓑ 長先細り型　ⓒ メタルチップ型　ⓓ スリット型　ⓔ 先端湾曲型　ⓕ 超先細り型

- 短先細り型：狭窄した乳頭や開口部が小さい場合，小児の乳頭に適しています．
- 長先細り型：開口部が小さい場合や副乳頭からのアプローチに適しています．
- メタルチップ型：狭窄した乳頭や副乳頭への挿入向上を目指した仕様です．
- スリット型：狭窄した乳頭や副乳頭へのアプローチが可能です．
- 先端湾曲型：手元の操作でカテーテルの先端を湾曲させることができます．ENGBDなどで有用となることが期待されます．
- 超先細り型：狭窄した乳頭や副乳頭，カニュレーションが困難な場合に使用します．ガイドワイヤーは0.018 inchのみが対応です．

❷ シングルルーメン・ダブルルーメン

　ガイドワイヤールーメンと造影ルーメンの2つの注入口をもったタイプをダブルルーメンといいます．シングルルーメンでは，造影もしくはガイドワイヤーのどちらかのみとなります．MTWからは，シングルルーメンでありながらガイドワイヤー装着下で造影ができるタイプ（図3）も出ています．しかし，ダブルルーメンはシングルより少し太いので，乳頭への挿入で難易度が上がります．

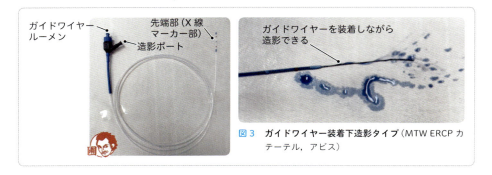

図3　ガイドワイヤー装着下造影タイプ（MTW ERCPカテーテル，アビス）

❸ サポートシステム（図 4）

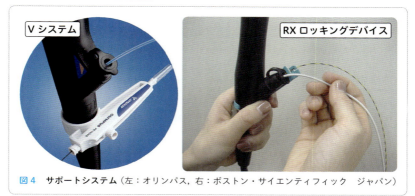

図 4　**サポートシステム**（左：オリンパス，右：ボストン・サイエンティフィック　ジャパン）

サポート機能として，オリンパスでは V システム，ボストン・サイエンティフィック　ジャパンでは RX ロッキングデバイスがあります．内視鏡に装着できるようになっていて，術者が一人法（左手でアングル操作・右手でデバイス操作）で操作できるシステムです．

使用方法

❶ 術前の準備（図 5）

造影ポートにエアー（空気）がないように十分に造影剤を満たしておきます（図 5）．ダブルルーメンの場合は，造影ルーメンに造影剤を，ガイドワイヤールーメンには生理食塩水を満たします．

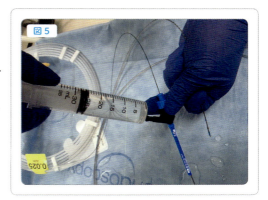

図 5

❷ 術中

手順

1 受け渡し
- 介助者は左手にガーゼを持ち，胆汁や血液が飛散しないように留意してください．処置具が長いため，右手でループを描くか第 2 助手と協力するなどして，ガイドワイヤーが床につくなどの不潔操作を回避しなければなりません．

2 造影
- 造影は極少量ずつはじめます．特に，膵管の造影は必要最低限に行います．
- 最初の造影で下部胆管（乳頭直上）に注目しましょう．一番最初の造影で小さな結石などを見逃さないことが重要です．

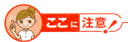

ここに注意

❗ 膵炎を起こす原因のひとつに，膵管の造影があります．閉塞性黄疸の場合は，胆汁をある程度抜いてから造影しましょう．胆管内圧の上昇は迷走神経反射を引き起こす可能性があります．

ココがポイント

造影剤は原液？薄める？
- 通常は，ウログラフィンを原液もしくは生理食塩水で少し薄めて使用しているところが多いです．近年は水溶性の造影剤であるビジパークを使用するところも増えています．

なかなか胆管にカニュレーションができないとき……ワイヤーをかえる？カテをかえる？
- 近年ではWGC法〔Wire-Guided Cannulation（ワイヤー ガイデッド カニュレーション）：乳頭にカテーテルを当てて目的の方向（胆管 or 膵管）にガイドワイヤー先行で挿入したのち，造影カテーテルを追従させてから造影する方法〕が主流となっています．カニュレーションがどうしても困難な症例では，カテーテルを極細型やスリット型，または先端湾曲型などへ変更してみましょう．ときにはESTで用いるパピロトミーナイフが有効な場合もあります．
- 著者の施設では，ボストンのコントア543カテーテル＋MTWの0.018 inchガイドワイヤーを用いています．

ここに注意

❗ 造影カテーテルにエアーが入ってしまうと石のようにも見えます（図6）．空気は丸いのでよく見ればわかりますが，治療の邪魔になります．あらかじめ，デバイスの中を生理食塩水や造影剤でフラッシュしておくことが大切です．また，空気塞栓を併発した報告もあるので注意が必要です！

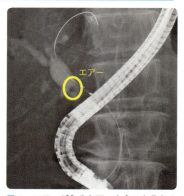

図6　エアーが入ると石のようにも見える

介助者としての心構え
第1助手や第2助手を務める場合，スムーズな治療のためには，治療戦略や展開を理解しておかなければいけません．ERCPでは，術者は次に何の処置具が必要なのかを常に考えながら手技を展開していくので，処置具の種類を把握し操作ができるようにしておきましょう．手術室での直接介助ナースを想像するといいですね．

使用後

MTWのカテーテルは再利用が可能です．CDS-ETの工程で滅菌しましょう．その他はディスポーザブル製品なので，感染性廃棄物として廃棄します．

5章　処置具・デバイス ▶ D ERCPで用いられるデバイス

❸ 乳頭切開処置用デバイス

内視鏡的乳頭切開術（EST：endoscopic sphincterotomy）の際、十二指腸乳頭のオッディ括約筋を切開し開口部を広げます。パピロトミーナイフ、パピロトーム、スフィンクテロトームと、様々な呼び方があります。

各部の名称

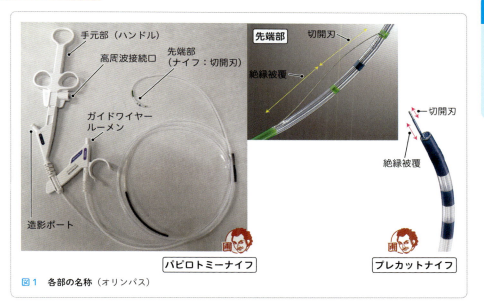

図1　各部の名称（オリンパス）

種類

① **パピロトミーナイフ**：　弓矢のような形状で乳頭切開専用です。種類によっては絶縁体が付いていて"はちまきひだ"を余計に切開しないように工夫がされています。
② **プレカットナイフ**：　嵌頓結石で乳頭が緊満している場合（図2）に有効なナイフです。通常のカニュレーションが困難な場合に、プレカットとして乳頭を切開する場合にも用います。

 ココが ポイント
造影ルーメンもあり、先端の角度も調整できるため、造影カテーテルとしても使用する場合があります。

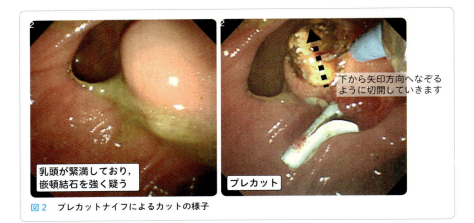

図2　プレカットナイフによるカットの様子

使用方法

❶ 術前の準備

- ガイドワイヤールーメンには生理食塩水を満たしておきます（図3）．
- 高周波の設定と対極板の貼り付けの確認を必ず行いましょう（図4）．

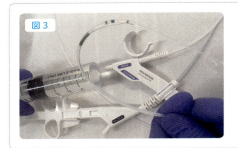
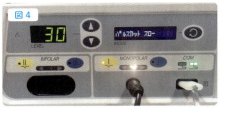

❷ 術中

手順

1. ガイドワイヤー越しにナイフを進めていきます．
2. 乳頭を正面視したら，高周波装置のアクティブコードを接続します．
3. 切開刃を11時〜12時方向へ向けます．

ココがポイント

EST の切開方向

「ナイフを強く張る」操作はあまりしません．むしろ現状維持か少し緩ませるぐらいが良いでしょう（図 5）．

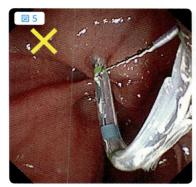
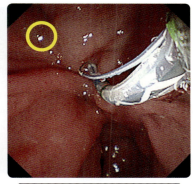

図 5

刃を張った状態
（手元のハンドルを締めた状態）

刃を緩めた状態
（手元のハンドルを押し出した状態）

4 11 時〜 12 時の方向にゆっくり切開をします．

 ココがポイント

"はちまきひだ"までの切開を小切開，口側隆起まで達しない切開を中切開，口側隆起までの切開を大切開といいます．切開が大きいほど出血や穿孔の危険性が高まります（図 6）．

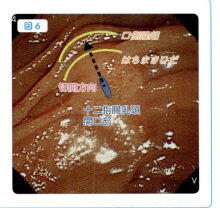

図 6

5 切開が終わったらアクティブコードを外し，ガイドワイヤーを留置したままナイフだけを抜去します．

ここに注意

- EST で最も多い偶発症は出血です．術中の出血に対しては，生理食塩水 50ml にボスミン 0.5A を混ぜて直接切開面に散布する方法や，バルーンを拡張して圧迫止血をする方法でほとんどの場合は止血できます．それらの方法でもどうしても止血が困難な場合は，乳頭の周囲へ HSE を局注することも有効ですが，局注により膵管を圧迫してしまうと膵炎を併発してしまうことも念頭に置かなければなりません．
- 治療終了後の後出血には十分注意しましょう．万が一穿孔してしまった場合は外科への連絡はもちろんのことですが，保存的治療としては ENBD を留置します．メタリック製のフルカバーステントと ENBD の両方を挿入した例もあります．

coffee break 乳頭切開では，切開方向について術者と介助者の意志の疎通が重要です．内視鏡での操作とナイフの位置関係の確認を含めて「素振り」をしてみることも大切です．

使用後

切開刃ですが，高周波に接続しなければ切れることはありません．感染性廃棄物として廃棄します．ディスポーザブル製品の再利用はできません．

5章 処置具・デバイス ▶ D ERCPで用いられるデバイス

❹ 乳頭拡張バルーン

十二指腸乳頭を拡張させるバルーンです．出血リスクの高い症例や，術後でESTが難しい症例に対して有効です．

各部の名称

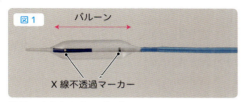
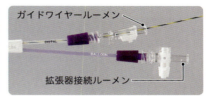

図1
バルーン
X線不透過マーカー
（REN，カネカメディックス）

ガイドワイヤールーメン
拡張器接続ルーメン
（CREプロワイヤーガイデッド胆道拡張バルーンカテーテル，ボストン・サイエンティフィックジャパン）

種類

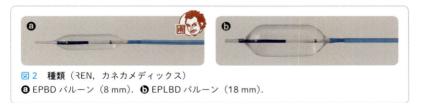

図2 種類（REN，カネカメディックス）
ⓐ EPBDバルーン（8 mm）．ⓑ EPLBDバルーン（18 mm）．

① **EPBDバルーン**： 内視鏡的乳頭拡張術（EPBD：endoscopic papillary balloon dilation）で用いるバルーンです．バルーンサイズは直径6 mmや8 mmを使用し，胆管径に合わせて選択します．

② **EPLBDバルーン**： 内視鏡的乳頭大口径バルーン拡張術（EPLBD：endoscopic papillary large balloon dilation）で用いるバルーンです．EPBDの拡張では通過できない巨大結石がある場合に施行します．拡張の前にESTを行い，バルーンサイズは10〜20 mmを用います．ESTとEPLBDが一度にできるストーンマスターV（図3）もあります．

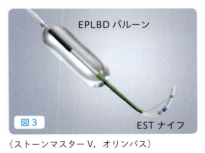

EPLBDバルーン
図3
ESTナイフ
（ストーンマスターV，オリンパス）

❹ 乳頭拡張バルーン 251

ココが ポイント

総胆管の径がバルーンの低圧での最大径となるものを選ぶことが、穿孔予防のコツです。

使用方法

❶ 術前の準備

手順

1. 先端保護の外装を外し、ガイドワイヤールーメンを生理食塩水で満たしておきます。
2. バルーンルーメンには若干の空気が入っているので事前に吸引しておくとよいでしょう。透視下で行う手技なので、拡張器に満たす液体は、ガストログラフィンやウログラフィンを生理食塩水などで薄めたものを使用します（原液では粘稠が強いため）。

 ココが ポイント

内視鏡に入れる前の拡張は決してしないようにしましょう。収縮しても元のようには戻らないため、鉗子口を通過させるのが困難になってしまいます。

❷ 術中

手順

1. ガイドワイヤーに沿わせてバルーンを進めます。
2. デバイスが乳頭に到達したら拡張器と接続します（☞ 5 章 E ①拡張バルーン、277 頁参照）。

 ここに注意！

❶ デバイスとの接続がしっかりとはまっていることを確認しましょう。万が一、外れたときには造影剤が飛散し悲惨なことになります。

3. 透視画面を見ながら加圧します（EPLBD の場合は先に EST を行います）。

 ココが ポイント

- 拡張時には、内視鏡画面と透視画面の両方を同時に見ましょう。内視鏡画面では、圧を上げるにつれ、バルーンの内部を通して括約筋が拡張していく様子が見えます。出血や裂け目に注意しましょう。透視画面では、総胆管内へ引き込まれないように加圧はゆっくり、位置がズレないように拡張し"ノッチ"（図 4）を確認してから圧を上げていきます。ノッチが消失しバルーンが総胆管の径を超えないように注意しましょう（図 5）。

- ノッチが消失した後は直ちにデフレートを行います．拡張したまま時間を置く必要はありません．

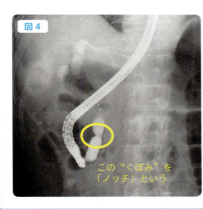

図4

この"くぼみ"を「ノッチ」という

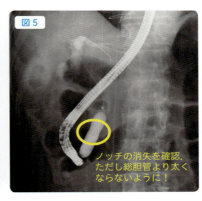

図5

ノッチの消失を確認．ただし総胆管より太くならないように！

4 拡張後，乳頭を観察します．

ココがポイント

乳頭の観察をするように術医の耳元でアドバイスをすることも，助手として大切なことです．

偶発症と対応方法

　バルーン拡張による出血の際は，バルーンを圧着することで圧迫止血が期待できます．すべての処置が終了しても止血が得られていなければ，再度バルーンを拡張し，圧迫止血を行いましょう．もし穿孔してしまったら，まずは外科に相談を．保存的治療としてENBDで済む場合もあります．また，メタリック製のフルカバーステントとENBDの両方を留置した例もあります．治療の終了まではバルーンを捨ててはいけません．

使用後

　感染性廃棄物として廃棄します．再利用はできません．

❺ EBD ステント

EBD で用いられる内瘻ステントです．胆道の狭窄部位に留置し，胆汁をドレナージします．

使用目的

内視鏡的胆道ドレナージ術（EBD: endoscopic biliary drainage）では，減黄を目的に胆管にステントを留置します．排液は内瘻にて解決するため自己抜去の心配がありません．また，悪性胆道閉塞症例に対しては，開存性能からメタリックステントを選択します．ステント留置にあたって介助者は肝内胆管枝を理解しておく必要があります（図1）．

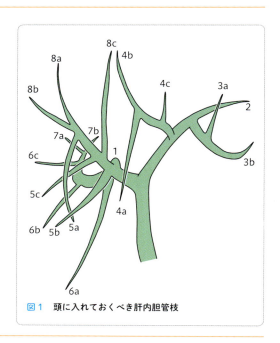

図1　頭に入れておくべき肝内胆管枝

種類

❶ プラスチックステント

①**ストレート型**（図2 ⓐ）：同一径で円筒状．脱落や迷入を予防するために両端近くにフラップが設けられています．総胆管や比較的直線的な枝に選択されます．

②**ピッグテール型**（図2 ⓑ）：両端または一端にカーブを有しています．肝門部から湾曲の強い B3 や B6 などの枝に留置するときに有効な場合もあります．

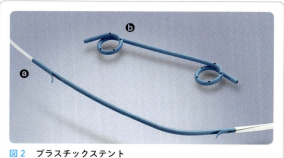

図2　プラスチックステント
ⓐストレート型（オリンパス）．ⓑピッグテール型（オリンパス）．

また，ピッグテール径の小さいタイプでは総胆管への留置にも使用できます．

③**タネンバウム型・ダブルレイヤー型**（図3）： ストレート型（中央や側方でやや屈曲あり）を太径にし，フラップ数を増やし内腔を特殊コーティングすることにより，開存期間延長と脱落や迷入の軽減を図っています．しかし，径が8.5Fr〜と太いことから膵炎の危険性も危惧されるため，ESTを付加する必要があります．

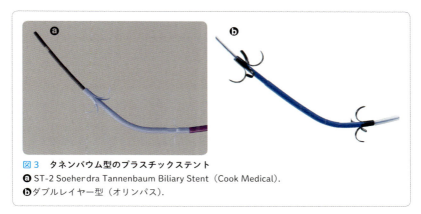

図3　タネンバウム型のプラスチックステント
ⓐ ST-2 Soeherdra Tannenbaum Biliary Stent（Cook Medical）．
ⓑ ダブルレイヤー型（オリンパス）．

❷ メタリックステント

①**メッシュ形状**： 編み込み型（ブレイデッド）とレーザーカット型があります．
- 編み込み型は，その名の通り一本一本を編み込んで作られたものです．伸び縮みができる反面，短縮率（ショートニング）が15〜40％と製品によって差があります．製品によっては限界マーカー（図4）まで3回を限度に展開し直すことができます．

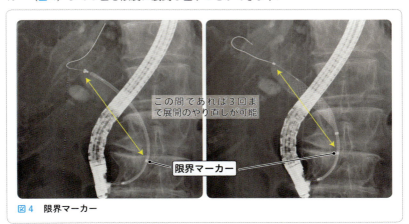

図4　限界マーカー

- レーザーカット型は，一本の金属チューブをレーザーでカットして作成したもので，短縮率が小さいことからステント留置の位置決めがしやすいのが特徴です．ただし，一度展開を始めると再収納ができません．

② **カバーの有無**

- ベアステント：アンカバーステントともいいます．金属のみでカバーを有しないものです．
- パーシャルステント：カバーステントですが，一部分（遠位端・近位端）がベアになっています（図5）．

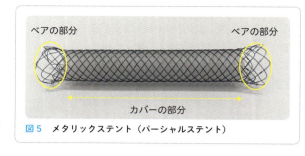

図5 メタリックステント（パーシャルステント）

- フルカバーステント：遠位端から近位端までのすべてがカバーで覆われています．

 ココがポイント

編み込み型は伸び縮みができるため，ステント閉塞時に抜去しやすいのが特徴です．

③ **アキシャル・フォースとラジアル・フォース**

- アキシャル・フォースとは，ステントがまっすぐになろうとする力をいいます．
- ラジアル・フォースとは，ステントが広がろうとする力をいいます．

coffee break
ラジアル・フォースが大きくてアキシャル・フォースが小さく，短縮率の少ない編み込み型が理想なのですが……ラジアル・フォースとアキシャル・フォースには相互関連があって，現実には難しいんですよね．

経乳頭胆道ドレナージでの使用方法

手順

1. ガイドワイヤーの留置
   - 狭窄部位をワイヤーで突破します．狭窄部位を越えて肝内胆管の末梢まできていることをしっかりと確認して，ワイヤーを留置しましょう（図6）．

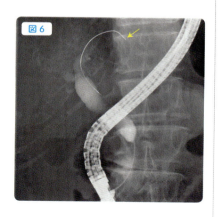

図6

ココがポイント

ガイドワイヤーの留置では，先端にループを作っておくと肝臓や膵臓に刺さらないので安全です．肝臓や膵臓に刺さってしまう（図7）と患者さんは痛みを訴えるので，痛がっているときはガイドワイヤーの先端を確認しましょう．特に膵臓では，突き刺さった後の膵炎には十分な注意が必要です．枝の末梢側で波を打つようなワイヤーの画像が出たときは，臓器に刺さっているかもしれません．

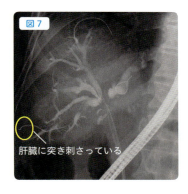

図7

肝臓に突き刺さっている

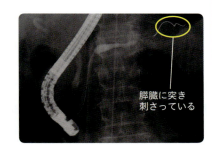

膵臓に突き刺さっている

2 ステントの長さを選択

▸ プラスチックステントの留置では，狭窄部位を越えたところでフラップを展開させなければならないので　乳頭から狭窄の末梢までの長さをガイドワイヤーで計測し，距離に応じたステントの長さを選択します．

3 ステントの留置

▸ 長さに応じたステントを，ガイドワイヤー下で狭窄の末梢まで運びます．透視画面で狭窄を越えていることを確認しながら展開します（図8）．狭窄が強いほどステントが奥へ引き込まれてしまうので，展開中は位置がずれないように，引きのテンションをかけながらデリバリーするのがコツです．

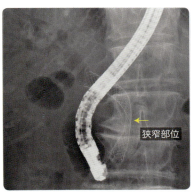

狭窄部位

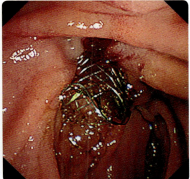

図8　ステント留置

ココが ポイント

編み込み型のメタリックステントでは，収縮率を加味して内視鏡画面でのステント下端の位置も確認しながら展開する必要があります（図9）．

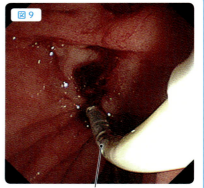

図9

メタリック下端の位置

肝門部胆管狭窄に対する両葉ドレナージでの使用方法

❶ パーシャル・ステント・イン・ステント

2本目のメタリックステントを，1本目のステントの間隙から他の胆管枝に留置する方法です．

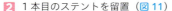
手順

1 ガイドワイヤーの留置（図10）
  ▶ 一般に，左外側区域枝と右前区域枝，または右後区域枝へガイドワイヤーを留置します．

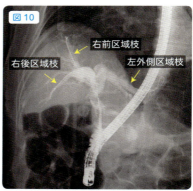

図10

右前区域枝
右後区域枝
左外側区域枝

2 1本目のステントを留置（図11）
  ▶ ここでのステントはメッシュ間隙が比較的大きいものを用います．左右への優先順位は，可能な限り挿入が難しい胆管から留置します．

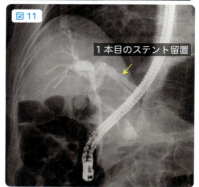

図11

1本目のステント留置

3 2本目のステントを留置（図12）
- 1本目の留置に使用したガイドワイヤーは，抜去せずに2本目の留置の際に使用します．あらかじめ挿入されているガイドワイヤーの走行を指標として，1本目のステントのメッシュ間隙を造影カテーテルとともに通過させ，ステントを挿入し留置します．メッシュ間隙が狭く難渋するときは，胆道拡張バルーンで拡張することも有効です．

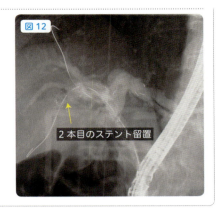

図12　2本目のステント留置

❷ サイド・バイ・サイド

2本目のメタリックステントを1本目と同時（並行）に，他の胆管枝に留置する方法です．

手順

1 ガイドワイヤーを留置
- 左右の胆管枝に各1本ずつガイドワイヤーを留置します．

2 ステントデリバリーシステムの留置
- ガイドワイヤー誘導下に細径（5.7Fr～6Fr）のステントデリバリーシステムを左右の胆管枝内に1本ずつ挿入し，2本のデリバリーシステムが留置された状態を作ります．

3 ステントの展開
- 狭窄部を十分に越えた場所で位置決めをし，左右同時（2本のアウターシースを同時に引く）に並行して展開します．

Q & A コーナー

Q：「ステント交換」ってよく行われますが，詰まっていないのに交換する意味はなんですか？？

A： プラスチックステントの50％開存期間はおおよそ60日程度と言われています．したがって2～3ヵ月以内での交換を行います．

Q： 泣き別れって先生たちが言うときがありますが，どういう意味ですか？

A： 左右の胆管と総胆管の合流部（肝門部）にできた腫瘍により，左右の胆管が総胆管から分離されてしまうことを意味しています．

Q： メタリックステントって長すぎたらどうするんですか？切れるんですか？

A： APCでの焼灼や通電ダイレーターを用いての焼灼は可能です．しかし，切る行為そのものはステントのパフォーマンスを低下させかねないので，サイズの選択には十分に気を付けましょう．

5章 処置具・デバイス ▶ D ERCPで用いられるデバイス

❻ ENBDチューブ

閉塞性黄疸や急性胆管炎で用いられる外瘻用チューブです．

使用目的

内視鏡的経鼻胆管ドレナージ（ENBD：endoscopic nasobiliary drainage）では，胆管ドレナージチューブを鼻から外瘻させて，排液量の確認や，胆管の造影，胆汁の採取を行います．患者さんによるチューブの自己抜去のリスクが高いので注意が必要です．

種類

❶ チューブ形状（図1）

- ショートα型： 先端を総胆管に留置する場合に用います．
- ロングα型： 先端を右肝内胆管に留置する場合に用います．
- 逆ロングα型： 先端を左肝内胆管に留置する場合に用います．
- ピッグテール型： 先端がピッグテイル形状で横幅があることから，総胆管や胆嚢への留置に適しています．

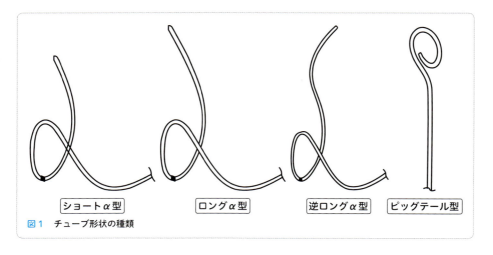

図1 チューブ形状の種類

❷ 太さ

4Frは膵管からの外瘻（ENPD）で使用することが多く，5・6・7Frは胆管からの外瘻（ENBD）

で使用します．胆嚢からの外瘻（ENGBD）には 5Fr を使用します．

　細い外瘻カテーテルはキンク（折れ曲がり）の危険性があります．太くなるほど患者さんの鼻の違和感が強くなるので考慮しましょう．最近ではキンクしても元に戻る形状記憶タイプがパイオラックスから発売されました（図 2）．

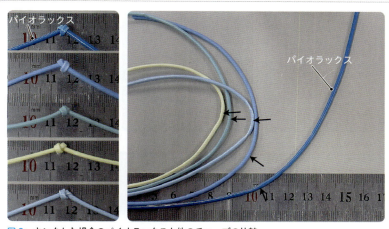

図 2　キンクした場合のパイオラックスと他のチューブの比較
矢印は各チューブの縛った箇所を示しています．パイオラックスのものは，元の形状に戻っていることがわかります．

使用方法

❶ 術前の準備

　留置する場所によって太さや形状が選択されます．使用するカテーテルが決定したら，カテーテルの内腔を生理食塩水で満たします（図 3）．

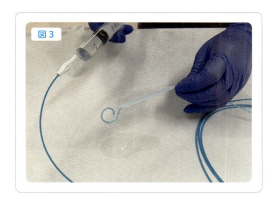

図 3

❷ 術中

手順

1 造影カテーテルとガイドワイヤーを目的の場所へ留置し吸引や造影を行います（図4）．

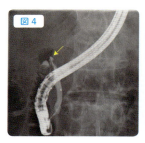
図4
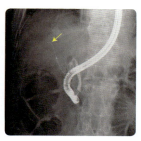
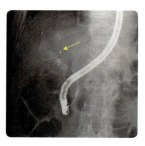

2 ガイドワイヤーを残して造影カテーテルを抜去し，ドレナージカテーテルをオーバー・ザ・ワイヤー法で留置したい場所へ進めます（図5）．

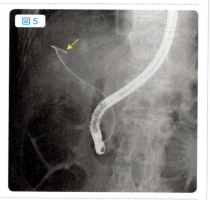
図5

3 ドレナージチューブ先端の位置をずらさないように留置しながら内視鏡を少しずつ抜去します．チューブは十二指腸でαを作り，胃底部ではたわみを作っておくことで抜けづらくなります（図6）．

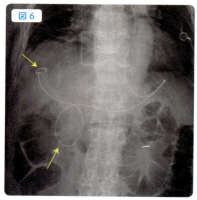
図6

❸ 留置後

手順

1. 鼻からの固定を行いますが，テープ固定では皮膚トラブルの原因にもなりかねないので，ブラバウエハー（コロプラスト）などの皮膚保護材を土台に固定するとよいでしょう（図7）．

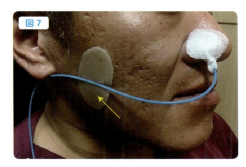

図7

2. ドレナージチューブを排液バッグへ接続します．腹部より高い位置に排液バッグを置いたり持ち上げたりすると，貯留した排液が逆流します．逆流は逆行性感染の危険を招くので注意しましょう．

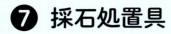

❼ 採石処置具

胆管内の結石除去を目的としたデバイスで，バスケットカテーテルとバルーンカテーテルがあります．

種類

①**採石バスケットカテーテル**： 4線・6線・8線バスケットがあります（図1）．結石が大きいほど，線の本数が少ないバスケット形状を選択します．小さな結石には，線の本数が多いものやスパイラル形状のバスケットも有効です．

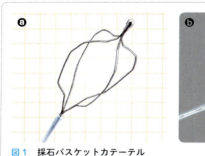
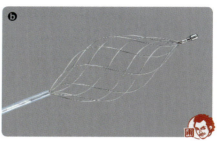

図1　採石バスケットカテーテル
ⓐ 4線バスケット（オリンパス）．
ⓑ 8線バスケット（Memory Basket Eight Wire, Cook Medical）．

ココがポイント

結石をバスケット内に収容しても，閉じずに引っかけて"掻き出す"ようにしましょう．回転式（図2）では，ハンドルをくるくる回すと小さな結石を巻き込みながら把持できます．

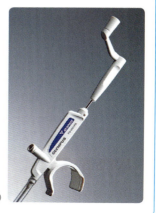

図2　回転式のハンドル（オリンパス）

②**採石バルーンカテーテル**： 主として胆管壁に密着させ，造影しながら結石や泥を掃除するデバイスです．近年では，カテーテルをバルーンの端に配置させて，胆管下部のデッドスペースの結石や大きな結石を掻き出すオフセットバルーン（ゼオンメディカル）も発売されました（図3）．

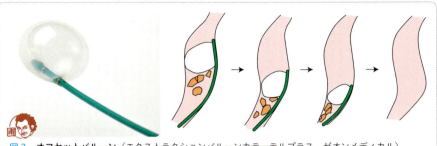

図3　**オフセットバルーン**（エクストラクションバルーンカテーテルプラス，ゼオンメディカル）

 ココ が ポイント

造影には，ディスタル（カテーテルの先端，もしくは先端手前から）造影と，プロキシマル（バルーンの下から）造影の2種類があります（図4）．通常はディスタルを使用しますが，下部胆管に小さな結石が残ってしまってなかなか掻き出せないときは，プロキシマルを使用し，造影剤を流しながら小結石や泥を掻き出すのも一つのテクニックとして有用です．「石流しオフセットバルーン」は，造影剤もしくは生理食塩水を"らせん状"に流します．バルーンのみでは掻き出せないサイズの結石や泥の除去，胆管壁のクリーニングに有用です（図5）．

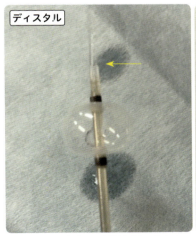

カテーテルの先端から造影剤が出てきます．

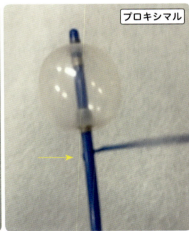

バルーン下から造影剤が出てきます．

図4　**造影の種類**

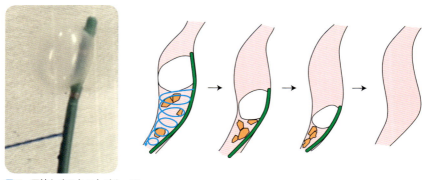

図5 石流しオフセットバルーン
バルーンの下から造影剤もしくは生理食塩水を流すことにより，死角になりやすい胆管からの結石除去を促します．

ここに注意

⚠ 結石と明確である場合はバスケットを選択します．極小の結石や泥の場合はバルーンを使用します．デバイスは高価なので，極力無駄のない使用を目指しましょう．

使用方法

❶ 術中

手順

1 胆管造影で結石を確認し，ガイドワイヤーを留置します（図6）．

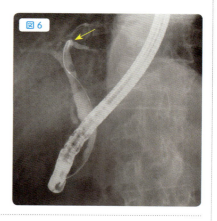

図6

2 EST や EPBD などの乳頭処置をします．

3 採石バスケットで結石を収納（しっかり把持はしません）し，排石します（図7）．

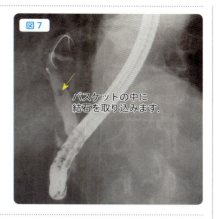

図7

バスケットの中に結石を取り込みます．

4 採石バルーン（ディスタル）で造影しながら胆管壁をクリーニングします（図8）．
5 乳頭直上で再度造影し遺残結石がないことを確認します（図9）．

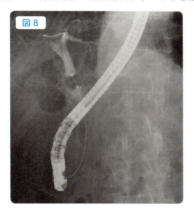

図8

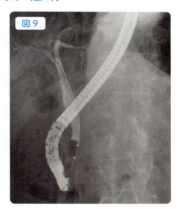

図9

❷ 採石後

乳頭の観察とフリーエアーがないことを確認して終了です．

ここに注意

- 積上げ結石の場合は，乳頭に一番近い結石から砕石または採石をしましょう．順番を間違えると乳頭に陥頓してしまいます．

使用後

感染性廃棄物として廃棄します．ディスポーザブル製品の再利用はできません．

5章 処置具・デバイス ▶ D ERCPで用いられるデバイス

❽ 砕石バスケット

結石を機械的に破砕，または把持をして乳頭から排出させます．

各部の名称

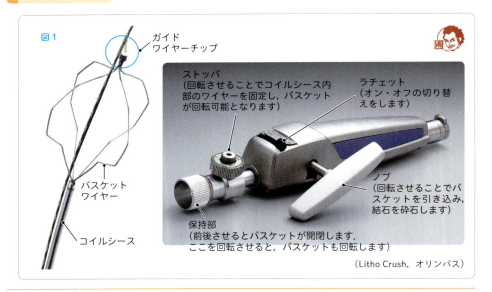

図1

- ガイドワイヤーチップ
- ストッパ（回転させることでコイルシース内部のワイヤーを固定し，バスケットが回転可能となります）
- ラチェット（オン・オフの切り替えをします）
- バスケットワイヤー
- コイルシース
- 保持部（前後させるとバスケットが開閉します．ここを回転させると，バスケットも回転します）
- ノブ（回転させることでバスケットを引き込み，結石を砕石します）

（Litho Crush，オリンパス）

種類

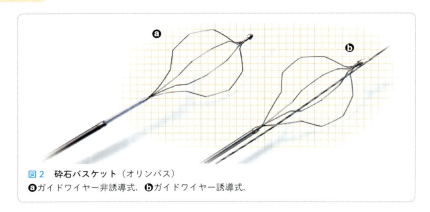

図2 砕石バスケット（オリンパス）
❹ ガイドワイヤー非誘導式．❺ ガイドワイヤー誘導式．

①**ガイドワイヤー非誘導式**：　ガイドワイヤー留置の有無に関係なく，バスケットを単独で胆管内に挿入します．デバイス自体が固くコシが強いことから，鉗子起上での操作でも乳頭への挿入が難しく，容易に膵管口へ向いてしまいます．膵管に挿入しないように操作をしなければなりません．しかし，リユース製品もあるので安価に抑えることが可能です．

②**ガイドワイヤー誘導式**：　先行留置してあるガイドワイヤーにモノレールのように沿わせて胆管内へ誘導するので，術者はストレスが少なく乳頭への挿入がスムーズに行えます．乳頭へ挿入と同時にガイドワイヤーと同調し，テコの原理で胆管内へ挿管しましょう．同調しないで無理に押すと膵管口を傷つけてしまいます．なお，ディスポーザブル製品のみの販売です．

使用方法

❶ 術前の準備

接続を確認し，ストッパをきちんと閉めます（図3）．

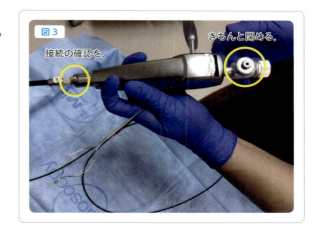

図3　接続の確認を．　きちんと閉める．

ここに注意！

❗バスケットを砕石ハンドルに接続する際にはゆっくりと慎重にしましょう．焦ってしまうとバスケットの根元が曲がってしまうことがあるので注意が必要ですね（図4）．

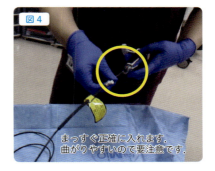

図4　まっすぐ正確に入れます．曲がりやすいので要注意です．

❷ 術中

手順

1. 最初の造影で乳頭直上の情報を得ます．ごく小さな結石も見逃さないように注意しましょう．
2. ゆっくりと造影剤を注入し，結石の大きさ・数・場所を把握します．
3. 乳頭側に近い結石から順に砕石します．

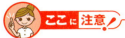

- ❗硬い結石などを砕石するとワイヤーが変形します（図5）．透視画面上で注目しましょう．変形したワイヤーでは結石を再度把持しての砕石に難渋します．

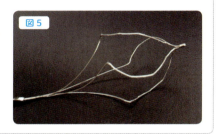

図5

使用後

感染性廃棄物として廃棄します．ディスポーザブル製品の再利用はできません．リユーサブル製品は CDS-ET の工程で再生処理しましょう．

5章 処置具・デバイス ▶ D ERCPで用いられるデバイス

❾ 細胞診ブラシ

胆管や膵管での悪性腫瘍の判定の際，細胞をブラッシング（擦過）して採取します．

各部の名称

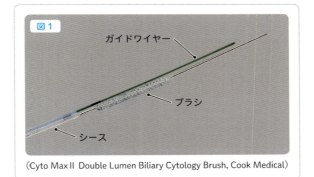

図1　ガイドワイヤー／ブラシ／シース

（Cyto Max II Double Lumen Biliary Cytology Brush, Cook Medical）

使用方法

手順

1. ガイドワイヤーを目的の病変を越えて留置します．
2. ガイドワイヤー下で細胞診ブラシを病変部位まで進めます．
3. シースからブラシを押し出し，病変部位を5〜20回ブラッシングします．
4. ブラッシングが終了したら，ブラシをシース内へ収納し，抜去します．
5. 抜去後は，すみやかにプレパラートへ塗布します．

細胞固定（プレパラートへの固定）

固定の方法にはいくつかあります．
① ブラシの付け根を持って，ブラシをプレパラートへ"ムチ"のようにはじいて，細胞を塗布します．
② ブラシをプレパラートに軽く押し付け，縦または横に細胞を塗り付けます．

③ブラシをプレパラート 2 枚で軽く挟んで，細胞を塗り付けます．

> **ココがポイント**
>
> プレパラートに塗布された細胞が乾燥しないうちに，アルコールで固定します．1 人では時間がかかってしまうので，ペアを組んで，細胞を塗布する人，プレパラートで固定する人，と役割を分担してすみやかに行いましょう．

使用後

感染性廃棄物として廃棄します．ディスポーザブル製品の再利用はできません．

5章　処置具・デバイス ▶ D ERCPで用いられるデバイス

❿ EUS-FNA／FNB 針

コンベックス型超音波内視鏡下で腫瘍の組織を採取するときに使用する針です．また，薬剤注入やドレナージ目的での穿刺針としても使用します．本セクションでは組織採取を中心に解説します．

各部の名称

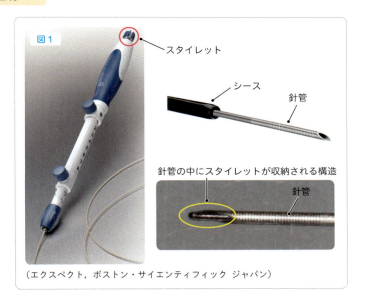

（エクスペクト，ボストン・サイエンティフィック ジャパン）

種類

　19G・20G・22G・25G の 4 タイプの太さがあります．一般に，太いほうが組織を多く採取でき，曲がりにくいのが特徴ですが，当然，操作性（鉗子起上の操作）はきつく，手技は難しくなります．十二指腸下行脚からのアプローチによる膵病変への穿刺では，25G が有用です．

ココがポイント

迅速細胞診ができない施設では，確実な検体（白色の長い組織）採取が必須です．最近はFNB針が登場し（図2），先端部分が3本刃（アクワイヤー）になっていたり，側溝がついたりして（プロコア），より多くの検体採取ができるようになってきました．プロコアでは，スタイレットが"くるくる"と癖付けされており，介助が楽になる仕様となっています（図3）．

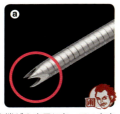 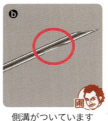 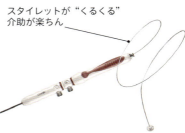

ⓐ 先端が3本刃になっています　ⓑ 側溝がついています

スタイレットが"くるくる"介助が楽ちん

図2　FNB針
ⓐ アクワイヤー（ボストン・サイエンティフィック ジャパン）．
ⓑ Echo Tip ProCore HD Ultrasound Biopsy Needle（Cook Medical）．

図3　Echo Tip ProCore HD Ultrasound Biopsy Needle（Cook Medical）

使用方法

❶ 術前の準備

1 スタイレットを少し引いておきます（図4）．

図4

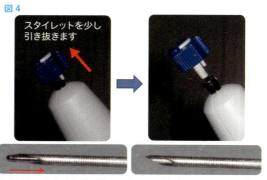

スタイレットを少し引き抜きます

スタイレットを少し引き抜くことで，先端が針だけの状態になります．

2 シリンジに装着されている三方活栓を，ロックした状態で陰圧にしておきます．

❷ 術中

1 病変の位置関係と大きさ，血流を確認します（図5）．

図5

青い点は穿刺針が出てくる位置を表す

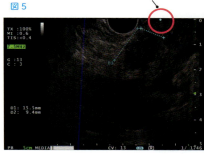

病変の位置関係と大きさを確認　　　　　　ドップラーで血流を確認

2 腫瘍内での穿刺する距離を計測（図6）し，穿刺針の長さを調節します．

図6

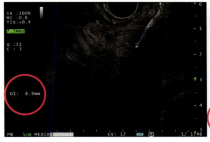

実際に穿刺する距離を計測します

左の超音波で計測した距離と同じになるように針の長さを調節します．ちなみに⑥は約6cmの針の長さということになります．

❿ EUS-FNA／FNB 針

3. 穿刺針が病変に到達したら，スタイレットを一度病変の中で元の位置に戻し，穿刺針の中に混入した不純物（コンタミ）の混入を防ぎます（図7）．

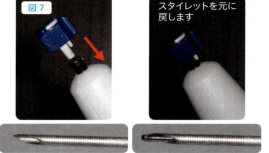

スタイレットを戻すことでコンタミを押し出します

4. スタイレットを引き抜き，陰圧のシリンジをシースに装着し，三方活栓を開放します（図8）．

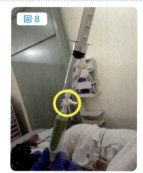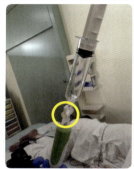

陰圧にしたシリンジを装着し，開放します

5. 通常は 20 ～ 40 ストローク程度の吸引穿刺を行い，病変から針を抜きます．

検体採取

シリンジを外して針先をシャーレに置き，シースにスタイレットを装着すると，針先から検体が出てきます．検体が見つからなければ，生理食塩水でシース内をフラッシュします．シャーレなどの中で検体を探しましょう．検体が見つからない場合は，検体が取れるまで繰り返し採取を行う必要があります．

使用後

穿刺針は通常の注射針と同様に扱います．使用後はすみやかに針捨て BOX に入れ，廃棄します．

❶ 拡張バルーン

消化管狭窄に対し，バルーンを膨らませることで拡張させます．拡張圧に対してバルーン拡張径が決まっており，狭窄の度合いとバルーンの拡張径に合わせて，適切なバルーンを選択します．

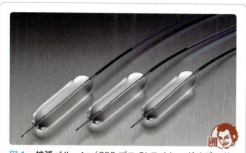
図1 拡張バルーン（CREプロGIワイヤーガイデッドバルーンダイレータ，ボストン・サイエンティフィック ジャパン）

各部の名称

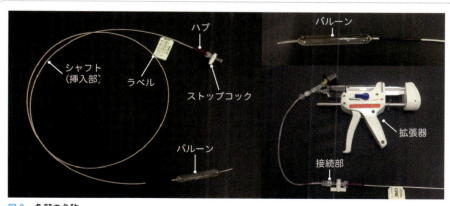
図2 各部の名称

拡張器（図3）

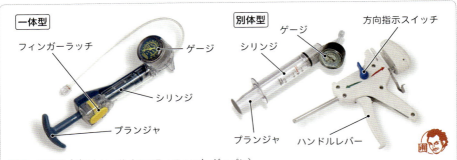

図3 拡張器（ボストン・サイエンティフィック ジャパン）
左：アンコール26 インフレーションデバイス，右：アライアンスⅡ＋ゲージ付きシリンジ．

　バルーンと接続し，加圧させる機器です．シリンジ一体型と別体型があり，両者とも圧ゲージが付いており，圧力を確認しながらの加圧が可能です．プランジャを回し込むことで加圧する一体型は，加圧時に繊細な微調整がしやすいですが，自力です（減圧がフィンガーラッチを押しながらプランジャを引っ張るので，けっこう力がいるんです ^^;）．ハンドルレバーで加圧する別体型の場合は，加圧時の微調整は一体型ほど容易にはできませんが，方向指示スイッチひとつで加圧・減圧を切り替えることができ，ハンドル操作によって軽い力で操作が可能です．一体型は本体含め単回使用ですが，別体型はシリンジ部分のみ単回使用になっています．

> **ココがポイント**
> - 一体型は加圧時の微調整がしやすい反面，減圧が大変です．
> - 別体型は加圧時の微調整には強くありませんが，加圧・減圧ともに操作が楽です．

使用方法

❶ 準備

　拡張バルーン（サイズ確認），拡張器を用意し，シリンジに水を溜めプライミング（水通し）をしておきます．拡張術を行うかどうかの1つの指標として，スコープの通過性で判断する場合があるため，何mm径のスコープを準備するかまで事前に確認しましょう．

> **ここに注意！**
> ❗ プライミングを行うのは拡張器のみです．バルーンは拡張術を行うとわかっていても，使用前に拡張してはいけません．一度膨らんだバルーンはたたみにくいため，鉗子口入り口に入らなくなってしまうおそれがあります．むしろ，使用前は陰圧をかけてバルーン内のエアーを抜くと，鉗子チャンネル内にスムーズに挿入できます．

> **ココが ポイント**
> - シリンジを満たす水には蒸留水を用いますが,透視下で拡張を行う場合は,造影剤(ガストログラフィン)を溶きます(術者の好みで濃さは調整).
> - 透視下で拡張を行う場合は,バルーンに透視マーカーがついているタイプや,シャフト内をガイドワイヤーが通過できるタイプを選択することで,狭窄部をより安全に視認しながら,バルーンの位置決めをすることができます.

❷ 術中(図4)

狭窄部にバルーンをセットし,ゆっくりと加圧していきます.狭窄部が拡張されるにつれてゲージ圧が下がってくるので,圧力をキープするよう加圧します.数回に分けて段階的に拡張圧を上げていき,拡張後はスコープ通過性などで拡張度合いを確認します.

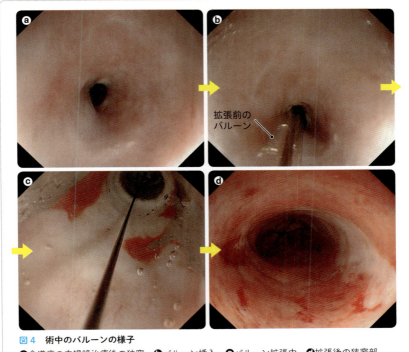

図4 術中のバルーンの様子
ⓐ食道癌の内視鏡治療後の狭窄.ⓑバルーン挿入.ⓒバルーン拡張中.ⓓ拡張後の狭窄部.

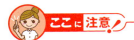

- 拡張後のバルーンを鉗子チャンネルに戻す場合は，完全に減圧させてからにします．一度膨らんだバルーンはたたみにくく，中途半端に減圧させたままで無理に鉗子チャンネルに引き込むと，スコープに過度なテンションをかけてしまいます．
- 加圧する時の抵抗とゲージ圧の動きは介助者にしかわからない情報です．偶発症を起こさないためにも，拡張抵抗が高いなどの情報は術者と共有しましょう．

使用後

バルーンは破棄し，拡張器は製品の仕様に従って処理します．

❷ メタリックステント

消化管ステントには，食道用，胃・十二指腸用，大腸用のステントがあります．使用する部位に応じて，ワイヤーの編み込み方やフレアの有無など様々な種類があります．消化管狭窄に対して閉塞症状を解除する目的で使用されます．

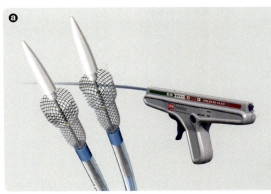
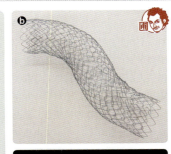
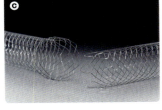

図1　メタリックステント
ⓐ Evolution Esophageal Controlled-Release Stent（Cook Medical）．
ⓑ Niti-S 胃十二指腸用ステント（センチュリーメディカル）．ⓒ ウォールフレックス大腸用ステント（ボストン・サイエンティフィック ジャパン）．

種類

❶ 拡張力

拡張力には2種類あり，まっすぐになろうとする力（アキシャル・フォース）と，筒状に広がる力（ラジアル・フォース）があります（図2）．

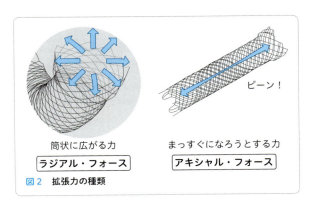

筒状に広がる力　　まっすぐになろうとする力
ラジアル・フォース　　アキシャル・フォース
図2　拡張力の種類

材質やその合成比率，太さ，編み込み方によって拡張力に違いが生じます．拡張力が大きいほうが開存性は良好ですが，屈曲部ではキンク（折れ曲がり），穿孔などの合併症のリスクが高くなります．柔軟性と拡張力のバランスを考慮することが，メタリックステント選択のポイントとなります．

ココがポイント
- 拡張力にはアキシャル・フォースとラジアル・フォースがあります．
- 柔軟性と拡張力のバランスを考慮して選択します．

❷ 編み込み

クロスタイプとフックタイプに大きく分かれ，それぞれ特徴が異なります（表1）．

クロスタイプはアキシャル・フォースの拡張力が強く，狭窄部に対し面で拡張することができ，内腔面が滑らかです．フックタイプは柔軟性に優れ，屈曲部でもしなやかに曲がることができます．

他にも食道用では，1本のワイヤーをニット帽のように編み込んだもの（ニットループデザイン，図3 ⓐ）や，編み込みに溝加工を施したもの（図3 ⓑ）もあり，蠕動運動を阻害しないことでマイグレーション（逸脱）を予防し，アキシャル・フォースを抑えることでキンクの対策を狙っています．

表1　編み込みの種類

	クロスタイプ	フックタイプ
イメージ		
ショートニング率	高い	低い
拡張力	強い	弱い
展開中の位置調整	可能	不可能

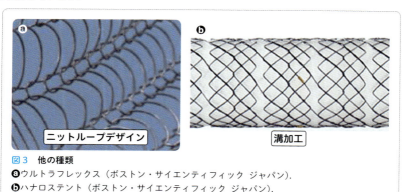

図3　他の種類
ⓐ ウルトラフレックス（ボストン・サイエンティフィック ジャパン）．
ⓑ ハナロステント（ボストン・サイエンティフィック ジャパン）．

ココがポイント
- クロスタイプは拡張力が強い．
- フックタイプは柔軟性に富んでいます．
- 製品によって編み込み方が工夫されています．

❸ リリース

①デリバリーシステム

ステントのデリバリーには，内筒と外筒に分かれて外筒を抜くタイプと，縫合糸を解くことでリリースするタイプがあります（図4，5）．メーカーによっては，ピストルのハンドル操作でリリースするガンタイプもあります（図1 ❹）．

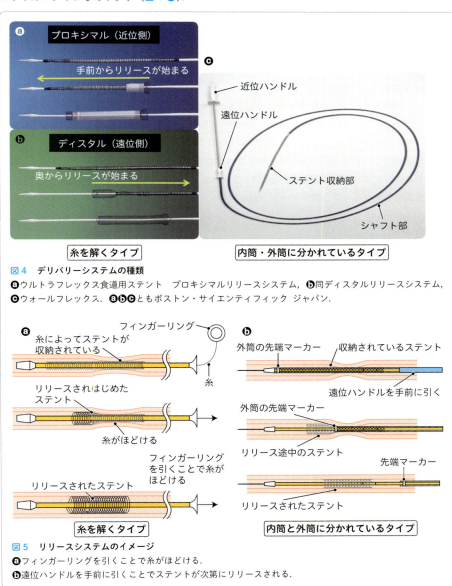

図4 デリバリーシステムの種類
❹ウルトラフレックス食道用ステント　プロキシマルリリースシステム，❺同ディスタルリリースシステム，❻ウォールフレックス．❹❺❻ともボストン・サイエンティフィック ジャパン．

図5 リリースシステムのイメージ
❹フィンガーリングを引くことで糸がほどける．
❺遠位ハンドルを手前に引くことでステントが次第にリリースされる．

内筒と外筒に分かれているタイプは，ディスタル（遠位側）からのみリリース可能ですが，縫合糸でマウントされているタイプは，ディスタルまたはプロキシマル（近位側）のリリースが製品によって選択可能です．プロキシマルリリースでは，咽頭ギリギリのラインでの確実なポジショニングが可能となります．また，リリース途中なら再収納可能な製品もあるので，使用前に確認しておきましょう．

ココがポイント
- 内筒・外筒に分かれているタイプはディスタルリリースのみ．
- 縫合糸を解くタイプは，2方向からの選択が可能なためポジショニングがしやすい．

② TTS / OTW

　スコープの鉗子チャンネルを通過させ，画面モニタ越しにリリースできるものをスルー・ザ・スコープ（through the scope：TTS），ガイドワイヤーを留置してX線透視下でリリースするものをオーバー・ザ・ワイヤー（over the wire：OTW）と呼びます．

　TTSは通過できる鉗子チャンネル径が制限されるので，あらかじめ太さを確認しスコープを用意する必要があります．OTWは透視で位置決めを行うため，先にスコープで狭窄部位を観察し，体表面に金属などでリリース位置をマーキングします．

ココがポイント
OTWでのマーキングには，穿刺針や紙留め用のクリップ，検査着にクリップできる安全ピンなどを用います．体動や衣服のズレでマーキング位置が変わると留置に支障があるので，ズレには十分気を付けましょう．

❹ カバー

　ステントのカバーには，カバーなしのアンカバー，一部カバーされていないパーシャルカバー，すべてカバーされているフルカバーがあります（図6）．

図6　カバーの種類

　カバーによって，ステント内の腫瘍浸潤（イングロースやオーバーグロース）を予防することが可能ですが，逸脱（マイグレーション）のリスクは高くなります．アンカバータイプは管腔に強く，固定されるためマイグレーションしにくいですが，イングロースのリスクは高くなります．マイグレーション予防には，フレア加工が施されたステントが有用です（図7）．

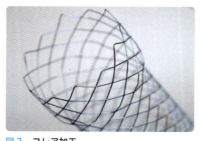

図7　フレア加工
ステントの端が膨らんでいます（ウォールフレックス，ボストン・サイエンティフィック ジャパン）．

ココがポイント
- アンカバー，パーシャルカバー，フルカバーがあります．
- カバーはイングロース予防に有用ですが，マイグレーションのリスクがあります．
- フレア加工されているステントは，マイグレーション予防に有用です．

⑤ 透視マーカー

デリバリーシステムやステントには透視マーカーが付いているため，リリース時に，展開の度合いやフレアの位置，再収納可能なラインなどを知ることが可能です．あらかじめ留置するステントの透視マーカーの位置を確認しておきましょう（図8）．

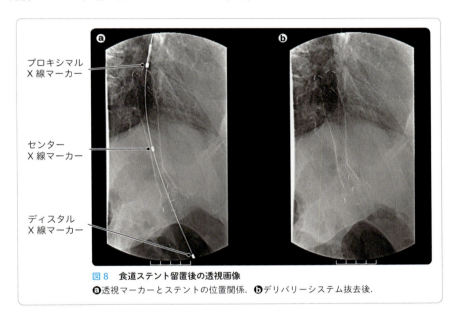

図8　食道ステント留置後の透視画像
ⓐ透視マーカーとステントの位置関係．ⓑデリバリーシステム抜去後．

⑥ その他

食道ステントには，胃内の食物残渣が逆流しないように，S字弁が付いているもの（図9）や，胃側からのオーバーグロースに対応するロングカバーが付いているもの（図10）があります．

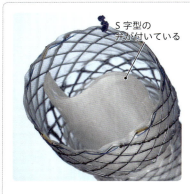

図9 逆流防止弁付ステント（ハナロステント，ボストン・サイエンティフィックジャパン）

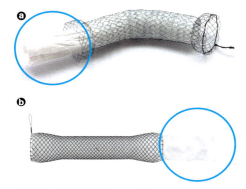

図10 ロングカバー付きステント
ⓐ Niti-S 食道ステント（センチュリーメディカル）．
ⓑ Frexella-PlusJ 食道ステント（パイオラックス）．

使用中の注意

❶ ショートニング

ショートニングとは，デリバリーからリリースしたときに短縮されることや，リリース後にステントが完全に拡張するにつれて次第に短縮することをいいます．ワイヤーの編み方によるアキシャル・フォースの強さによってショートニング率が変化し，強いほどショートニングが起きやすいのが特徴です．

製品にもよりますが，ステントが完全に拡張するまで約48時間程度となっており，ショートニングも考慮して位置決めを行う必要があります．

❷ ゆっくり展開していく

リリース時に狭窄が強いほど，奥へ引き込まれる力が働きます．術者は，ステントの位置がズレないよう，引きのテンションをかけて調整するため，それに同調させるようゆっくりリリースしていきます（図11）．

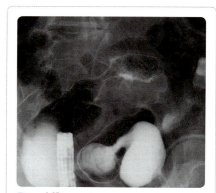

図11 大腸ステントによる，大腸悪性狭窄に伴う腸閉塞の解除

5章 処置具・デバイス ▶ F PEGで用いられるデバイス

❶ 造設キット

内視鏡的胃瘻造設術（PEG）で必要な物品がまとまって一式になっています．

PEGの目的

PEGでは，嚥下困難や摂食障害の患者さんに対し胃に穴をあけて（胃瘻）チューブを留置し，栄養剤を注入します．また，悪性腫瘍による幽門狭窄などの減圧目的にも有効です．

PEGの方法

PEGには，以下の3つの方法があります．
- イントロデューサー法
- イントロデューサー変法
- pull/push法

ココが ポイント

pull/push法では，チューブが咽頭を通過します．MRSAなどの咽頭菌を造設部位に運んでしまうことがあるので，創部感染の危険性が高まります．また，咽頭・喉頭・食道癌を有している場合は，癌の移植（inplantation）の危険性もあります．

使用方法

ここではイントロデューサー変法とpull法を主として解説します．

❶ 術前の準備

イントロデューサー変法のキットには図1の物品が含まれています．

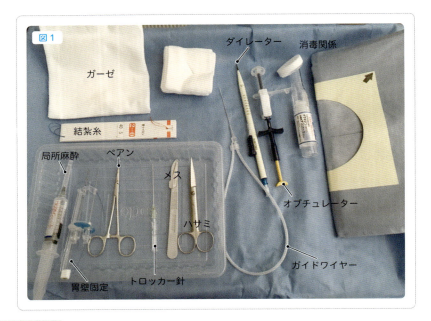

図1

❷ 術中

手順

1 内視鏡を挿入し胃内に送気をして胃を膨らませ，体表から指で胃を軽く押します．内視鏡から指で押されている場所（ほとんどの場合は前壁側および小弯側）で反応のいいところ（指サイン，図2）を確認します．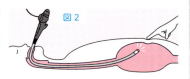

2 指サインの良好な場所で内視鏡から透過照明（図3）を当て，体表から光がよく見えるところを同定（イルミネーションテスト，図4）し，指サインとイルミネーションテストが一致するところで造設場所を決めます．

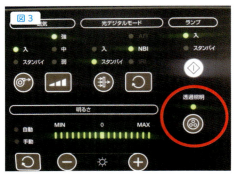
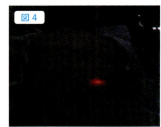

3. 局所麻酔と試験穿刺を行った後，胃壁固定をします．
4. 2〜4点の胃壁固定の後，十字またはT字に0.8〜10 mm 程度の切開を入れます．
5. 切開の中心よりトロッカー針を穿刺します．

上記の1〜5は全ての方法に共通します．6からは pull 法，イントロデューサー変法に分けて説明しています．

pull 法

6. 胃内では内視鏡からスネアを展開しトロッカー針のところで待機します．

7. トロッカー針の内筒を抜き，ループ形状のガイドワイヤーを挿入し，内視鏡下のスネアでガイドワイヤーを把持します（図5）．

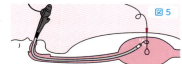
図5

8. 内視鏡とともに口腔外へガイドワイヤーを引き出し，ガイドワイヤーとカテーテルを結びつけ，執刀医師がガイドワイヤーとカテーテルを腹壁側へ引き抜きます（図6）．

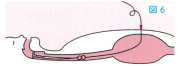
図6

9. 内視鏡でカテーテルを追いかけて，カテーテルのバンパー部分が胃壁に達していることを確認します（図7）．

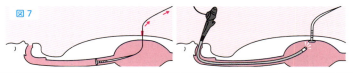
図7

10. 体表側は体外で1〜1.5 cm のところでストッパーを固定し，腹壁とストッパーの間の空間はガーゼできつめに半日間ほど巻きつけます．

イントロデューサー変法

6. トロッカー針の内筒を抜きガイドワイヤーを挿入します．

7. ガイドワイヤーに沿わしてダイレーターを刺入しルートを拡張します（図8）．ダイレーターには目盛がついています．この時に胃から体表までの距離を測定し，体表から1 cm ほどの余裕をもったサイズのバンパーボタン（☞5章②胃瘻カテーテル，291頁参照）を選択します．

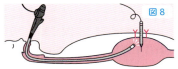
図8

8. ダイレーターの抜去と同時にオブチュレーター（図9）にセットされたカテーテルを留置します（図10）．イントロデューサー変法ではボタンのみの仕様です．

図9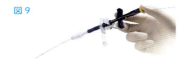

図10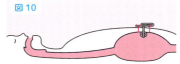

ココが ポイント

イントロデューサー変法では，ダイレーターを抜去した際にエアーが腹腔内に漏れ気腹を起こします．速やかに穿刺部位を押さえつけて気腹を最小限に留めましょう．二酸化炭素での送気が，特にオススメです．気腹防止用として，ダイレーターにシースを装着させたシースダイレーターも発売されました（図11）．

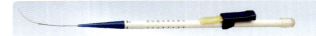

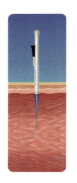

図11 シースダイレーター（オリンパス）
ダイレーターにシースを装着して穿刺します．シースを残してダイレーターを抜去しても腹腔内にエアーが漏れません．

ここで 差をつけろ

カテーテルには細径の16Frから太径の24Frまで各社から多様に発売されています．著者の施設では全例24Frでの造設を行います．細径のほうが低侵襲というイメージがありますが，実は逆です．栄養を開始し流動形態から半固形化栄養剤に変更することが多々あります．半固形の場合は粘度があるため，注入には太径でなければ抵抗が強く苦労する結果を招きます．また，瘻孔トラブルで「ゆるゆる」になってしまったときは，サイズ（Fr）をupするのではなくdownすることで瘻孔が縮小します．ですから造設には太径から始めることをオススメします．

使用後

感染性廃棄物として廃棄します．胃壁固定具・麻酔で使用した針類・メスや，鋭利なダイレーターは針捨てBOXに廃棄します．

5章　処置具・デバイス ▶ F PEGで用いられるデバイス

❷ 胃瘻カテーテル

胃瘻造設時に使用し，造設後に定期交換するカテーテル．交換時には造設時と異なる種類や形状への変更も可能です．

種類と特徴（図1）

図1　カテーテルの種類

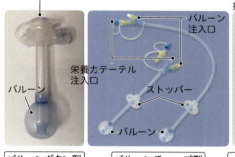

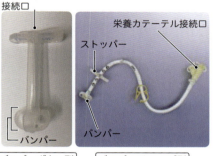

- 内部ストッパーによる種類（表1）
  ① バルーン型
  ② バンパー型
  ▶ 胃内の固定がバルーン形状になっているものを「バルーン型」といい，それ以外の形状を「バンパー型」といいます．

- 長さによる種類（表2）
  ① ボタン型
  ② チューブ型
  ▶ ボタン型は専用の接続チューブが必要です．このチューブがないと栄養投与ができません．流動状の栄養剤投与では通常の直角タイプの接続チ

表1　バルーン型・バンパー型の特徴

	バルーン型	バンパー型
自己（事故）抜去	ある（破裂）	少ない
耐久性	ない	ある
交換時期	1カ月程度	4～6カ月程度
交換手技	容易	やや難しい
交換トラブル	少ない	あり
交換時の苦痛	少ない	あり

表2　ボタン型・チューブ型の特徴

	ボタン型	チューブ型
自己（事故）抜去	稀	たまに
接続	しにくい	しやすい
外観	みやすい	わるい
保清	しやすい	しにくい
リハビリ	しやすい	邪魔になる

ューブを用い，半固形状ではストレートタイプの接続チューブを用います（図2）．チューブ型はそのまま栄養剤と接続ができ，栄養投与ができます．

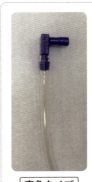
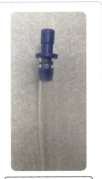

直角タイプ　　ストレートタイプ

図2　ボタン型の種類

ココが ポイント

ボタン型は体表から出ている部分がほとんどないため，見た目でもスムーズですが，栄養投与時には接続チューブを繋がなければなりません．チューブ型では栄養投与時には楽ですが，日頃は体表からチューブが長く出ているので邪魔になります．患者さんとそのケアをする人（本人なのか？家族なのか？介護士・看護師なのか？）のことを考えてみるとデバイスが選択できますね．

交換方法

❶ バルーン型

 手順

1. ボタン（チューブ）内部にガイドワイヤー（スタイレット）を挿入します．
2. シリンジでバルーンの中の水を抜きボタン（チューブ）を抜きます．
3. ガイドワイヤー（スタイレット）に沿わせてボタン（チューブ）を胃内に留置します．
4. 規定の水をバルーンに注入します．

❷ バンパー型

ボタン（チューブ）を用手的に人力で引き抜く方法と，オブチュレーターを用いる方法があります．ここではオブチュレーター（図3）を用いる方法を解説します．

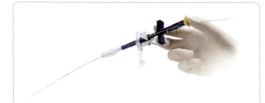

図3 **オブチュレーター**（イディアルボタン，オリンパス）

手順

1 ボタンにオブチュレーターを装着します（図2）．

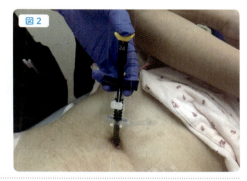

図2

2 オブチュレーター内部にガイドワイヤーを挿入します（図3）．

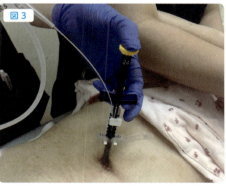

図3

3. オブチュレーターでカテーテルを引き伸ばし，ガイドワイヤーを残して抜去します（図4）．

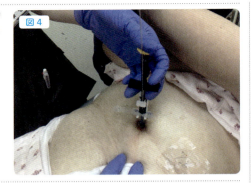

図4

4. 新しいボタンにオブチュレーターをセットして，ガイドワイヤー下で胃内へ留置します（図5）．

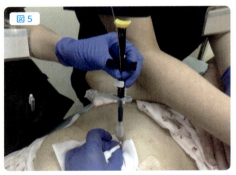

図5

ココがポイント

内視鏡を用いない場合は，交換前に胃内へインジコカルミン水を注入します．新しいボタン（チューブ）からインジコカルミン水が引けると胃内に留置されたことが確認できます．しかし，カテーテル交換では内視鏡もしくは画像診断をしないと保険診療上の請求ができないのが現状です．

使用後

感染性廃棄物として廃棄します．

6章

内視鏡・処置具の洗浄と消毒

本章の内容
❶ 内視鏡の洗浄・消毒
❷ 自動洗浄・消毒機の種類
❸ 処置具の洗浄・消毒

6章 内視鏡・処置具の洗浄と消毒

❶ 内視鏡の洗浄・消毒

内視鏡の洗浄・消毒は汚れが固着する前にすみやかに行う必要があります．消毒をより有効に行うためには確実な洗浄が必須であり，"洗浄と消毒は目的が違う"という認識が大切です．本セクションでは軟性内視鏡の洗浄・消毒について解説します．

ベッドサイド洗浄

ベッドサイド洗浄では，検査直後の血液や粘液を拭き取り，チャンネル内をフラッシュします．感染には微生物の種類のほか，その量も大きく影響するため，汚れが一番固まりにくい状態＝検査直後に行う必要があります．

❶ 外表面の清拭（図1）

濡れガーゼでスコープ外表面を拭き上げます．

> **ここに注意！**
> ❗ 清拭にアルコールガーゼを使用すると，タンパク質が固まってしまい逆効果となります．

❷ 吸引チャンネル内のフラッシュ（図2）

吸引ボタンを押して200 ml以上の洗浄液を吸引します．

> **ココがポイント**
> 吸引する洗浄液について，酵素系洗浄液は35〜40℃で最も効果を発揮します．寒い冬場などに室温で放置すると，効果が薄れる場合があるので要注意です．おすすめはアルカリ系洗剤やアルカリ電解水です．アルカリ性なのでタンパク質や油汚れに強く，温度の影響も受けません．

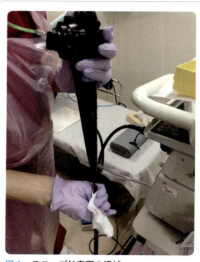

図1　スコープ外表面の清拭

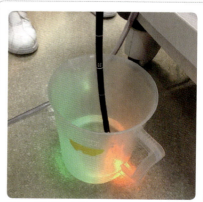

図2　洗浄液の吸引

❸ A/W チャンネル洗浄ボタンを使用した，送気・送水チャンネルのフラッシュ（図3）

　送気・送水チャンネルは，消化管内の圧によって汚れが逆流してきます．チャンネル内は狭く，汚れが詰まりやすいうえにブラッシングができないため，ベッドサイドでのフラッシュが重要になってきます．しかし，送気チャンネル内は，通常の送気・送水ボタンではフラッシュできません．専用の A/W チャンネル洗浄ボタンを使用しましょう．

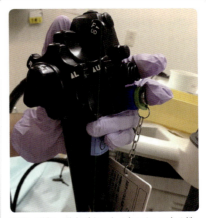

図3　送気・送水ボタンを A/W チャンネル洗浄ボタンに付け替えた様子

ココが ポイント

　スコープと接続していた送水タンク，スコープケーブル，吸引チューブなどは，汚染度が低く感染源になりにくいですが，ベッドサイド洗浄後の汚れた手袋で触ったり，吸引チューブを取り外す際にチューブ内の汚れを飛散させたりするリスクがあります．アルコールガーゼなどで清拭し，取り外しの際もガーゼで包むようにしましょう（図4）．

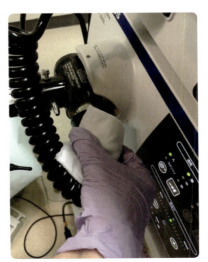

図4　ガーゼで包みながら外す

用手洗浄

スコープ使用後は，チャンネルピンホールや取り扱いによる機密性の低下によって，リークの可能性が高い状況にあります．損傷拡大予防のためにも，用手洗浄の前に漏水テストを実施することが望ましいです（☞3章⑥保守管理〈リークテスト〉，119頁参照）．

また，用手洗浄前にスコープを洗浄液に浸漬することによって，汚れを分解し浮かせ，その後の用手洗浄効果を高めることが可能となります．

用手洗浄は，流水下での洗浄法と浸漬下での洗浄法があり，スポンジによる外表面の洗浄と，チャンネル内のブラッシングを行います．また，スコープに装着したアクセサリーも一緒に洗浄します．

❶ 外表面の洗浄（図5）

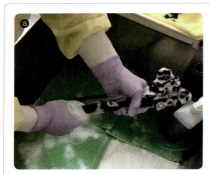
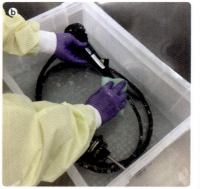

図5　スコープ外表面の洗浄
ⓐ流水下．ⓑ浸漬下．

酵素系洗剤や中性洗剤をスポンジにつけ，スコープすべての部位を入念に手洗い洗浄を行います．アクセサリーや先端フードはすべて外しましょう．また，鉗子起上器をもつスコープは専用のブラシで洗浄し，副送水チャンネルがあるスコープはチャンネル内をフラッシュします．

> **ココがポイント**
>
> やわらかい面と硬い面のあるスポンジを使う場合，食器用のやわらかい面を使用します．フライパン用の硬い面を使うとスコープに傷が付いてしまいます．

> **ここに注意**
>
> ❗洗浄に防水キャップが必要なスコープでは，必ず防水キャップを接続するようにします．電気コネクター部の浸水は高額修理になります！

❷ 吸引チャンネル内のブラッシング

チャンネル専用のブラシで，①吸引ボタン取付座から吸引口金まで，②吸引ボタン取付座から鉗子出口まで，③鉗子口入り口から鉗子チャンネル分岐部まで，の3カ所を，ブラシに汚れが付着しなくなるまでブラッシングを行います（図6）.

ブラッシングの際は流水下（図7 ⓐ），もしくは洗浄液中（図7 ⓑ）で行い，温水を用いると効果的です．

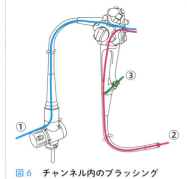

図6 チャンネル内のブラッシング

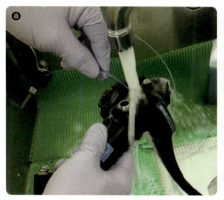
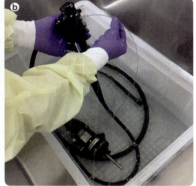

図7 チャンネル内のブラッシング
ⓐ流水下. ⓑ浸漬下.

またボタンと接続するシリンダ部には，開口部専用の毛先の長いタイプを使用します（図8）．

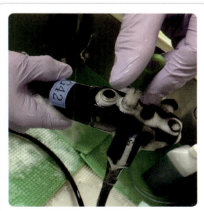

図8 シリンダ開口部のブラッシング

ココがポイント

ブラッシングの際，先端から出たブラシをそのまま引き抜いていませんか？ 引き抜く前にブラシの汚れを洗浄液中または流水下でもみ洗いしてから引き抜きましょう（図9）．

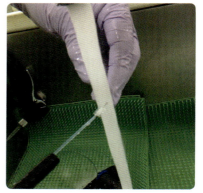

図9 スコープ先端から出たブラシのもみ洗い

ここに注意

❗ リユーザブルタイプの洗浄ブラシを使用する場合は，ブラシ先端の抜け毛や変形，先端ボールの脱落などに注意が必要です．洗浄効果が低下するだけでなく，スコープにもダメージを与えてしまいます！（図10）

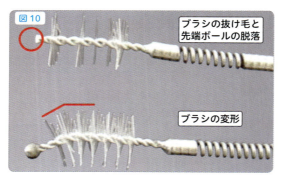

❸ アクセサリー（各種ボタン，鉗子栓）の洗浄

①**吸引ボタン**： 開口部用の毛先の長いブラシで隙間の汚れまで流水下でしっかり洗浄します．

ココが ポイント

よく忘れがちなのが，ボタンを押したときの横穴とボタンを裏返したときの穴です（図11）．ここにもしっかりとブラシを通しましょう．

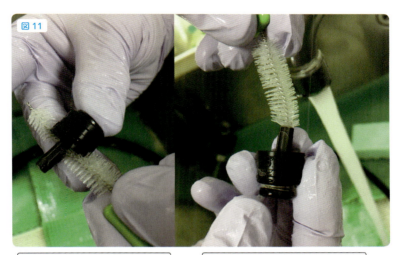

図11

吸引ボタンの横穴のブラッシング　　吸引ボタンの後ろ穴のブラッシング

②**送気・送水ボタン**： 吸引ボタンと同じく流水下でブラッシングします．送気・送水ボタンにはゴムパッキンがあるため，強くこすりすぎないようにしましょう．こちらも横穴までしっかりとブラシを通します（図12）．

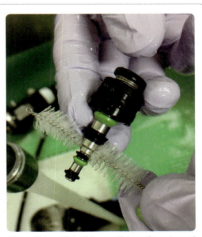

図12　送気・送水ボタンの横穴のブラッシング

③**鉗子栓**： 鉗子栓には逆止弁が付いているため，内部は溝が多い構造になっています（☞1章②内視鏡の名称・構造，図14，10頁参照）．ブラシでこするだけでなく，もみ洗いまで行います（図13）．

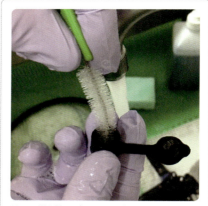

図13 鉗子栓のブラッシング

❹ すすぎ

スコープ外表面，チャンネル内を十分な水ですすぎます．チャンネル内には専用のチャンネル洗浄装置を使用します（図14）．

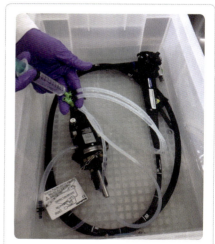

図14 専用洗浄具を用いたチャンネル内のすすぎ

自動洗浄・消毒装置による洗浄・消毒

マルチソサエティ実践ガイドでは，人体への消毒薬の曝露防止，洗浄・消毒の均一化を考慮し，自動洗浄・消毒装置の使用を推奨しています．装置による洗浄・消毒の前にはベッドサイド洗浄，用手洗浄を行います．また，消毒液の有効濃度のチェックや，フィルターや接続チューブなどの消耗品のチェックも行いましょう．

保管

　洗浄・消毒後はスコープを十分に乾燥させてから保管します．チャンネル内に水分が残っていると細菌の繁殖の原因となるため，アルコールフラッシュの後，送気や吸引を行い水分を飛ばしましょう．保管庫に収納する際はアクセサリー類をすべて外し，吊るし上げて保管します．

6章 内視鏡・処置具の洗浄と消毒

❷ 自動洗浄・消毒機の種類

表1 洗浄機の種類と特徴

	OERシリーズ（オリンパス）	エンドクレンズシリーズ（ジョンソン・エンド・ジョンソン）	エンドストリームシリーズ（富士フイルム）
写真			
消毒液	過酢酸（高水準消毒剤）	フタラール（高水準消毒剤）※トレーによる浸漬使用も可能	過酢酸（高水準消毒剤）
消毒液有効回数・条件	使用状況によって変動 有効薬液濃度 0.2%	40回or 14日間（推奨）最低有効濃度：0.3%	使用状況によって変動 有効薬液濃度 0.2%
消毒液有効チェック	・アセサイドチェッカー（濃度試験紙）・PC-8000	・テストストリップ（濃度試験紙）・ディスオーバ®モニター・HPLC検査（高速液体クロマトグラフ法）	エスサイドチェッカー（濃度試験紙）
洗浄液	エンドクイック（アルカリ洗剤）	エンドピュア（中性酵素配合洗浄剤）	エンドフラッシュ（アルカリ系洗浄剤）
洗浄・消毒時間 ※漏水検知/アルコールフラッシュなし	OER-2：17分（1本洗浄）OER-3：18分（2本洗浄）OER-4：16分（1本洗浄）※給水量によって変動	エンドクレンズ®-S（12～17分）エンドクレンズ®-D（13～19分）エンドクレンズ®Neo（11～16分）※給水量によって変動 ※最短時間は洗剤洗浄なし	ESR-100：13～17分（1本洗浄）ESR-200：14～18分（2本洗浄）12～16分（1本洗浄シングルモード）※給水量によって変動 ※最短時間は洗剤洗浄なし
洗浄可能な内視鏡本数	OER-2：3本 OER-3：2本 OER-4：1本	エンドクレンズ®-S：1本 エンドクレンズ®-D：2本 エンドクレンズ®Neo：1本	ESR-100：1本 ESR-200：2本
漏水検知	あり	あり	あり
アルコールフラッシュ	あり	あり	あり
フィルター交換	水，ガス，エアー 1カ月での交換を推奨	エンドクレンズ®-S：水フィルター エンドクレンズ®-D：水フィルター エンドクレンズ®Neo：水／ガス／エアーフィルター 各種1カ月での交換を推奨	水，臭気 1カ月での交換を推奨 エアー 1年での交換を推奨
メンテナンス	スリーエイト：稼動開始から2年ごとor 2500稼動で行う 保守契約加入で定価点検代行あり（年1or2回）	2500回転ごと（または少なくとも1年ごと）に1回の点検を推奨 保守サービス契約による定期点検代行あり	保守契約加入で定期点検代行あり（年1回），フルメンテナンス契約，フィルタ付き保守契約あり
洗浄履歴	OER-2：PDA（ハンディ管理）OER-3/OER-4：RFIDタグ，ロールペーパー出力	プロセスモニター 他接続可能機器あり	RFIDリーダタグ（オプション）12000件履歴保管（プリント出力可，ESR-100はCFデータ読み出し可）
1本あたりの消毒・洗浄にかかるコスト（1本がけ，フィルター考慮なし，フル稼働で定価試算した場合）	高価（500円以上）	高価（500円以上）	高価（500円以上）
備考		テストストリップ無償（現状）エンドクレンズコールセンター（365日24時間電話対応可能）	

自動洗浄・消毒機の主たる機能は"消毒"となります．確実なベッドサイド洗浄，用手洗浄を行ってから使用することが前提となります．消毒液には，高水準消毒剤（過酢酸，フタラール，グルタラール）と，機能水（強酸性電解水，オゾン水）があり，機器によって使用する消毒剤が異なり，コストや洗浄時間が変わります（表1）．

クリーントップシリーズ（カイゲンファーマ）	鏡内侍（興研）	OED-1000S（IHI シバウラ）
強酸性電解水（機能水）	強酸性電解水（機能水）	オゾン水（機能水）
20回までor 12時間以内 pH：2.45 ± 0.25 酸化還元電位：1120mV ± 70mV 有効塩素濃：10 〜 40ppm	洗浄消毒ごとに毎回新しい電解水を供給 電解水の使い回しはしない 残った強酸性電解水は毎回終了時に排水	消毒ごと廃棄し，毎回新しいオゾン水を生成
KD-1：pH，酸化還元電位測定，残留（有効）塩素濃度を消毒器がモニタリング WM-SⅡ，WM-S：pH，酸化還元電位測定を消毒器がモニタリング，遊離残留塩素濃度は市販の試験紙で確認する	生成中は表示pH値を目視チェック 使用時は塩素濃度を付属の検査キットでチェック	オゾン水濃度計を搭載．消毒の都度，リアルタイムにオゾン水濃度を管理
アルウォッシュ （アルカリ洗剤） ※ KD-1 のみ	洗浄工程時に強アルカリ性電解水を使用 （自動ブラッシング時含む）	洗浄液を使用しない．水道水によるシャワー工程のみ
KD-1：約 10 分（洗剤洗浄なし） 　　　 約 15 分（洗剤洗浄あり） WM-SⅡ：約 6 分 WM-S：約 6 分	上部内視鏡：5分 下部内視鏡：8分 ※洗浄（自動ブラッシング込）消毒を含む	14 分（通常殺菌モード） 9.5 分（シャワー工程，オゾン水分解工程省略の場合）
KD-1：1本 WM-SⅡ：1本 WM-S：1本	1本	1本
あり	なし	あり
あり（KD-1のみ）	なし	あり
KD-1：排気フィルターは100回．給水フィルターは6カ月（推奨） WM-SⅡ，WM-S：フィルターⅠ，Ⅱは100回．給水フィルターのみ1年	浄水，ガスフィルター 1カ月交換を推奨 （ただし300回使用で交換）	オゾン脱気フィルター オゾン分解触媒 （1年もしくは1500回の短いほうでの交換を推奨）
定期点検契約	半年毎の保守点検を推奨 ただし電解水生成ユニットは，機種により1300 〜 2000時間の運転で主要部品の交換を推奨	定期保守点検パック：要毎年更新．定期交換部品の交換．各種点検．
KD-1：USBメモリに取り出し可能 WM-SⅡ：付属ケーブル経由でPCへデータ転送1本 WM-S：機能なし	なし	本体に3000件記録可能（USBを用いて記録の出力が可能）
安価（200 円以下）	安価（300 円以下） ※洗浄ブラシ，浄水フィルター等の消耗交換部品含む	超安価（50 円以下）
"内視鏡洗浄消毒.com"で動画付きの使用手順が公開されている WM-SおよびWM-SⅡは販売終了（平成29年8月現在）	管路内自動ブラッシング機能付き	オゾン漏洩センサーあり（安全機構） W500 × D550 × H1020 mm で設置スペースが小さい

❷ 自動洗浄・消毒機の種類

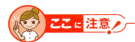
ここに注意

❗ 消毒液は使用環境によって有効濃度が低下します．使用する前に有効濃度をチェックするようにしましょう．

高水準消毒剤

高水準消毒剤である過酢酸，グルタラール，フタラールはすべての微生物に有効で，かつ血液などの有機物の存在下にあっても効力低下が小さい消毒剤です（表2，表3）．スコープの消毒には高水準消毒剤を使用することが推奨されています．

表2 消毒剤の種類と特徴（文献1より転載）

消毒剤	消毒に要する時間	利 点	欠 点	備 考
過酢酸	5分間	・殺菌力が強い ・カセット方式のため，内視鏡自動洗浄装置への充填時での蒸気曝露がない	・材質を傷めることがある	・10分間を超える浸漬を避ける
グルタラール	10分間	・材質を傷めにくい ・比較的に安価	・刺激臭が強い	・0.05 ppm以下の環境濃度で用いる（換気に特に留意する）
フタラール	10分間	・材質を傷めにくい ・緩衝化剤の添加が不要	・汚れ（有機物）と強固に結合する	・内視鏡自動洗浄装置で用いるのが望ましい

表3 高水準消毒剤の使用開始後の使用期限の目安[1, 2]（文献1より転載）

消毒剤	使用法	使用期限	使用期限を左右する因子
過酢酸[3]	内視鏡自動洗浄・消毒装置	25回もしくは7～9日間	・経時的な分解 ・水による希釈
グルタラール	用手法	2～2.25%製品：20回もしくは7～10日間	
	内視鏡自動洗浄・消毒装置	3%製品　　　：40回もしくは21～28日間 3.5%製品　　：50回もしくは28日間	
フタラール[4]	内視鏡自動洗浄・消毒装置	30～40回	・水による希釈

[1] 過酢酸やグルタラールでは緩衝化剤を添加後の使用期限．
[2] 使用期限とその取り扱いに関しては，各メーカーおよび添付文書を参照すること．
[3] 長期間浸漬で金属腐食が生じるので，内視鏡自動洗浄・消毒装置での使用が望ましい．
[4] すすぎ（リンス）が行いにくいので，内視鏡自動洗浄・消毒装置での使用が望ましい．

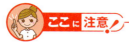

- 高水準消毒剤を使用しているといえども過信は禁物です．経時的な劣化や使用状況によって有効濃度が低下するため，使用前には使用可能な状態にあるか確認が必要です．施設によっては「何回，何日まで使用」と取り決めているところもあるかとは思いますが，あくまでも目安であり，メーカーとして保証する期限ではありません．

機能水

　機能水は塩化ナトリウム（塩）や酸素を用いて，電解・分解を処理することで生成されます．内視鏡消毒では強酸性電解水，オゾン水などの機能水が用いられ，ランニングコストが安価であるため導入する施設が年々増加傾向にあります．しかし，機能水は有機物の混入で消毒効果が容易に低下する弱点があるため，予備洗浄および消毒液有効濃度の監視が重要となってきます．使用にあたっては，機能水研究振興財団発行の『機能水による消化器内視鏡洗浄消毒器の使用手引』を参照し，施設の責任において慎重に取り扱うことが望まれます．

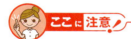

- 機能水を安全・安心に使用するには，日々の予備洗浄と消毒有効濃度の監視が不可欠と述べましたが，機器のメンテナンス・保守点検も同様に重要です．しかし，市場に出回っている台数に対し保守契約の割合が低いのが現状です．
- 独自で行う点検も重要ですが，メーカーによるオーバーホールもメンテナンス計画に組み込むことで，より安全に使用することができます．

機器のメンテナンス

　フィルターの交換や，洗浄・消毒液の交換，消耗品のチェックなどを定期的に行う必要があります．フィルターや洗浄・消毒液は最後に交換した日付と次回交換日を記載しておくとよいでしょう．洗浄室に掲示板を設置し，スタッフ全員が確認できるようにし，お互いにチェックすると効果的です．消耗品は予備を置いておき，破損や発注トラブルに備えましょう．また，メーカー保守点検や定期点検を組むことで，装置の状態を維持することができます．

洗浄履歴

　機種によっては洗浄履歴管理機能を有するものもあり，履歴を残すことも可能です．洗浄履歴を残すことは，施設の洗浄の質保証を担保し，安全な内視鏡である証明となります．履歴には「いつ：When」「どの患者に使用した：Whom」「どのスコープ：What」「どの洗浄器で：Where」「誰が洗浄・消毒した：Who」「消毒液の濃度や稼働状況：How」などの内容を残すことが望ましく，記録は紙ベースでもデータ管理でも有効です．

❸ 処置具の洗浄・消毒

スポルディングの分類では，無菌組織や血管系に挿入されるもの（生検鉗子や ERCP 造影カテーテルなど）はクリティカルと分類され，滅菌をする必要があります．一方，ディスポーザブルの処置具に関しては，構造・耐久上，洗浄・滅菌ができません．使用後はすみやかに破棄してください．

リユーザブル処置具の洗浄・消毒手順

❶ 洗浄液への浸漬（図1）

処置具を洗浄・消毒するにあたり大切なのは，汚れを乾燥させて固着させないことです．使用後はすみやかに洗浄液に浸漬し，汚染物質の乾燥を防ぎましょう．また，分解できる処置具は分解し，管腔のある処置具は，そのチャンネル内も洗浄液で満たす必要があります．

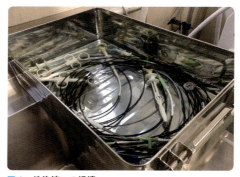

図1　洗浄液への浸漬

❷ 超音波洗浄器による洗浄（図2）

超音波洗浄の目的は，処置具の微細な部分まで洗浄を行うことです．コイルシースの溝や，生検鉗子カップの開閉機構など，用手洗浄や浸漬では落とすことのできない汚れを洗浄します．使用時は処置具全体が浸漬されていることを確認し，管腔のある処置具はそのチャンネル内も洗浄液で満たしましょう．洗浄時間は30分です．

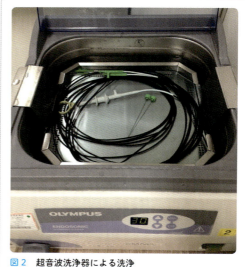

図2　超音波洗浄器による洗浄

> **ここに注意**
>
> ❗ 多くの施設では超音波洗浄を午前・午後の検査終了後にまとめてかけるなど，検査で使用したリユーザブル処置具を一気に洗浄するケースが多いのではないでしょうか．検査が多い日などは処置具も多く出るため，洗浄槽に無理に詰め込んじゃう…なんてことありませんか？ 処置具がしっかり浸漬していないと洗浄が不十分になります．無理せず複数回に分けましょう．

❸ すすぎ・水洗い

超音波洗浄の後はしっかりと水洗いを行います．

❹ 潤滑剤の塗布（図3）

可動部のある処置具には潤滑剤の塗布を行います．次回使用時の操作を滑らかにするほか，動作不良を解消してくれるため，無理な操作による故障の予防にもつながります．

回転クリップを使用したとき，可動部が硬くうまく操作できなくて怒られた…．なんて悲しいエピソードありませんか？ あのときちゃんと潤滑剤を塗布していれば…（泣）．潤滑剤は処置具だけでなく，術者と介助者の潤滑剤にもなるんですね～．

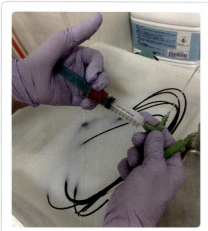

図3 潤滑剤の塗布

❺ オートクレーブ（高圧蒸気滅菌）

処置具の外表面，チャンネル内の水分を除去した後，滅菌バッグに梱包して（図4），高圧蒸気滅菌を行います（図5）．滅菌を行うのに必要な条件は 132～134℃で5分です．

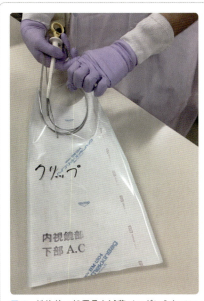

図4 洗浄後の処置具を滅菌バッグに入れている様子

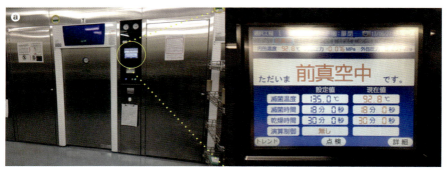

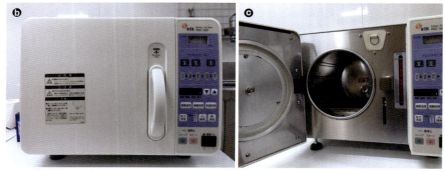

図5　オートクレーブ
ⓐ中央材料室にある大型オートクレーブ．液晶パネルにて，現在の工程がわかります．
ⓑⓒ小型のオートクレーブ．ⓑ外観．ⓒ扉を開いた状態．

❻ 保管

清潔な場所に保管します．滅菌バッグは使用直前に開封するようにしましょう（図6）．

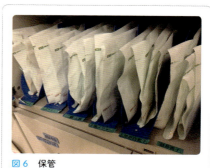

図6　保管

引用・参考文献

[1章②] 1) 田村君英（編）：改訂第2版 技師＆ナースのための消化器内視鏡ガイド 検査 治療 看護．学研メディカル秀潤社，p18，2017

[1章③] 1) 藤城光弘：上部消化管内視鏡に必要な基礎知識．藤城光弘，ほか（共著）：はじめての上部消化管内視鏡ポケットマニュアル．南江堂，p6，2014
2) 一般社団法人 日本消化器内視鏡技師会 内視鏡機器等検討委員会（監修）：消化器内視鏡機器取扱いテキスト，p6

[3章③] 1) 塩見英之，ほか：超音波内視鏡 A to Z．胆と膵 37（臨時増刊特大号）：1123，2016

[3章④] 1) Ito T, et al：Prospective controlled study on the effects of polyethylene glycol in capsule endoscopy. World Journal of Gastroenterology 18：1789-1792，2013
2) Hotta N：The Use of Castor Oil for Bowel Preparation for Colon Capsule Endoscopy. Open Journal of Medical Imaging 6：103-107，2016

[4章①] 1) 桜木徹：わかりやすい電気メスの本．金原出版，p31，2014
2) 桜木徹：わかりやすい電気メスの本．金原出版，p23，2014
3) 矢作直久（編）：消化器内視鏡治療における高周波発生装置の使い方と注意点 改訂第2版．日本メディカルセンター，2013
4) 渡辺敏（編著）：臨床工学（CE）と ME 機器・システムの安全．コロナ社，2006

[4章②] 1) 矢作直久（編）：消化器内視鏡治療における高周波発生装置の使い方と注意点 改訂第2版．日本メディカルセンター，2013

[4章④] 1) 藤城光弘，ほか：アルゴンプラズマ凝固．丹羽寛文（監），矢作直久（編）：消化器内視鏡治療における高周波装置の使い方と注意点．日本メディカルセンター，pp121-129，2005

[5章A①] 1) 日本消化器内視鏡技師会安全管理委員会（編）：内視鏡の洗浄・消毒に関するガイドライン（第2版），2004 http://www.jgets.jp/CD_GL2.html

[5章A⑤] 1) 伊藤紗代，ほか：ウーロン茶を使用した大腸内視鏡の試み．Gastroenterol Endosc 49：3000-3001，2007

[6章②] 1) 消化器内視鏡の感染制御に関するマルチソサエティ実践ガイド作成委員会：消化器内視鏡の感染制御に関するマルチソサエティ実践ガイド 改訂版．環境感染誌 28：S-S30，2013

本書で掲載した製品の問合せ先および掲載図表・資料の提供元一覧

※五十音順．問合せ先は 2017 年 9 月現在の情報です．

株式会社 IHI シバウラ
担当部署：環境プロジェクト　部営業グループ
住所：〒704-8122　岡山県岡山市東区西大寺新地 170 番 6
電話番号：086-944-6528
メールアドレス：kazuma_miyoshi@ism.ihi.co.jp
ウェブサイト：http://www.ihi-shibaura.com/
提供図版：［6 章②］表 1 写真

株式会社アビス
担当部署：営業事務
住所：〒671-1575　兵庫県揖保郡太子町佐用岡 471 番地 1
電話番号：079-275-1188
メールアドレス：info@info-abis.co.jp
ウェブサイト：http://info-abis.co.jp/
提供図版：［5 章 A ②］図 1 ❺，表 1 写真　［5 章 C ③］表 1 写真左，図 12　［5 章 C ④］図 2，図 4

株式会社アムコ
担当部署：医科器械一部
住所：〒102-0072　東京都千代田区飯田橋 4-8-7
電話番号：03-3265-4262
メールアドレス：s-yamamoto@amco-inc.net
ウェブサイト：http://www.amco.co.jp/
提供図版：［4 章①］図 4，［4 章②］表 1，図 1，図 4，図 5，図 6，図 11，図 12，コラム写真　［4 章④］図 1，図 4，表 5 写真

アルケア株式会社
担当部署：ウンド＆ナーシングケア事業部ナーシングケアマーケティンググループ
住所：〒130-0013　東京都墨田区錦糸 1-2-1 アルカセントラル 19 階
電話番号：0120-770-863
メールアドレス：info@alcare.co.jp
ウェブサイト：http://www.alcare.co.jp/index.shtml
提供図版：［5 章 A ②］図 4 ❶

オリンパス株式会社
担当部署：内視鏡お客様相談センター
電話番号：0120-41-7149
ウェブサイト：https://www.medicaltown.net/　医療従事者向け会員制サイト「メディカルタウン」
提供図版：［1 章①］図 1　［2 章①］図 2，図 3　［2 章③］図 2 ❶，図 2 ❺，図 2 ❻，図 3　［2 章④］図 1，図 5 ❶　［2 章⑤］図 1　［3 章①］図 1，図 2，図 3 ❺，図 5 ❶，図 8，図 9 ❶，図 11，図 14，［3 章②］図 1 ❶　［3 章 3］図 1 表左上，図 1 表左下，図 1 右下，図 2，図 5，図 11 左，図 19 左上，図 21，図 22 右，図 23，図 24　［3 章⑤］図 1 下，図 3 ❺，図 19　［3 章 6］図 3，図 5，図 7，図 9，図 12，図 13，図 14，図 16，図 24，図 29　［4 章③］図 1　［5 章 A ①］図 1 ❺，表 1 左，表 1 右，

表1写真　〔**5章A⑤**〕図1 **ⓐ**，図2 **ⓐ**，図6 **ⓐ**，図7　〔**5章B①**〕図1 **ⓐ**，図1 **ⓑ**，図12右側3点，表1写真のみ，図14　〔**5章B②**〕図1 **ⓐ**，図1 **ⓑ**，図3，図5 **ⓐ**　〔**5章B③**〕図1　〔**5章C①**〕図1 **ⓐ**，〔**5章C②**〕図1 **ⓐ**，図2 **ⓐ**，表1写真，図4 **ⓐ**，図4 **ⓑ**，図4 **ⓒ**，図6 **ⓐ**，図6 **ⓑ**，図7　〔**5章C④**〕図1，図6　〔**5章D①**〕図1，図2左側5点，図4左　〔**5章D③**〕図1中央，図1右　〔**5章D④**〕図3　〔**5章D⑤**〕図2，図3 **ⓑ**，〔**5章D⑦**〕図1 **ⓐ**，図2　〔**5章D⑧**〕図1，図2　〔**5章F①**〕図2，図5，図6，図7，図8，図9，図10，図11　〔**5章F②**〕図3　〔**6章①**〕図9　〔**6章②**〕表1写真

カイゲンファーマ株式会社

担当部署：お客様相談室
住所：〒 541-0045　大阪府大阪市中央区道修町2丁目5-14
電話番号：06-6202-8975（9:00 〜 17:40　土・日・祝日・会社休業日を除く）
メールアドレス：ウェブサイト内のお問い合わせフォームをご利用ください
ウェブサイト：http://www.kaigen-pharma.co.jp
提供図版：〔**5章B⑤**〕図1　〔**6章②**〕表1写真

株式会社カネカメディックス

担当部署：GI事業推進部
住所：〒 107-6028　東京都港区赤坂1-12-32　アーク森ビル
電話番号：050-3181-4100（代）
ウェブサイト：http://www.kaneka-med.jp/
提供図版：〔**5章C③**〕表1写真右　〔**5章D④**〕図1左，図2

Cook Japan 株式会社

担当部署：カスタマーサービス
住所：〒 164-0001　東京都中野区中野4-10-14 中野セントラルパークイースト
電話番号：03-6853-9470
メールアドレス：info-japan@cookmedical.com
ウェブサイト：http://www.cookmedical.co.jp
提供図版：〔**5章D⑤**〕図3 **ⓐ**　〔**5章D⑦**〕図1 **ⓑ**　〔**5章D⑨**〕図1　〔**5章D⑩**〕図2 **ⓑ**，図3，図6右　〔**5章E②**〕図1 **ⓐ**

コヴィディエンジャパン株式会社

担当部署：アーリーテクノロジー事業部
住所：〒 108-0075　東京都港区港南1-2-70
電話番号：0120-998-971
ウェブサイト：http://www.medtronic.com
提供図版：〔**3章④**〕図1，図2，図3，図4，図5，図6，図7

興研株式会社

担当部署：ハイジニック器機ディビジョン
住所：〒 102-0081　東京都千代田区四番町7番地
電話番号：03-5276-1920
メールアドレス：t-tanaka@koken-ltd.co.jp
ウェブサイト：http://www.koken-ltd.co.jp
提供図版：〔**6章②**〕表1写真

ジープラン株式会社
担当部署：営業部
住所：〒101-0032　東京都千代田区岩本町 1-3-3 プロスパービル
電話番号：03-3864-1233
メールアドレス：info@g-plan-kanda.co.jp
ウェブサイト：http://www.g-plan-kanda.co.jp/
提供図版：[5章A②] 図4 ❺

ジョンソン・エンド・ジョンソン株式会社
担当部署：ASP事業部　マーケティング部
住所：〒101-0065　東京都千代田区西神田 3-5-2
電話番号：03-4411-7908
メールアドレス：ウェブサイト「お問い合わせメール受付フォーム」
ウェブサイト：http://www.jjasp.jp
提供図版：[6章②] 表1写真

住友ベークライト株式会社
担当部署：医療機器事業部　東日本営業部
住所：〒140-0002　東京都品川区東品川 2-5-8　天王洲パークサイドビル
電話番号：03-5462-4824
ウェブサイト：https://inquiry.sumibe.co.jp/m/j_medical
提供図版：[5章A⑥] 図1, 図2, 図3 ❶　[5章C②] 図10, 図11 ❶, 図12 ❶, 図12 ❺

ゼオンメディカル株式会社
担当部署：物流管理部　カスタマーサービスグループ
住所：〒100-0005　東京都千代田区丸の内 1-6-2　新丸の内センタービル
電話番号：03-3216-0930
ウェブサイト：http://www.zeonmedical.co.jp
提供図版：[5章D⑦] 図3左

センチュリーメディカル株式会社
担当部署：営業第5部 MIマーケティングチーム
住所：〒141-8588　東京都品川区大崎 1-11-2
電話番号：03-3491-2411
メールアドレス：yuki_nakagawa@cmi.co.jp
ウェブサイト：http://www.cmi.co.jp
提供図版：[5章E②] 図1 ❺, 図8, 図10 ❶, 図11

株式会社トップ
担当部署：営業本部
住所：〒120-0035　東京都足立区千住中居町 19-10
電話番号：03-3882-7741
メールアドレス：eigyo@top-tokyo.co.jp
ウェブサイト：http://www.top-tokyo.co.jp/
提供図版：[5章A②] 図2, 図3, 表1写真　[5章A③] 図1, 図4　[5章A⑤] 図1 ❺, 図1 ❷, 図3 ❶, 図4 ❶, 図5 ❶, 図8　[5章A⑥] 図3 ❺, 図3 ❷　[5章C①] 図1 ❷, 図6 ❶

日本メディカルネクスト株式会社

担当部署：OR・ICU 製品専業部
住所：〒541-0042　大阪市中央区今橋 2-5-8 トレードピア淀屋橋 10F
電話番号：06-6222-3029
ウェブサイト：http://www.j-mednext.co.jp/
提供図版：[5章A②] 表 1 写真　[5章B④] 図 3

株式会社パイオラックスメディカルデバイス

担当部署：企画開発部　企画グループ
住所：神奈川県横浜市保土ケ谷区狩場町 179
電話番号：045-710-1908
メールアドレス：jun.sumiya@piolax-md.co.jp
ウェブサイト：http://www.piolax-md.co.jp
提供図版：[5章E②] 図 10 ❺

富士フイルムメディカル株式会社

担当部署：内視鏡・超音波事業本部
住所：〒106-0031　東京都港区西麻布 2-26-30 富士フイルム西麻布ビル
電話番号：03-6419-8045
メールアドレス：fms-endoscope@fujifilm.com
ウェブサイト：http://fms.fujifilm.co.jp/
提供図版：[1章④] コラム図 1, 図 2　[2章③] 図 7 シェーマ, 図 8 シェーマ, 図 9 シェーマ, 図 10 シェーマ, 表 1 シェーマ　[3章①] 図 9 ❺　[3章②] 図 1 ❺　[3章③] 図 1 表右上, 図 1 表右下, 図 19 左下　[3章⑤] 図 1 上, 図 3 ❸　[5章A②] 表 1 写真　[5章C②] 図 5, 図 9　[6章②] 表 1 写真

ボストン・サイエンティフィック ジャパン株式会社

担当部署：エンドスコピー事業部　マーケティング部　　担当者：足立健一
住所：〒164-0001 東京都中野区中野 4-10-2 中野セントラルパークサウス
電話番号：03-6853-0940
メールアドレス：kenichi.adachi@bsci.com
ウェブサイト：http://www.bostonscientific.com/jp-JP/home.html
提供図版：[5章A1] 図 1 ❸, 表 1 中央　[5章B②] 図 1 ❹, 図 5 ❺　[5章C①] 図 1 ❺　[5章C③] 図 8, 図 14　[5章D①] 図 2　[5章D②] 図 2 右端, 図 4 右　[5章D④] 図 1 右　[5章D⑩] 図 1 左, 図 1 右上, 図 2 ❸　[5章E①] 図 1, 図 3　[5章E②] 図 1 ❹, 図 3, 図 4, 図 7, 図 9　[5章F②] 図 1 右端

HOYA 株式会社

担当部署：PENTAX ライフケア事業部 医用機器 SBU 日本営業本部　　担当者：神谷佳明
住所：〒181-0013　東京都三鷹市下連雀 3 丁目 35 番 1 号 ネオ・シティ三鷹 13 階
電話番号：0422-70-3960
メールアドレス：yoshiaki.kamiya@pentaxmedical.com
ウェブサイト：http://www.endoscope.pentax.jp/
提供図版：[2章③] 図 12, 図 13, 図 14　[3章①] 図 9 ❹, 図 10　[3章②] 図 1 ❹　[3章③] 図 1 表中央上, 図 1 表中央下, 図 19 右, 図 22 右　[5章A②] 図 1 ❸, [5章B②] 図 4 ❸, 図 4 ❺　[5章C②] 図 3 ❸, 図 8 ❸, 図 8 ❺, 図 8 ❻

メディコスヒラタ

住所：〒550-0002　大阪市西区江戸堀3-8-8
電話番号：06-6443-2288
ウェブサイト：http://www.medicos-hirata.co.jp/
提供図版：[5章C①] 図1 ❹　[5章C③] 表1写真中央

索引

あ
アキシャル・フォース	256, 281
アクセスランプ	37
アクチュエーター	65
アソビ	235
アプリケーター	84
編み込み型	255
アルギン酸ナトリウム	206
アルゴンプラズマ凝固	155
アルト原末	206
アルトシューター	206
各部名称	206
使用後	206
使用方法	206
アンカバーステント	256, 284
アングル型	240
アングルチェックシート	114
アングルノブ	5, 6, 16
点検	113

い
石流しオフセットバルーン	265
一体型拡張器	278
一体型留置スネア	196
異物除去	179
異物切除	230
医療廃棄物処理方法	213
イルミネーションテスト	288
胃瘻カテーテル	291
交換方法	292
種類	291
使用後	293
イングロース	284
イントロデューサー変法	287, 289

え
鋭針	209
エフェクト	133
エラーコード	144
エラストモード	87
エンドカット	136

お
オートカット	139
オートクレーブ	309
オーバーグロース	284
オーバー・ザ・ワイヤー	242, 284
オーバーチューブ	181
構造	181
種類	182
使用後	183
使用方法	183
オフセットバルーン	265
オブチュレーター	290, 293
オレドメ部	4
しわ	110

か
カーブトラッキング	68
加圧管	5
回収デバイス	237
種類	237
使用後	239
使用方法	239
回収ネット	239
外装点検	104
回転クリップ装置	184
各部名称	184
クリップの充填手順	185
使用方法	186
使用目的	184
保守点検	188
ガイドワイヤー	240
各部名称	240
種類	240
使用後	242

	使用方法	241	詰まったとき	11
	非誘導式——	269	吸引チューブ	15
	誘導式——	269	吸引ボタン	5, 9, 81
	拡大機能	65	点検	120
	点検	118	凝固	125
	拡大内視鏡検査	176	局注針	208
	拡張器	278	各部名称	208
	拡張バルーン	277	種類	209
	各部名称	277	使用後	212
	使用後	280	使用方法	211
	使用方法	278	ハンドル	211
	カスタマイズボタン	38	巾着法	70, 200
	カスタムボタン	30		
	ガスチューブ	59	**く** クラッチカッター	221
	画像強調	28	クリスタルバイオレット	103, 173
	カット 1/2/3	151	クリップ	
	カプセル内視鏡	90	——の充填手順	185
	検査手順	95	——のツメ	189
	画面モニタ	20	クロスタイプ	282
	PENTAX Medical	25		
	オリンパス	20	**け** 経乳頭胆道ドレナージ	256
	点検	114	結紮法	200
	富士フイルム	22	検査ボタン	31
	カラーショートクリップ	190	検体採取	276
	カラー調整ボタン	37		
	カラーバランスキャップ	44	**こ** コアグラスパー	192
	カラーバランスボタン	38	コイルシースの異常	188
	カラービデオプリンター	20	高圧蒸気滅菌	309
	鉗子起上機構	73	光学拡大機能	65
	鉗子栓	10, 81	点検	118
	点検	121	光源装置	3
	鉗子チャンネル	10	PENTAX Medical	49
	——アダプター	54	オリンパス	41
	——専用チューブ	53	富士フイルム	44
	通過性の点検	117	高周波止血処置具	191
	鉗子出口	4, 11	各部名称	191
	溶け	107	種類	192
	肝門部胆管狭窄に対する両葉ドレナージ	258	高周波スネア	225
			各部名称	225
き	キセノンランプ	12, 13, 16, 42	再生工程	236
	機能水	307	種類	225
	逆ロングα型	260	使用後	236
	吸引	9	使用方法	232
	点検	116	用途	227
	吸引口	4, 11	ループの形状	227
	吸引口金	5	高周波装置	
	吸引チャンネル	9, 10	——の基礎知識	124

	ERBE	130		砕石バスケット	268
	安全点検	144		各部名称	268
	使用後	143		種類	268
	使用手順	142		使用後	270
	スペック	131		使用方法	269
	モード	136		採石バスケットカテーテル	264, 267
	オリンパス	148		採石バルーンカテーテル	265, 267
	使用後	154		サイド・バイ・サイド	259
	使用手順	152		細胞固定	271
	スペック	149		細胞診ブラシ	271
	モード	150		各部名称	271
	高周波電流	124		使用後	272
	高周波ナイフ	214		使用方法	271
	種類	214		撮像方式	12
	使用後	224		サポートシステム	245
	使用方法	224		三脚鉗子	238
	高水準消毒剤	306		散布チューブ	170
	構造強調	22, 28, 34		各部名称	170
	硬度可変機能	68		種類	171
	点検	118		使用後	172
	光量制限	45		使用上の注意	172
	コールドスネアポリペクトミー	228		使用方法	172
	五脚鉗子	238			
	故障		し	色彩強調	22, 35
	オレドメ部	110		止血鉗子	192
	スコープ	104		使用後	194
	接続部	111		使用方法	194
	送気・送水ノズル	107		システムプロセッサ	
	操作部	110		PENTAX Medical	38
	挿入部	109		オリンパス	28
	対物レンズ	105		富士フイルム	34
	ライトガイドレンズ	105		保管	40
	湾曲ゴム	108		メンテナンス	40
	湾曲部	107		自動調光機能	117
	コメント機能	22		点検	117
	コントラスト強調	50		シネメモリ	87
	コントラストハーモニックモード	88		視野角	75
	コンベックス型	79		シャッタースピード	36
	バルーン装着手順	84		十二指腸用スコープ	73
				ジュール熱の法則	125
さ	細径スコープ	65		手感点検	112
	細径超音波プローブ	81		手動加圧リークテスター	119
	気泡発生の点検手順	82		受動湾曲	68, 118
	採石処置具	264		点検	118
	種類	264		潤滑剤	309
	使用後	267		小腸カプセル	91
	使用方法	266		上部消化管用ビデオスコープ	64

静脈瘤結紮用Oリング	201		高周波スネア	226
種類	202		十二指腸用スコープ	75
使用後	205		処置用ビデオスコープ	71
使用方法	203		デュアルナイフ	217
注意事項	205		バルーン内視鏡	98
正面噴霧型	171		——のチューブ	99
ショートα型	260		フラッシュナイフ	218
ショートニング	286		スポルティング分類	165
処置用ビデオスコープ	70		スライド筒	204
シリンダー削れ	110		スリット型	244
シングルバルーン方式	97		スルー・ザ・スコープ	284
挿入法	101			
シングルルーメン	244	**せ**	生検鉗子	162
針状型	216		各部名称	162
親水性ガイドワイヤー	241		種類	163
			使用後	165
す スイッチ穴あき	110		使用方法	163
スイフト凝固	140		赤色強調	22
スケルトンスコープ	10		切開	124
スコープ			切開時間	138
——の選択	64		切開速度	138
誤った置き方	108		接続点検	114
故障	104		接続筒	82
十二指腸用	73		接続部	5
上部消化管用	64		故障	111
処置用	70		セルフテスト	152
大腸用	68		センサアレイ	92
保守管理	104		洗浄	
持ち運び方	106		外表面	296, 298
スコープケーブル	15		鉗子栓	302
スコープボタン	34		吸引チャンネル内	296, 299
すすぎ	302, 309		吸引ボタン	301
ステント交換	259		送気・送水チャンネル	297
ストレート型	240, 254		送気・送水ボタン	301
スネア先端刺入法	229		洗浄・消毒	
スパイラルスネア	227		処置具	308
スフィンクテロトーム	247		内視鏡	296
スプラッシュMナイフ	220		洗浄液	308
スプレー凝固	142		洗浄機	304
スペック			洗浄ブラシ	300
2チャンネルスコープ	72		洗浄履歴	307
ERBEの高周波装置	131		先端カバー	76
EUSスコープ	80		先端部	4
ITナイフ	215		位置関係	11
SBナイフ	223		故障	105
オリンパスの高周波装置	148		先端フード	67, 176
カプセル	91		種類	176

使用用途	176	
特殊なフード	180	
取り付け方法	179	
先端湾曲型	244	

そ
- 造影カテーテル 243
  - 各部名称 243
  - 種類 244
  - 使用後 246
  - 使用方法 245
- 送気管 5
- 送気・送水口 11
- 送気・送水ノズル 4
  - 詰まり・つぶれ 107
- 送気・送水の点検 116
- 送気・送水ボタン 5, 7, 17, 59, 81
  - 点検 120
- 送気チャンネル 7
- 双極式 128
- 操作部 5
  - 故障 110
- 送水 7
- 送水型 171
- 送水管 5
- 送水タンク 8, 15
- 送水チャンネル 7
- 送水ポンプ 3, 52
  - 使用後 55
  - 使用方法 52
  - 定期点検 55
- 造設キット 287
  - 使用後 290
  - 使用方法 287
- 挿入形状観測装置 68
- 挿入部 5
  - つぶれ・噛まれ 109
- 挿入補助機能付きマウスピース 167
- 側孔 179
- 測光ボタン 38
- 測光モード 30, 36
- 側方噴霧型 171
- ソフト凝固 141
- ソフトコアグ 152

た
- 対極板 126
  - 貼り方・貼る位置 127
- 対極板監視モニタ機能 128

- 大腸カプセル 91
- 大腸用ビデオスコープ 68
- 対物レンズ 4, 11
  - 故障 105
- 脱気水 86
- 脱気水充満法 83
- 脱気防止弁 182
- タネンバウム型 255
- ダブルバルーン方式 97
  - 挿入法 102
- ダブルルーメン 244
- ダブルレイヤー型 255
- 単極式 128
- 短先細り型 244
- 炭酸ガス送気装置 3, 57
  - 使用後 60
  - 使用方法 57
  - 洗浄，消毒，滅菌法に対する耐性 61

ち
- チャンネルピンホール 212
- チューブ型 291
- 超音波駆動ユニット 86
- 超音波洗浄器 308
- 超音波内視鏡 78
  - 検査方法 83
- 超音波媒体 82
- 調光ボタン 38
- 長先細り型 244
- 超先細り型 244

て
- ディスポーザブルマウスピース 167
- ティッシューハーモニックモード 87
- データレコーダ 93
- テープ固定 179, 203
- デュアルナイフ 216
- デュアルナイフJ 216
- デューティサイクル 134
- デリバリーシステム 283
- 電気コネクター 5
  - 浸水 111
- 電気接点 5
  - 汚れ 112
- 点検
  - アングルノブ 113
  - 拡大機能 118
  - 画面モニタ表示 114
  - 鉗子栓 121

	鉗子チャンネルの通過性	117	種類	251
	吸引	116	使用後	253
	吸引ボタン	120	使用方法	252
	硬度可変	118	乳頭切開処置用デバイス	247
	自動調光機能	117	各部名称	247
	受動湾曲	118	使用後	250
	送気・送水	116	使用方法	248
	送気・送水ボタン	120	入力信号	26
	軟性部	112		
	リモートスイッチ	115	**ね** 熱傷事故	126
	電流密度	125	粘液除去	173
と	透過照明	41	**の** ノイズリダクション	22
	同時方式	13	ノッチ	252
	透視マーカー	285	ノントラウマティックチューブ	173
	透明キャップ	178		
	トーン強調	50	**は** パーシャルカバー	284
	突出長確認チャート	67	パーシャルステント	256
	ドプラモード	89	パーシャル・ステント・イン・ステント	258
	ドライカット	139	ハイカット	139
	鈍針	209	ハイパートーン	22
			ハイパワーカットサポート	149
な	内視鏡		ハイブリッド ESD	229
	各部名称	4	バイポーラ	128
	構造	4	──止血鉗子	192
	洗浄・消毒	296	ハサミ型	221, 222
	内視鏡画像ファイル装置	21	把持型	222
	内視鏡システム	2	把持鉗子	237
	外観	2	パテンシーカプセル	92
	セッティング	14	パピロトーム	247
	内視鏡挿入形状観測装置	3	パピロトミーナイフ	247
	内視鏡的胃瘻造設術	287	針付き鉗子	163
	内視鏡的吸引粘膜切除法	178	針付きスネア	227
	内視鏡的経鼻胆管ドレナージ	260	バルーン型	291
	内視鏡的静脈瘤結紮術	201	バルーンコントローラー	97, 99
	内視鏡的胆道ドレナージ術	254	バルーンコントロールユニット	97, 99
	内視鏡的乳頭拡張術	251	バルーンチューブ型	291
	内視鏡的乳頭切開術	247	バルーン内視鏡	97
	内視鏡的乳頭大口径バルーン拡張術	251	バルーンの点検	100
	内視鏡的粘膜下層剥離術	177	バルーン法	83
	内視鏡的粘膜切除術	178	バルーンボタン型	291
	泣き別れ	259	パルスカットスロー	150
	軟性部	112	パルスカットファースト	150
			パルスド APC	158
に	ニットループデザイン	282	パワーピークシステム	134
	乳頭拡張バルーン	251	バンド付きマウスピース	109, 167
	各部名称	251	バンパー型	291

バンパーチューブ型 ……………………… 291
バンパーボタン型 ………………………… 291
汎用スコープ ……………………………… 65

ひ 非常灯 ……………………………………… 42
ピッグテール型 …………………………… 254, 260
ビデオプリンター ………………………… 3
ひまし油 …………………………………… 96
標準鉗子 …………………………………… 163
表面強調 …………………………………… 50

ふ ファーストスパークモニタ ……………… 150
フィルム撮影装置 ………………………… 3
フィルム写真撮影装置 …………………… 21
フォーカスメーター ……………………… 24, 25
フォースド APC …………………………… 158
フォースド凝固 …………………………… 140
フォースドコアグ 1/2 …………………… 151
副送水機能 ………………………………… 65, 67
副送水チャンネル ………………………… 53
　　── 専用チューブ ………………… 53
副送水チューブ …………………………… 54
フックタイプ ……………………………… 282
フックナイフ ……………………………… 219
プッシュ式 ………………………………… 202
フットスイッチの割り当て ……………… 146
プラスチックステント …………………… 254
フラッシュナイフ ………………………… 218
プリサイス APC …………………………… 159
フルカバー ………………………………… 256, 284
プル式 ……………………………………… 202
ブレイデッド ……………………………… 255
ブレード型 ………………………………… 214
プレカッティング EMR …………………… 229
プレカットナイフ ………………………… 247
フレンチ …………………………………… 75
プログレスインジケーター ……………… 93
プロセッサ ………………………………… 3

へ ベアステント ……………………………… 256
平鈍針 ……………………………………… 209
別体型拡張器 ……………………………… 278
別体型留置スネア ………………………… 196
ベッドサイド洗浄 ………………………… 296
ヘモスタット Y …………………………… 192
ヘモスタットワイドカップ ……………… 192

ほ ポータブルメモリポート ………………… 33
保管
　処置具 ………………………………… 310
　内視鏡 ………………………………… 303
保護クッション …………………………… 168
保守管理 …………………………………… 104
補助テープ ………………………………… 168
ボタン型 …………………………………… 291
ホットバイオプシー鉗子 ………………… 193
ポリペクトミー …………………………… 227
ホワイトキャップ ………………………… 32
ホワイトバランス ………………………… 16, 31
　　── の調整 …………………………… 31, 44
　　── ボタン …………………………… 38
ポンプヘッド ……………………………… 53

ま マイグレーション ………………………… 284
マウスピース ……………………………… 166
　種類 …………………………………… 166
　使用後 ………………………………… 169
　使用中 ………………………………… 168
　使用方法 ……………………………… 168
マルチベンディングスコープ …………… 72

み 水洗い ……………………………………… 309
溝加工 ……………………………………… 282

む ムコゼクトーム …………………………… 216

め メタリックステント ……………………… 255, 281
　種類 …………………………………… 281
メタルチップ型 …………………………… 244
面順次方式 ………………………………… 12

も モード
　APC …………………………………… 158
　ERBE の高周波装置 ………………… 136
　オリンパスの高周波装置 …………… 150
モノポーラ ………………………………… 128

ゆ 有効長 ……………………………………… 4
指サイン …………………………………… 288
ユニバーサルコード ……………………… 4

よ 用手洗浄 …………………………………… 298

ら
- ライトガイド … 5
- ライトガイドレンズ … 4
  - 故障 … 105
- ライトガイドバンドル … 11
- ラジアル型 … 79
  - ――のバルーン装着手順 … 85
- ラジアル・フォース … 256, 281

り
- リークテスト … 119
- リセットボタン … 33, 37
- リモートスイッチ … 5, 16
  - 認識点検 … 115
  - 富士フイルム … 23
  - 割当点検 … 116
- リユーザブル処置具の洗浄・消毒 … 308
- 留置スネア … 195
  - 各部名称 … 195
  - 使用後 … 200
  - 使用方法 … 196
  - 種類 … 196
- 輪郭強調 … 28

る
- ループの形状 … 227

れ
- レーザーカット型 … 255

ろ
- ロングα型 … 260
- ロングカバー … 285

わ
- ワークステーション … 93
- 鰐口型 … 237
- 鰐口鉗子 … 163
- 湾曲機構 … 6
- 湾曲コマ … 5
- 湾曲部 … 5, 6
  - 穴あき・破け … 108

A
- A/W チャンネル洗浄ボタン … 297
- AFI … 42
  - スコープ … 44
- APC … 155
  - 使用方法 … 156
  - 使用目的 … 155
  - 設定条件 … 159
  - モード … 158
- APC プローブ … 157
- A モード … 28

B
- BLI … 45
- BLI-bright … 46
- B モード … 28

C
- CCD イメージセンサ … 4, 11, 12, 13
- Ce … 22
- CE … 22, 50
- Cm … 22
- CT … 22
- CVP … 20

D
- DF … 21
- DVI … 26

E
- EAM … 178
- EBD … 254
  - ――ステント … 254
  - 種類 … 254
  - 使用方法 … 256
  - 使用目的 … 254
- Eh:A … 22
- Eh:B … 22
- Eh:E … 22
- EMR … 227
- EMRC … 178
- ENBD … 260
  - ――チューブ … 260
  - 種類 … 260
  - 使用方法 … 261
  - 使用目的 … 260
- EPBD … 251
  - ――バルーン … 251
- EPLBD … 251
  - ――バルーン … 251
- ESD … 177

	ESG-100	148
	EST	247
	EUS-FNA/FNB 針	273
	各部名称	273
	種類	273
	使用後	276
	使用方法	274
	EVL	201
	──デバイス	201
	各部名称	201
	E モード	28
F	FICE	35, 45
	FNB 針	274
	Fr	75
H	HP	22
I	i-scan プロファイル	38
	ICC200	130
	IT ナイフ 2	214
	IT ナイフナノ	214
J	J 型	240
L	LCI	47
M	M スコープ	72
N	NBI	42
	──カラーモード	22, 30
	NR	22
	NT チューブ	173
	使用後	172, 175
	使用上の注意	172
	使用方法	172, 174
	使用目的	173

O	OE	40, 50
	O リング	201
P	PEG	287
	PIP 端子	33
	PPS	134
	pull/push 法	287
	pull 法	289
R	RC	22
	RGB	26
	RX ロッキングデバイス	245
S	SB ナイフ	222
	SCV	21
	SDI	26
	SE	22, 50
	SV_CON	21
	SV_DIS	21
	S コードコネクター受け	5
	S 字弁	285
T	TE	50
	Twin モード	38
V	Video	26
	VIO3	146
	VIO300D	130
	V 字型	237
	V システム	245
	V 字鰐口型	237
W	WGC 法	240, 246
Y	Y/C	26
他	2 チャンネルスコープ	70
	2 チャンネル法 EMR	70

編著者プロフィール

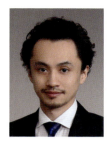

[編集] **大圃　研**（おおはた　けん）
NTT 東日本関東病院　内視鏡部　部長

1998 年日本大学医学部卒業．JR 東京総合病院で初期研修終了後，同院消化器内科入局．2000 年と黎明期から ESD に携わり，独学で研鑽を積み，独自の技術論を確立させる．2007 年より NTT 東日本関東病院に異動，その技術への憧れと面倒見の良さに徐々に弟子入り志願者が増加．来るものは拒まず，"できないのは指導者の責任" とのスタンスで学閥等皆無の軍団を束ね現在も尚進撃中．

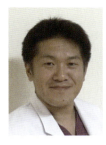

[著] **佐藤貴幸**（さとう　たかゆき）
士別市立病院　内視鏡センター　内視鏡技術科長

2000 年北海道美唄聖華高等学校看護専攻科卒．同年 4 月より士別市立病院就職．2009 年に大圃先生と出会い，大圃組への入隊志願．北海道で地域医療を行いながらも先端医療を提供すべく奮闘中．自ら内視鏡センターを立ち上げ，医師・内視鏡技師のチーム医療を実現させる．全国各地の内視鏡医とコンビを組み，海外の内視鏡ライブにも年数回ほど招聘されている．2015 年には JDDW（日本消化器関連学会週間）でコメディカル初の司会を務める．現在は日本消化器内視鏡技師会国家認定推進委員，北海道消化器内視鏡技師会副会長．

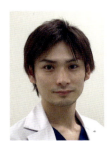

[著] **志賀拓也**（しが　たくや）
NTT 東日本関東病院　内視鏡部

2007 年東海大学開発工学部卒業．日本鋼管病院臨床工学科入職後，臨床工学の視点から内視鏡室の改革を行うと同時に，内視鏡の仕事に魅了されていく．2016 年，兄弟子である佐藤貴幸氏の推薦により NTT 東日本関東病院内視鏡部（大圃組）に入隊．大圃部長直属の組織の一員として奮闘中．日本臨床工学技士会，関東消化器内視鏡技師会の各種役員，講演など幅広く活躍中．

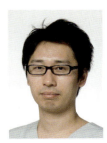

[編集協力] **港　洋平**（みなと　ようへい）
Karolinska Institutet, Department of Clinical Sciences, Danderyd Hospital, Division of Surgery

2007 年鹿児島大学卒業．東京都立墨東病院で後期研修終了後，当時から内視鏡界で異彩を放っていた大圃先生への弟子入りを決意し，2013 年より NTT 東日本関東病院消化器内科（大圃組）に入局．その後，スウェーデンの Danderyd Hospital から，ESD の立ち上げ及び内視鏡の指導のため招聘され，2016 年より赴任（海外支部設立）．大圃組魂をひっさげてスウェーデン国内のみならずヨーロッパ各国の内視鏡医・技師の指導へと奔走中．

大圃組はやっている！！
消化器内視鏡の機器・器具・デバイスはこう使え！

2017 年 10 月 15 日　第 1 版第 1 刷 ⓒ
2024 年 3 月 1 日　第 1 版第 8 刷

編集　　　大圃　研　OHATA, Ken
発行者　　宇山閑文
発行所　　株式会社金芳堂
　　　　　〒606-8425 京都市左京区鹿ケ谷西寺ノ前町 34 番地
　　　　　振替　01030-1-15605
　　　　　電話　075-751-1111（代）
　　　　　https://www.kinpodo-pub.co.jp/
印刷・製本　亜細亜印刷株式会社

落丁・乱丁本は直接小社へお送りください．お取替え致します．

Printed in Japan
ISBN978-4-7653-1726-9

JCOPY ＜（社）出版者著作権管理機構 委託出版物＞

本書の無断複写は著作権法上での例外を除き禁じられています．複写される場合は，そのつど事前に，（社）出版者著作権管理機構（電話 03-5244-5088，FAX 03-5244-5089，e-mail: info@jcopy.or.jp）の許諾を得てください．

●本書のコピー，スキャン，デジタル化等の無断複製は著作権法上での例外を除き禁じられています．本書を代行業者等の第三者に依頼してスキャンやデジタル化することは，たとえ個人や家庭内の利用でも著作権法違反です．